王佃亮 // 主编

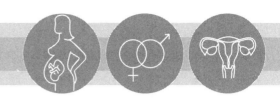

妇产儿科医师
诊疗与处方

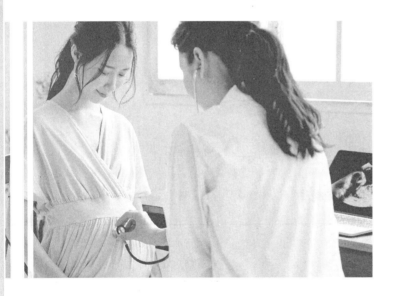

U0228956

化学工业出版社
·北京·

内容简介

本书精编了妇科、产科和儿科的临床经验处方，介绍常见疾病的诊断要点、鉴别诊断、治疗原则、一般治疗和药物处方，附录包括合理用药与注意事项和常用实验室检查正常参考值。全书内容全面、专业、简洁，是广大医务工作者的实用参考工具书。

图书在版编目（CIP）数据

妇产儿科医师诊疗与处方/王佃亮主编. —北京：化学
工业出版社，2023.7
ISBN 978-7-122-43335-0

Ⅰ. ①妇… Ⅱ. ①王… Ⅲ. ①妇产科病-诊疗②小儿
疾病-诊疗 Ⅳ. ①R71②R72

中国国家版本馆 CIP 数据核字（2023）第 071013 号

责任编辑：戴小玲 李少华　　　　　　文字编辑：张晓锦 陈小滔
责任校对：王鹏飞　　　　　　　　　　装帧设计：张 辉

出版发行：化学工业出版社（北京市东城区青年湖南街 13 号　邮政编码 100011）
印　　装：大厂聚鑫印刷有限责任公司
710mm×1000mm　1/16　印张 14¾　字数 287 千字　2024 年 1 月北京第 1 版第 1 次印刷

购书咨询：010-64518888　　　　　　　售后服务：010-64518899
网　　址：http://www.cip.com.cn
凡购买本书，如有缺损质量问题，本社销售中心负责调换。

定　　价：59.00 元
版权所有　违者必究

本书编写人员

主　　编　王佃亮

副主编　李庆丰　蔡文倩　陈卫丰

编　　委　王佃亮　中国人民解放军火箭军特色医学中心
　　　　　侯庆香　中国人民解放军火箭军特色医学中心
　　　　　张小燕　中国人民解放军火箭军特色医学中心
　　　　　李燕妮　中国人民解放军火箭军特色医学中心
　　　　　陈　玲　中国人民解放军火箭军特色医学中心
　　　　　曾　立　中国人民解放军火箭军特色医学中心
　　　　　李庆丰　广州市妇女儿童医疗中心
　　　　　蔡文倩　广州市妇女儿童医疗中心
　　　　　刘文杰　广州市妇女儿童医疗中心
　　　　　李秋芬　广州市妇女儿童医疗中心
　　　　　黄　峥　广州市妇女儿童医疗中心
　　　　　苏向辉　广州市妇女儿童医疗中心
　　　　　刘雅琼　广州市妇女儿童医疗中心
　　　　　温灿良　广州市妇女儿童医疗中心
　　　　　黄洁贞　广州市妇女儿童医疗中心
　　　　　胡慧平　广州市妇女儿童医疗中心
　　　　　杨洁萍　广州市妇女儿童医疗中心
　　　　　林穗方　广州市妇女儿童医疗中心
　　　　　刘慧燕　广州市妇女儿童医疗中心
　　　　　徐　翼　广州市妇女儿童医疗中心
　　　　　余兰辉　广州市妇女儿童医疗中心
　　　　　钟俊敏　广州市妇女儿童医疗中心
　　　　　潘秀玉　广州市妇女儿童医疗中心
　　　　　许朝晖　广州市妇女儿童医疗中心
　　　　　周　欣　广州市妇女儿童医疗中心
　　　　　叶明怡　广州市番禺中心医院
　　　　　冯　帼　广州市番禺中心医院
　　　　　陈卫丰　江阴市人民医院
　　　　　王红霞　应急总医院

前　言

　　根据我国医疗卫生服务体系发展规划和要求，全科医师的业务水平培训和再教育是当前和未来我国医疗工作中的重点内容，大量患者的第一次诊疗将由广大的全科医师来完成；还有随着医药与疾病诊治技术飞速发展，各基层单位的医疗设备也已不断更新，许多新的药物剂型也层出不穷，加之临床医师工作量非常繁重、身心疲惫。为使广大全科医师更加方便、有效地学习妇产儿科常见疾病诊疗和处方水平，特编写《妇产儿科医师诊疗与处方》，以确保安全合理用药。

　　本书由中国人民解放军火箭军特色医学中心、广州市妇女儿童医疗中心、广州市番禺中心医院等大型三级甲等医院具有丰富临床工作经验的教授、专家撰写，内容包括妇科、产科和儿科常见的 82 种疾病；编写结构主要包括"诊断要点""鉴别诊断""治疗原则""一般治疗""药物处方"五项内容。在编写过程中，多次组织临床专家对写作大纲、方案进行修订完善，考虑到主要针对全科医师，故妇产科手术治疗内容就不做重点介绍，仍以内科药物治疗为主。

　　本书具有几个显著特点：一是专家阵容强大，临床知识经验丰富；二是内容全面，信息量大，实用性强；三是章节编排尽可能照顾了就医习惯，便于读者查阅；四是各病种的撰写层次清晰，力求简明扼要；五是书后附有合理用药与注意事项和常用实验室检查正常参考值，便于弄懂临床检验报告和科学合理用药。本书适合全科医师、基层医疗机构的卫生工作者、医学院校学生阅读参考。

　　需要注意的是，药物特性需要与患者个体化统一，做到因人、因地、因时具体用药。临床上有许多因素可影响药物选择和作用，如患者年龄、性别、个体差异与特异体质以及机体所处不同生理、病理状态等，因而本书处方仅供广大医务工作者参考。

　　在本书策划、编写过程中，各位作者、编辑付出了艰辛的劳动，在此表示由衷的感谢。由于时间仓促及水平所限，书中疏漏之处在所难免，诚盼不吝指正。

王佃亮

2023 年 2 月 28 日

北京

目　录

第一章 妇 科

梅 毒

梅毒（syphilis）分为获得性梅毒和胎传梅毒，前者是后天梅毒，后者是先天梅毒。近年来我国梅毒患病率明显上升，而某些城市妊娠合并梅毒的患病率达1‰～6‰。病原体为梅毒螺旋体，通过破损的皮肤或黏膜侵入人体，潜伏期为6～8周。90%的梅毒通过性交传播，其他途径有血液传播与围生期传播。梅毒可促进获得性免疫缺陷综合征（AIDS）的感染和传播。对所有梅毒患者均应告知该病的危险性，并鼓励进一步做人类免疫缺陷病毒（HIV）抗体检测。

一、诊断要点

（1）不洁性交史。

（2）临床表现

① 硬下疳（一期梅毒）。在不洁性交后6～8周，大、小阴唇内侧或子宫颈部可见圆形或椭圆形硬结，表面糜烂，边缘稍隆起，似软骨样硬，直径1～3cm，有浆液性分泌物，分泌物中含有大量梅毒螺旋体，传染性很强，可伴腹股沟淋巴结肿大。

② 丘疹及脓包等皮疹（二期梅毒）。硬下疳发病3周后，全身发疹，由血液及淋巴液中梅毒螺旋体大量繁殖播散所致。全身皮肤、黏膜可有各种形式的皮疹；外阴丘疹常有一层鳞屑覆盖，丘疹顶部易被擦破，形成小圆形糜烂面。二期梅毒晚期，外阴及肛门周围出现扁平湿疣，呈扁平分叶状，表面湿润，有黏液分泌物，内含大量梅毒螺旋体。

③ 晚期梅毒（三期梅毒）。病变累及各系统的组织和器官，包括神经系统、心血管系统、骨骼等，形成神经梅毒、梅毒瘤（亦称树胶肿）、马鞍鼻等相应的脏器功能障碍；子宫树胶肿极少见。

④ 潜伏梅毒。无临床表现，仅梅毒血清学试验阳性。1年以内者为早期潜伏梅毒，1年以上者为晚期潜伏梅毒。

（3）一期梅毒可取病损分泌物做涂片，找到活螺旋体即可确诊，此时梅毒血清学试验为阴性。二期及以上梅毒靠临床表现与梅毒血清学检查，此时梅毒血清学试验阳性。

二、鉴别诊断

应与生殖器疱疹、下疳样脓皮病、软下疳、性病性淋巴肉芽肿等疾病相鉴别。

1. 生殖器疱疹

生殖器疱疹主要是由 2 型单纯疱疹病毒（HSV-2）引起的性传播疾病。常表现为多发的绿豆大水疱、脓疱、糜烂或浅溃疡，伴灼热感或疼痛，病程 2～3 周。原发性生殖器疱疹往往伴有全身不适、低热、头痛等症状，局部淋巴结肿大。该病常复发，复发性生殖器疱疹较原发者轻，损害小，往往无全身症状。

生殖器疱疹从疱底或溃疡面刮取少量组织做涂片，可见多核巨细胞内嗜酸性包涵体。梅毒血清学检查梅毒螺旋体血凝试验（TPHA）和快速血浆反应素试验（RPR）常为阳性。

2. 下疳样脓皮病

下疳样脓皮病是一种感染性皮肤病，皮损处常可分离出金黄色葡萄球菌。临床上以纽扣状浅表性溃疡为特征。多发生于成人，好发于面部，尤其在眼睛附近，亦可发生于生殖器部位。病损多单发，无自觉症状，附近淋巴结肿大，且有压痛。愈后留有表浅性瘢痕，可复发。

实验室检查　下疳样脓皮病血清学检查无特殊。螺旋体检查、梅毒血清学检查 TPHA 及 RPR 为阴性。

3. 软下疳

软下疳是由杜克雷嗜血杆菌感染引起的生殖器部位疼痛剧烈、质地柔软的多发化脓性溃疡。皮损处所属的淋巴结肿大，约于数日至 2 周间形成溃疡，局部红肿热痛。

软下疳实验室检查可见革兰氏阴性杆菌，培养显示多形性特征，无芽孢，无运动。梅毒血清学检查 TPHA 和 RPR 常为阳性。

4. 性病性淋巴肉芽肿

性病性淋巴肉芽肿的病原体是沙眼衣原体，主要表现为腹股沟淋巴结肿大和多中心化脓，愈后留下瘢痕。病理学检查为非特异性炎症改变，其坏死区围绕有上皮样细胞及富有浆细胞的肉芽组织。

（1）病因　性病性淋巴肉芽肿的病原体是沙眼衣原体。梅毒由梅毒螺旋体感染引起。

（2）临床表现　性病性淋巴肉芽肿主要表现为腹股沟淋巴结痛性肿大。梅毒的溃疡多单发、无疼痛感。梅毒也有淋巴结肿大，但一般不化脓、不破溃。

（3）实验室检查　性病性淋巴肉芽肿需进行血清补体结合试验，抗体高于1∶64。梅毒无须进行该检测。

三、治疗原则

（1）及时、及早和规范化的足量抗生素治疗。

（2）在治疗后进行足够长时间的追踪观察。

（3）性伙伴要同查同治。

（4）早期梅毒经彻底治疗可临床治愈，消除传染性。晚期梅毒治疗可消除组织内炎症，但已破坏的组织难以修复。

四、一般治疗

重视随访复查，早期梅毒在治疗后1年内每3个月复查1次，此后每半年复查1次，共连续随诊2～3年。待RPR转为阴性2年后始可妊娠。随诊期间不应妊娠。如发现RPR滴度上升或复发，应及时加倍治疗。晚期梅毒在治疗后应延长随诊时间，神经梅毒和心脏梅毒常常需要终身随访。

五、药物处方

首选青霉素，应用的制剂、剂量和疗程随梅毒的病期而有所不同。

1. 早期梅毒

一、二期梅毒以及病程不到1年的潜伏梅毒。

处方①：苄星青霉素240万U，单次肌内注射（简称肌注），1周后重复1次。

【注意事项】

（1）该药肌内注射有局部刺激作用，不用于小婴儿。

（2）应询问青霉素过敏史，青霉素过敏者禁用。

（3）用前需做青霉素皮试。

（4）过敏性休克的抢救措施同青霉素G。

处方②：青霉素过敏者。

多西环素100mg，口服，每日2次，连用14日；或四环素500mg，口服，每日4次，连用28日。

【注意事项】

（1）胃肠道反应多见（约20%），如恶心、呕吐、腹泻等，饭后服药可减轻。

（2）肝、肾功能重度不全者则应注意慎用。

（3）8岁以下小儿及孕妇、哺乳妇女一般应禁用。

2. 晚期梅毒

病程超过1年或病程不明者。

处方①：苄星青霉素240万U，肌内注射，每周1次，连用3周（共720万U）。

【注意事项】

（1）该药肌内注射有局部刺激作用，不用于小婴儿。

（2）应询问青霉素过敏史，青霉素过敏者禁用。

（3）用前需做青霉素皮试。

（4）过敏性休克的抢救措施同青霉素G。

处方②：多西环素 100mg，口服，每日 2 次，连用 28 日；或四环素 500mg，口服，每日 4 次，连用 28 日。

【注意事项】

（1）该药肌内注射有局部刺激作用，不用于小婴儿。

（2）应询问青霉素过敏史，青霉素过敏者禁用。

（3）用前需做青霉素皮试。

（4）过敏性休克的抢救措施同青霉素 G。

3. 神经梅毒

任何病期的梅毒均可引起中枢神经系统病变。神经系统损害的临床迹象（如视觉、听觉症状及脑神经瘫痪）可通过脑脊液（CSF）检查而确诊。

处方①：青霉素 G 300 万～400 万 U，静脉注射（简称静注），每 4h 1 次，连用 10～14 日。

【注意事项】

（1）应询问青霉素过敏史，青霉素过敏者禁用。

（2）用前需做青霉素皮试。

（3）过敏性休克的抢救措施同青霉素 G。

（4）已感染人类免疫缺陷病毒（HIV）的梅毒患者，应转给艾滋病防治专家治疗。

处方②：普鲁卡因青霉素 240 万 U，肌内注射，每日 1 次，加丙磺舒 500mg，口服，每日 4 次，两药合用，连用 10～14 日。

【注意事项】

（1）普鲁卡因青霉素用药前必须先做青霉素皮肤试验及普鲁卡因皮肤试验。

（2）过敏性休克的抢救措施同青霉素 G。

（侯庆香　王红霞）

淋　病

淋病的病原体为淋病奈瑟球菌。此菌为革兰氏阴性双球菌，主要侵袭生殖、泌尿系统黏膜的柱状上皮、变移上皮（又称移行上皮），并黏附于精子，沿生殖道黏膜上行扩散。潜伏期 3～7 天。

一、诊断要点

（1）有不洁性接触史或性伴侣有淋病史；或有急性淋病史，未治疗或抗生素使用不恰当。

（2）宫颈脓性分泌物增多，有尿痛、尿频等泌尿系症状；检查宫颈口有黏脓性分泌物流出。

（3）不能用其他原因解释的输卵管炎、附件炎等慢性盆腔炎症性疾病。

（4）分泌物培养可确诊。

二、鉴别诊断

应与非淋菌性尿道炎、念珠菌性阴道炎相鉴别。

1. 非淋菌性尿道炎

致病菌多为沙眼衣原体、解脲支原体、滴虫等，多数无脓性分泌物，镜检或培养结果可鉴别。

2. 念珠菌性阴道炎

外阴瘙痒严重，阴道分泌物呈凝乳或豆腐渣样，镜检可见到假丝酵母菌芽孢或菌丝。

三、治疗原则

（1）尽早确诊，及时治疗。

（2）明确临床类型，判断是否有合并症。

（3）明确有无耐药。

（4）明确是否合并衣原体或支原体感染。

（5）正确、足量、规则、全面治疗。

（6）严格考核疗效并追踪观察。

（7）同时检查、治疗其性伴侣。

四、一般治疗

（1）未治愈前禁止性行为或戴避孕套。

（2）注意休息，有合并症者须维持水、电解质、碳水化合物的平衡。

（3）注意阴部局部卫生。

五、药物处方

1. 下生殖道淋病（包括宫颈内黏膜或直肠淋菌感染）的治疗

获得病原体检测结果，选择针对病原体的抗生素，采用处方①。未获得病原体检测结果前，给予经验性抗生素治疗，采用处方②。

处方①：头孢曲松 250mg，肌内注射，共 1 次；或环丙沙星 500mg，口服，共 1 次；或氧氟沙星 400mg，口服，共 1 次；或头孢克肟 400mg，口服，共 1 次；大观霉素 2g，肌内注射，共 1 次；或诺氟沙星 800mg，口服，共 1 次。

【注意事项】

（1）鉴于耐青霉素淋菌的日益增多，青霉素不作为首选。

（2）对头孢菌素类抗生素过敏者禁用。

处方②：阿奇霉素 1g，顿服；或多西环素 100mg，口服，每日 2 次，连用 7 日。

【注意事项】

(1) 用阿奇霉素或多西环素治疗的同时，均应用抗沙眼衣原体治疗。

(2) 治疗淋病，多考虑有效的单次剂量治疗。

(3) 现已发现我国淋菌对环丙沙星及氧氟沙星耐药菌株，故必要时应更换成大观霉素 2g，单次肌注。

(4) 所有的淋病患者均应做有关梅毒及 HIV 血清学检查。

(5) 对所有淋病患者的性伴侣均应进行检查，并选用针对淋菌和沙眼衣原体两种病原体的药物进行治疗。

(6) 如有宫内节育器 (IUD) 影响疗效时可取出，等治愈后再放置。

(7) 治疗后症状持续存在者，可能性有：

① 抗生素耐药，应行淋菌培养及药物敏感（药敏）试验。

② 多为各种因素引起的再感染所致，而非治疗失败，治疗的同时有必要对患者进行教育。

2. 成人播散性淋菌感染

处方①：头孢曲松钠 1g，肌内注射或静注，每 24h 重复一次；或头孢唑肟 1g，静脉注射，每 8h 一次；或头孢噻肟 1g，静脉注射，每 8h 一次。

【注意事项】

(1) 用上述方案治疗的同时，均需应用抗沙眼衣原体治疗。

(2) 对头孢菌素类抗生素过敏者禁用。

(3) 对 β 内酰胺类抗生素过敏的患者，改用大观霉素 2g，肌注，每 12h 一次。

(4) 建议住院治疗，特别是对服从治疗不可靠、诊断未肯定、有化脓性关节积液或其他并发症的患者。同时检查是否合并心内膜炎或脑膜炎。

(5) 鉴于 40% 以上的患者合并沙眼衣原体感染，故应同时应用抗沙眼衣原体治疗。

(6) 确实无并发症的患者，在所有症状消退 24～48h 后可以出院，并继以口服疗法以完成疗程（抗菌治疗总时间为 1 周），可采用：头孢呋辛酯 500mg，口服，每日 2 次；或阿莫西林 500mg 加克拉维酸钾 250mg，口服，每日 3 次；或环丙沙星 500mg，口服，每日 2 次。

处方②：头孢曲松钠 1～2g，静脉滴注（简称静滴），每 12h 1 次，一般疗程为 10～14 日，而治疗淋菌性心内膜炎，则疗程至少为 4 周。

【注意事项】

(1) 适用于淋菌所致脑膜炎和心内膜炎，需应用对致病菌株敏感的有效药物大剂量静脉给药治疗。

(2) 治疗必须在专家指导下进行。

(3) 过敏者禁用。

3. 儿童淋菌感染

处方①：头孢曲松钠 125mg，单次静脉注射或肌内注射；或大观霉素 40mg/kg（最大量 2g），单次肌内注射。

【注意事项】

（1）是单纯尿道、外阴、阴道或直肠淋菌感染的首选治疗。

（2）对头孢菌素类抗生素过敏者禁用。

（3）大观霉素适用于不能应用头孢曲松钠的患者。

处方②：头孢曲松钠 50mg/kg（最大量 1g），静脉注射，每日 1 次，连用 7 日。

【注意事项】

（1）适用于合并有败血症和关节炎且体重＜45kg 者。

（2）尽可能请相关专家协助诊治。

（3）头孢菌素过敏者禁用。

处方③：头孢曲松钠 50mg/kg（最大量 2g），静脉注射，每日 1 次，连用 10～14 日。

【注意事项】

（1）适用于合并有脑膜炎且体重＜45kg 者。

（2）尽可能请相关专家协助诊治。

（3）药物应足量、有效。

（4）头孢菌素过敏者禁用。

（5）体重≥45kg 应接受成人的治疗剂量。对直肠炎和咽炎，应使用头孢曲松钠；对 β 内酰胺类过敏的儿童，应予使用大观霉素；应检测患儿是否存在梅毒和沙眼衣原体重叠感染；不用喹诺酮类药治疗；对年龄达 8 岁或更大的患儿，应给予多西环素 100mg，口服，每日 2 次，连用 7 日，以增加抗共同存在的衣原体感染的作用范围。

（侯庆香　王红霞）

盆　腔　炎

盆腔炎是指子宫内膜、子宫肌层、输卵管、卵巢、子宫旁组织、盆腔腹膜等部位的炎症。绝大部分由阴道和宫颈的细菌经生殖道黏膜或淋巴系统上行感染而引起，少数是由邻近脏器炎症（如阑尾炎）蔓延及血液传播所致。常见的病原体主要有链球菌、葡萄球菌、大肠埃希菌、厌氧菌、淋球菌、铜绿假单胞菌、结核分枝杆菌以及衣原体、支原体等。

一、诊断要点

（1）诱因常有产后、流产后和盆腔手术感染史，或有经期卫生不良、放置宫内节育器、慢性盆腔炎及不良性生活史等。

（2）必备条件有下腹压痛、附件区压痛和宫颈举痛或摇摆痛。

（3）附加条件可增加诊断的特异性，包括：体温＞38℃，白细胞（WBC）＞$10×10^9$/L，宫颈分泌物涂片或培养见淋球菌或沙眼衣原体阳性，后穹隆穿刺抽出脓液，双合诊或 B 超发现盆腔脓肿或炎性包块。

（4）分泌物或脓液做病原体培养和药敏试验最准确。

二、鉴别诊断

应与急性阑尾炎、输卵管妊娠流产或破裂、卵巢囊肿蒂扭转或破裂、肾绞痛等急腹症相鉴别。

1. 急性阑尾炎

主要表现为转移性右下腹痛及麦克伯尼点（简称麦氏点，俗称阑尾点）压痛、反跳痛。伴随症状为恶心、呕吐，多数患者白细胞和嗜中性粒细胞计数增高。右下腹阑尾区（麦氏点）压痛，则是该病的重要体征。

2. 输卵管妊娠流产或破裂

表现为停经后下腹痛、阴道流血，破裂时下腹痛为突发性、撕裂性痛，HCG升高，B超提示附件区包块。B超于附件区见胎心搏动、手术中可疑异位妊娠包块经病理学检查见绒毛可确诊。

3. 卵巢囊肿蒂扭转或破裂

常合并卵巢囊肿或肿瘤，常在患者突然改变体位，或妊娠期、产褥期子宫大小、位置改变时发生扭转。有盆腔或附件包块病史的患者突发一侧下腹剧痛，伴恶心、呕吐、发热，严重时甚至出现休克。妇科检查宫颈可出现抬举痛和摇摆痛，子宫大小正常，一侧附件区扣及肿物，张力大、有压痛，以蒂部压痛最明显。

4. 肾绞痛

大多是输尿管结石所致，表现为腰部或上腹部疼痛，剧烈难忍，阵发性发作，同时有镜下血尿、恶心、呕吐，查体时患者肋脊角压痛明显。典型的绞痛常始发于肋脊角处腰背部和上腹部，偶尔起始于肋骨下缘，并沿输尿管行径放射至同侧腹股沟、大腿内侧、男性阴囊或女性大阴唇。

三、治疗原则

主要为抗生素治疗，抗生素控制不满意的输卵管脓肿或盆腔脓肿需手术治疗。

四、一般治疗

（1）卧床休息，半卧位，使脓液积聚于子宫直肠陷凹。

（2）给予高热量、高蛋白质、富含维生素的流质食物或半流质食物，补充水分，纠正水、电解质紊乱，必要时少量输液。

（3）高热采用物理降温，腹胀需行胃肠减压。

（4）避免不必要的妇科检查，以免炎症扩散。

（5）重症病例应严密观察，以便及时发现感染性休克。

（6）手术治疗。主要针对抗感染控制不满意的盆腔脓肿和输卵管卵巢脓肿，尤其是脓肿破裂者。手术以清除病灶为主。

五、药物处方

最好根据药敏试验选用抗感染药物，但通常需在实验室检查结果出来之前即开始治疗。因此，往往根据经验选择抗感染药物。由于盆腔炎常为需氧菌、厌氧菌及衣原体等的混合感染，故常需联合应用抗菌药物覆盖需氧菌、厌氧菌及衣原体等。

处方①：氧氟沙星 400mg，每日 2 次，同时加服甲硝唑 400mg，每日 2～3 次，连用 14 天。

或用头孢曲松钠 250mg，单次肌注，同时口服丙磺舒 1g，然后改为多西环素 100mg 口服，每日 2 次，连用 14 天。

【注意事项】

（1）适用于病情较轻、能耐受口服者。

（2）抗感染治疗 2～3 日后，如疗效肯定，即使与药敏不符合亦不必更换抗菌药；如疗效不显或病情加重，可根据药敏改用相应的抗感染药物。

处方②：氨苄西林/舒巴坦 3g 静注，每 6h 1 次，加服多西环素 100mg，每日 2 次，连用 14 日。

或头孢西丁钠 2g，静滴每 6h 1 次，加多西环素 100mg，每 12h 1 次，静脉滴注或口服。

【注意事项】

（1）病情较重者，以静脉滴注给药为宜。

（2）临床症状改善至少 24h 后转为口服药物治疗，多西环素 100mg 口服，每日 2 次，连用 14；对不能耐受多西环素者，用阿奇霉素 500mg，每日 1 次，连用 3 日。

（3）对于输卵管卵巢脓肿者，加用克林霉素或甲硝唑。

（4）对于头孢菌素类过敏者，可用克林霉素 900mg 静注，每 8h 1 次，庆大霉素先给予负荷量（2mg/kg），然后给予维持量（1.5mg/kg），静滴，每 8h 1 次。临床症状改善后继续静脉应用 24～48h，克林霉素改为口服，每次 450mg，每日 4 次，连用 14 日；或多西环素 100mg 口服，每日 2 次，连用 14 日。也可选活血化瘀、清热解毒的药剂，如银翘解毒汤、安宫牛黄丸等。

（5）若盆腔炎治疗不彻底或患者体质较差，病程迁延，可形成盆腔炎性疾病后遗症，既往称慢性盆腔炎。但也可无急性盆腔炎病史，如沙眼衣原体感染所致的输卵管炎。常伴有慢性盆腔疼痛、不孕及月经失调等。宜根据病变部位和患者主诉综合治疗。

（侯庆香　王红霞）

老年性阴道炎

老年性阴道炎也称萎缩性阴道炎，见于自然绝经及卵巢去势后妇女，是由于卵巢功能衰退，激素水平降低，阴道黏膜抵抗力减弱，致病菌易于侵入而引起的阴道炎。

一、诊断要点

（1）发生于自然绝经及卵巢去势后妇女。

（2）临床表现为阴道分泌物增多，外阴瘙痒，外阴灼热不适，常伴有性交痛。

（3）检查发现阴道黏膜皱襞消失，萎缩、菲薄，阴道黏膜充血，有的可见溃疡。

（4）阴道分泌物镜检见大量基底层细胞、白细胞。

二、鉴别诊断

应与子宫恶性肿瘤、阴道癌等疾病相鉴别。

1. 子宫恶性肿瘤

不规则阴道流血，B超显示子宫内膜异常。

2. 阴道癌

阴道有异常病灶。

三、治疗原则

（1）补充雌激素。

（2）增强阴道抵抗力及抑制细菌生长。

四、一般治疗

保持外阴清洁，勤换洗内衣裤。

五、药物处方

处方①：妊马雌酮软膏，阴道涂抹，每日1～2次，连用14天。也可选用其他含有雌激素（雌二醇或雌三醇）的制剂局部应用。

【注意事项】

（1）局部用药时应清洁手部。

（2）生殖道恶性肿瘤病史者慎用。

处方②：替勃龙（利维爱），每日2.5mg，维持2～3个月。

【注意事项】

（1）有血性白带或少量不规则阴道出血的患者，应排除子宫颈、子宫体恶性肿瘤。

（2）若行激素替代治疗，应先按照激素替代治疗的要求进行检查，合格者方可应用。治疗期间应严密监测，定期复查。若有乳腺癌或子宫内膜癌病史则慎用。

（3）应使用最小剂量持续最短时间；服用替勃龙治疗不应加用孕激素。

（4）对该药过敏者禁用。

（5）如果未超过12h，应尽快补服漏服剂量；如已超过12h，则忽略漏服剂量，正常服用下一剂量。漏服会使出血和点滴出血的可能性升高。

处方③：1%乳酸液或0.5%醋酸液或3%硼酸液，冲洗阴道，每晚1次，7～10日为一个疗程。

或应用抗生素如甲硝唑200mg或诺氟沙星100mg或其他抗生素，放于阴道深部，每日1次，7～10日为1个疗程。

【注意事项】

（1）用酸性溶液冲洗阴道可增加阴道酸度，抑制细菌生长繁殖。

（2）合并有其他炎症时应综合考虑。

（侯庆香　王红霞）

婴幼儿阴道炎

婴幼儿阴道炎常与外阴炎并发，多见于1～5岁幼女。因婴幼儿的解剖特点及婴幼儿的阴道环境与成人不同，细菌容易侵入，导致阴道炎症。常见的病原体有大肠埃希菌、葡萄球菌及链球菌等。其他有淋病奈瑟球菌、滴虫、白念珠菌等。病原体常通过患病母亲或保育员的手、衣物、毛巾、浴盆等间接传播，也可因外阴不洁或直接接触污物而引起，或由阴道异物所致。

一、诊断要点
（1）多见于1～5岁幼女。
（2）阴道分泌物多，呈脓性。
（3）患儿哭闹、搔抓外阴。
（4）部分合并泌尿系感染。
（5）检查见外阴、阴道口充血、水肿，有时可见脓性分泌物自阴道流出或阴唇粘连。

二、鉴别诊断
婴幼儿外阴阴道炎是女性婴幼儿常见的疾病，在诊断时需与滴虫、真菌、衣原体性外阴阴道炎、幼女急性淋病等进行鉴别诊断。

1. 各类病原体导致的外阴阴道炎

首先，病史可能为诊断提供线索，例如，绿色的分泌物常常是阴道炎的特定病原体造成的，例如 A 群 β 溶血性链球菌、淋病奈瑟球菌、流感嗜血杆菌、金黄色葡萄球菌、志贺菌或者异物。没有气味的血性分泌物可能是外阴刺激（抓挠引起）、外伤、性早熟、异物、阴道炎或者在少见的情况下，由肿瘤（腺癌、葡萄状肉瘤）造成的。其次，需要在门诊进行简单的外生殖器检查，检查时可用细棉拭子取阴道分泌物做病原学检查，如细菌性阴道病，分泌物有特征性的氨（鱼腥臭）味，分泌物涂片显微镜检可见线索细胞，必要时可做分泌物细菌及真菌培养。最后，实验性培养及湿片检查对有持续性瘙痒的幼儿是需要的，以充分鉴别感染的病因。

2. 阴道异物

询问病史及接触史，可发现异物塞入可能性，常伴有阴道口宽松、阴道异味、脓性分泌物、血性分泌物表现，通过内镜检查可以明确。

3. 生殖道内肿瘤

个别患儿生殖道内肿瘤表现为异常、大量分泌物，可伴有异味、脓血样流液。超声检查、盆腔磁共振、内镜检查可以辅助诊断。

三、治疗原则

（1）保持外阴清洁，减少摩擦。

（2）对症处理。

（3）针对病原体应用抗生素。

四、一般治疗

保持外阴清洁、干燥；若有阴道异物应取出；有蛲虫者，给予驱虫治疗；小阴唇粘连者外涂雌激素软膏后多可松解，严重者应分离粘连，并涂以抗生素软膏或用吸管将抗生素溶液滴入阴道。

五、药物处方

处方①：1：5000 呋喃西林溶液或 1：5000 高锰酸钾溶液或 0.5%～1%乳酸溶液坐浴，每日 1 次，5～7 天为 1 个疗程。

【注意事项】

（1）坐浴时注意水温及浓度，切勿烫伤。

（2）若婴幼儿不配合，也可用注射器冲洗阴道，注意勿损伤处女膜。

处方②：小阴唇粘连者外涂含 0.1mg 的己烯雌酚软膏，以小棉棒涂于阴道深处，每天 1 次，共 2 周，以后每 3～4 天 1 次，共治疗 4～6 周。严重粘连者，应分离粘连并涂抗生素软膏。

【注意事项】

（1）尽量用最小剂量达到较佳治疗效果。

（2）用药时间过久，可引起第二性征发育。

处方③：恩波吡维铵，口服，儿童每千克体重5mg（按本品盐基计），总量不超过0.25g，晚上一次服用。为避免复发，可隔2~3周再服2~3次。

【注意事项】

（1）用于婴幼儿蛲虫性阴道炎的治疗。

（2）该药毒性低，少数患儿服后可有恶心、呕吐、腹痛、腹泻。

（3）此药能使大便染成红色，可污染衣服。

（侯庆香 王红霞）

急性宫颈炎

宫颈炎症包括宫颈阴道部及宫颈管黏膜炎症。引起阴道炎症的病原体如滴虫、念珠菌等均可引起宫颈阴道部炎症，此部分内容见相关阴道炎症。临床多见的急性宫颈炎是宫颈管黏膜炎。急性宫颈炎主要由性传播疾病的病原体淋病奈瑟球菌（简称淋球菌）及沙眼衣原体所致，也可由葡萄球菌、链球菌、肠球菌引起。前者所致者也称为黏液脓性宫颈炎，后者常见于感染性流产、产褥期感染、宫颈损伤或阴道异物并发感染。

一、诊断要点

（1）子宫颈管或宫颈管棉拭子标本上肉眼可见脓性或黏液脓性分泌物。

（2）用棉拭子擦拭宫颈管时容易诱发宫颈管内出血。

（3）显微镜检查子宫颈或阴道分泌物白细胞增多。

二、鉴别诊断

应与宫颈恶性肿瘤及癌前病变、急性阴道炎等疾病相鉴别。

1. 宫颈恶性肿瘤及癌前病变

也会表现为宫颈病变组织坏死化脓及接触性出血，通过病原学检查及宫颈细胞学检查以鉴别。

2. 急性阴道炎

也会表现为阴道分泌物增多、脓性，但妇检会发现阴道黏膜充血，宫颈炎性反应不明显。行阴道分泌物涂片检查以鉴别。

三、治疗原则

针对病原体选择抗生素治疗。

四、一般治疗

保持外阴清洁，勤换内衣裤。

五、药物处方

处方①：头孢曲松钠 250mg，单次肌内注射；或头孢克肟 400mg，单次口服；或大观霉素 4g，单次肌内注射。

【注意事项】

(1) 适用于单纯急性淋菌性宫颈炎。

(2) 强调剂量足，单次给药。

(3) 若头孢菌素类药物过敏，改用氨基糖苷类药物（如大观霉素）。

(4) 由于淋病奈瑟球菌感染伴有衣原体感染，因此，若为淋菌宫颈炎，治疗时除选用抗淋病奈瑟球菌的药物外，同时应用抗衣原体感染的药物。

处方②：阿奇霉素 1g，单次顿服；或氧氟沙星 300mg，口服，每日 2 次，连服 7 日；或多西环素 100mg，口服，每日 2 次，连服 7 日。

【注意事项】

(1) 适用于衣原体感染。

(2) 强调大剂量给药。

(3) 急性感染时禁做活检、息肉切除及电烙、激光等治疗。

(4) 禁性生活。

（侯庆香　王红霞）

慢性宫颈炎

子宫颈的慢性炎症感染，常见病菌为葡萄球菌、大肠埃希菌、链球菌及厌氧菌。

一、诊断要点

(1) 既往急性宫颈炎发作史。

(2) 多数无自觉症状，仅表现为子宫颈肥大、子宫颈息肉、宫颈腺体囊肿、宫颈糜烂、子宫颈裂伤及外翻、子宫颈管炎等。

(3) 镜下见宫颈间质内有大量淋巴细胞、浆细胞等。

二、鉴别诊断

应与子宫颈柱状上皮异位和宫颈上皮内肿瘤、宫颈恶性肿瘤、湿疣等相鉴别。

1. 子宫颈柱状上皮异位和宫颈上皮内肿瘤

都可呈现子宫颈糜烂样改变，需进行宫颈细胞学检查和/或 HPV 检测，必要时行阴道镜及宫颈活检以明确病变。

2. 宫颈恶性肿瘤

内生型子宫颈癌尤其是腺癌也可引起子宫颈肥大，因此对于子宫颈肥大者，需行子宫颈细胞学检查，必要时行子宫颈管搔刮进行鉴别。

3. 湿疣

宫颈息肉需与宫颈湿疣鉴别，鉴别方法为行宫颈赘生物切除，组织病理学检查确诊。

三、治疗原则

以局部治疗为主，使炎症组织坏死脱落，再生出新的鳞状上皮。

四、一般治疗

一般无须处理，保持外阴清洁即可。

五、药物处方

处方①：1∶5000 高锰酸钾液或 0.5％～1％硝酸银或乳酸液冲洗阴道，每晚 1 次，连用 7 天为 1 个疗程。

【注意事项】

（1）月经期禁用。

（2）注意药物浓度及温度，勿烫伤。

处方②：保妇康栓，每晚 1 枚，阴道塞入，连用 7 日为 1 个疗程。

【注意事项】

（1）对于糜烂样改变伴有分泌物增多、乳头状增生或接触性出血，可给予物理治疗，如激光、冷冻、微波等。

（2）对宫颈肥大，糜烂面深而广，经上述治疗无效者，可用电刀、激光刀或宫颈锥形切除术。

（3）在治疗前应排除子宫颈上皮内瘤变或宫颈癌。

（4）有急性生殖道炎症列为禁忌。

（侯庆香 王红霞）

非特异性外阴炎

外阴与尿道、肛门邻近，经常受到经血、阴道分泌物、尿液、粪便的刺激，若不注意皮肤清洁易引起外阴炎。其次，糖尿病患者糖尿的刺激、粪瘘患者粪便的刺激以及尿瘘患者尿液的长期浸渍等，此外，穿紧身化纤内裤导致局部通透性差、局部潮湿以及经期使用卫生巾的刺激，也可引起非特异性外阴炎。若为特异性阴道炎伴发的外阴炎，则为特异性外阴炎，不在此范畴。

一、诊断要点

（1）外阴瘙痒是主要症状，伴有局部烧灼感、疼痛。

（2）严重者于活动、性交、排尿及排便时加重。

（3）外阴检查见局部充血、肿胀、糜烂，常有抓痕，严重者形成溃疡或湿疹；慢性者局部皮肤增厚、粗糙、皲裂等。

（4）尽量查找病因，对症治疗及病因治疗。

二、鉴别诊断

应与外阴溃疡、外阴瘙痒、外阴白色病变等疾病相鉴别。

1. 外阴溃疡

外阴部有肉眼可见的皮疹。

2. 外阴瘙痒

白带结果正常，而找不到原因的瘙痒。

3. 外阴白色病变

白带结果正常，外阴颜色减退，皮肤增厚粗糙。

三、治疗原则

（1）保持局部清洁、干燥。

（2）局部应用抗生素。

（3）消除病因。

四、一般治疗

选用宽松内裤，以棉织物为佳，忌烟酒及辛辣食物。保持外阴清洁，忌用肥皂，局部忌搔抓。

五、药物处方

处方①：0.1%碘伏液或1：5000高锰酸钾液或其他具有清洁作用的溶液坐浴，每日2次，每次15～30min，一般7～10日为1个疗程。

【注意事项】

（1）坐浴时注意水温及浓度，切勿烫伤。

（2）急性期还可选用微波或红外线局部物理治疗。

（3）月经期禁用。

处方②：抗生素软膏如红霉素软膏或紫草油等适量，温开水坐浴后涂抹外阴局部，每晚1次，一般7～10日1个疗程。

【注意事项】

（1）清洗外阴后可局部应用抗生素。

（2）积极寻找病因，若发现糖尿病应及时治疗糖尿病，若有尿粪瘘应及时行修补术。

（3）若急性期也可选用微波或红外线局部物理治疗。

（4）对药物过敏者禁用。

（侯庆香　王红霞）

前庭大腺炎

病原体侵入前庭大腺导致炎症，称为前庭大腺炎。在性交、分娩等情况污染外阴部时易发生炎症。

一、诊断要点

（1）多发生于生育年龄妇女。

（2）首先明确炎症位置：前庭大腺位于两侧大阴唇后 1/3 深部，腺管开口于处女膜与小阴唇之间。

（3）外阴单侧或双侧局部疼痛、肿胀，当脓肿形成时疼痛加剧，局部触及波动感，部分患者可有发热或腹股沟淋巴结肿大，若脓肿压力大时可自行破溃。易反复发作。

（4）脓液培养证实。主要病原体为葡萄球菌、大肠埃希菌、链球菌、肠球菌。淋病奈瑟球菌及沙眼衣原体也已成为常见的病原体。

二、鉴别诊断

应与前庭大腺囊肿、阴道壁囊肿、外阴疖肿等疾病相鉴别。

1. 前庭大腺囊肿

一侧大阴唇后 1/3 局部肿胀，无压痛。

2. 阴道壁囊肿

阴道壁局部隆起，无压痛。

3. 外阴疖肿

外阴的各个位置都可发生。

三、治疗原则

（1）保持局部清洁。

（2）抗生素治疗。

（3）若脓肿形成则予切开引流。

四、一般治疗

（1）常规处理　保持局部清洁，必要时需卧床休息。选用宽松内裤，以棉织物为佳，忌烟酒及辛辣食物。

（2）手术治疗　形成前庭大腺脓肿时应及时切开引流，脓液引流后可用抗生素冲洗并放置引流条，术后根据情况决定引流条的放置时间。

五、药物处方

处方①：0.1%碘伏液或 1∶5000 高锰酸钾液或其他具有清洁作用的溶液坐浴，每日 2 次，每次 15～30min，一般 7～10 日为 1 个疗程。

【注意事项】

（1）坐浴时注意水温及浓度，切勿烫伤。

（2）月经期及过敏者禁用。

处方②：头孢呋辛片1.5g，口服，2 次/日，加替硝唑片0.5g，口服，2 次/日，连服 5～7 日为 1 个疗程，如查出病原菌，可根据药敏试验更换药物，若查不出病原菌，且局部症状有改善，1 个疗程后可继续连用 3～5 日。

【注意事项】

（1）选用广谱抗生素，或取前庭大腺开口处分泌物进行细菌培养，确定病原体，根据病原体选用口服抗生素，必要时肌注。

（2）也可选用清热、解毒中药局部热敷或坐浴。

（3）若抗生素效果差，应及时改换抗生素，同时及时检查局部病灶，若形成前庭大腺脓肿时单用抗生素效果稍差，应及时切开引流，脓液引流后可用抗生素冲洗并放置引流条，术后根据情况决定引流条的放置时间。

（4）对该药过敏者禁用。

（侯庆香　王红霞）

滴虫性阴道炎

滴虫性阴道炎是由阴道毛滴虫感染引起的阴道炎症。可由性交直接传播，也可经浴池、盆具、游泳池、衣物及污染的器械等间接传播。常于月经前后发作。

一、诊断要点

（1）不洁性生活史或不洁器具接触史。

（2）主要症状是阴道分泌物增多及外阴瘙痒，间或有灼热、疼痛、性交痛等。

（3）分泌物典型为泡沫状、稀薄脓性、黄绿色、有臭味。

（4）滴虫性阴道炎患者的阴道 pH 值升高，一般在 5.0～6.5。

（5）阴道毛滴虫能吞噬精子，可致不孕。

（6）阴道分泌物中找到滴虫即可确诊。

二、鉴别诊断

本病应与细菌性阴道病、外阴阴道假丝酵母菌病等相鉴别。

1. 细菌性阴道病

有 10%～50% 的患者无任何症状。有症状者多诉白带增多，有味，可伴有轻度的外阴瘙痒或烧灼感。阴道 pH>4.5。氨试验阳性。阴道脱落的表层细胞，即线索细胞（clue cell）阳性。

2. 外阴阴道假丝酵母菌病

尿频、尿痛及性交痛。外阴奇痒，白带增多。典型白带呈豆腐渣样或者凝乳块样，无特殊气味。检查可见小阴唇内侧和阴道黏膜上有白色膜状物附着，擦去后可见黏膜红肿，有浅表糜烂或溃疡。白带检查，假丝酵母菌阳性。

三、治疗原则

（1）需全身用药。

（2）需同时治疗性伴侣。

（3）主要治疗药物为甲硝唑及替硝唑。

四、一般治疗

保持外阴清洁；本人及性伴侣的内裤及洗涤用的毛巾应煮沸 5～10min。

五、药物处方

处方①：甲硝唑或替硝唑 2g，单次口服。

或甲硝唑 400mg，每日 2 次，连服 7 日。

或初次治疗失败的患者可重复应用替硝唑 2g，单次口服；或甲硝唑 400mg，每日 2 次，连服 7 日。若治疗仍失败，则给予甲硝唑 2g，每日 1 次，连服 5 日；或替硝唑 2g，每日 1 次，连服 5 日。

【注意事项】

（1）强调全身用药，口服药物的治愈率可达 90%～95%。

（2）甲硝唑能通过乳汁排泄，若在哺乳期用药，用药期间及用药后 24h 内不宜哺乳。

（3）若甲硝唑消化道刺激症状明显者，也可选用替硝唑。

处方②：甲硝唑阴道泡腾片 200mg，每晚 1 次，塞入阴道深部，连用 7～10 日；或 0.75% 甲硝唑凝胶，每次 5g，阴道塞入，每日 2 次，共 7 日。

【注意事项】

（1）不能耐受口服药物或不适宜全身用药者，可选择阴道局部用药。

（2）治疗结束后，于下次月经干净后复查分泌物，经 3 次月经后复查滴虫均为阴性者方称为治愈。

（3）滴虫可通过性交直接传播，故夫妇双方应同时治疗，治疗期间应避免性生活或采用避孕套。

（4）注意防止厕所、盆具、浴室、衣物等交叉感染。

（5）月经期禁用。

（侯庆香　王红霞）

生殖道沙眼衣原体感染

生殖道沙眼衣原体感染为常见的性传播疾病，女性较男性多见，女性多无症状，且常与淋球菌混合感染。

一、诊断要点

（1）约 2/3 的妇女无临床症状。

（2）沙眼衣原体感染所致宫颈炎的临床特征，主要有异常宫颈排液、宫颈充血、水肿及宫颈接触性出血等。

（3）宫颈内口分泌物中性粒细胞计数升高。

（4）组织培养为金标准。

二、鉴别诊断

应与淋球菌感染、异位妊娠相鉴别。

1. 淋球菌感染

泌尿生殖道脓性分泌物增多，可有寒战高热，临床上常和衣原体合并感染，分泌物涂片见革兰氏阴性双球菌或淋球菌培养阳性可确诊。

2. 异位妊娠

有停经史、阴道流血、腹痛，尿妊娠试验阳性，腹腔镜下剔除的妊娠物可见绒毛等。

三、治疗原则

早期发现，早期治疗，用药足量、足疗程。性伴侣需同时治疗。

（1）沙眼衣原体感染患者的性伴侣应同时治疗。

（2）对沙眼衣原体感染（L1、L2、L3）引起的不同疾病，药物治疗的时间及方案不完全相同。

① 对沙眼衣原体感染引起的盆腔炎患者，应同时加用针对其他需氧菌和厌氧菌的抗生素，并延长治疗时间到 10～14 天。

② 对沙眼衣原体感染引起的性病性淋巴肉芽肿患者，抗衣原体治疗的时间延长到 21 天。

（3）不同性别、年龄的沙眼衣原体感染患者的用药方案及疗程也不相同。

四、一般治疗

（1）保持外阴清洁、干燥，勤换内衣裤。

（2）性生活应使用安全套。

五、药物处方

1. 成人单纯尿道、子宫颈或直肠沙眼衣原体感染

处方①：阿奇霉素 1g，顿服；或多西环素 100mg，每日 2 次，口服，共 7 日。

【注意事项】

（1）上述方案为首选治疗。

（2）肝肾功能不全者慎用。

（3）进食可影响阿奇霉素的吸收，故需在饭前 1h 或饭后 2h 口服。

（4）用药期间如果发生过敏反应，应立即停药，并采取适当措施。

（5）治疗期间，若患者出现腹泻症状，应考虑假膜性肠炎发生。如果诊断确立，应采取相应治疗措施，包括维持水电解质平衡、补充蛋白质等。

处方②：红霉素 500g，每日 4 次，口服，共 7 日；或红霉素琥珀酸乙酯 800mg，每日 4 次，口服，共 7 日；或氧氟沙星 300mg，每日 2 次，口服，共 7 日；或米诺环素 100mg，每日 2 次，口服，共 7 日。

【注意事项】

（1）处方②为替换治疗。

（2）其余注意事项同处方①。

2. 儿童沙眼衣原体感染

处方：红霉素每日 50mg/kg，分 4 次口服，共 10～14 日。

【注意事项】

（1）适用于体重＜45kg 的儿童。

（2）红霉素的有效率约 80％，可能需要两个疗程治疗。

（3）体重＞45kg 的 8 岁以下儿童：按成人红霉素疗法进行。

（4）8 岁以上儿童：按成人多西环素或四环素方案进行，也可选用阿奇霉素。

（侯庆香　王红霞）

生殖器疱疹

生殖器疱疹由单纯疱疹病毒（HSV）所引起。约 85％的原发生殖器疱疹和 98％的复发患者与单纯疱疹病毒Ⅱ型有关。原发者的胎儿感染率为 30％～50％，而复发者的胎儿感染率仅为 1％～2％。复发者症状轻。HSV 通过胎盘引起胎儿宫内感染概率低，但胎儿感染后畸形严重。有生殖道病灶的孕妇经阴道分娩可引起新生儿感染，患儿出现黄疸、发绀、呼吸窘迫和循环衰竭；中枢神经系统感染可引起嗜睡、癫痫和昏迷。所幸新生儿发生率低，约为两万分之一。

一、诊断要点

（1）有性接触史。

（2）典型的疱疹为水疱，有一个红斑性基底，含有淡黄色渗液，病损常常融合而产生广泛溃疡，如波及外阴、小阴唇将出现水肿。阴道疱疹病毒感染时可出现大量白带。辅助检查均不实用。

（3）细胞学镜检可见到特征性的多核巨细胞或核内病毒包涵体。

二、鉴别诊断

应与固定性药疹、白塞综合征、硬下疳、软下疳等疾病相鉴别。

1. 固定性药疹

有药物过敏史，发疹前有用药史，每次发病部位固定且不限于外阴部，其他处皮肤、黏膜交界处也有损害，皮损主要为暗红斑上有厚壁水疱或大疱。

2. 白塞综合征

可首先出现口腔或外生殖器溃疡，针刺试验阳性，以后可伴虹膜睫状体炎及四肢结节性红斑。

3. 硬下疳

潜伏期 2～4 周，局部硬结，溃疡，无自觉症状，梅毒螺旋体和梅毒血清反应素试验阳性。

4. 软下疳

发病前 2～5 天有性乱史，损害为外阴部溃疡，基底软，伴疼痛与触痛，单侧腹股沟淋巴结肿大、触痛，可形成溃疡并排脓，可检出杜克雷嗜血杆菌。

三、治疗原则

（1）支持治疗。

（2）抗病毒治疗。

（3）细致的局部治疗能减轻患者的痛苦及局部并发症。

四、一般治疗

（1）保持局部清洁、干燥，大腿、臀部及生殖器部位的病损应每天用生理盐水轻轻洗 2～3 次，特别注意勿让疱疹顶部脱落。

（2）长时间浸泡或坐浴可引起皮肤浸渍或真菌感染，则需要应用适当的抗生素或抗真菌药。

（3）局部疼痛明显者，可外用 5％盐酸利多卡因软膏或口服镇痛药。

（4）心理支持，说明疾病的性质、复发的原因和如何治疗及处理，增强与疾病斗争的信心。

五、药物处方

处方①：阿昔洛韦 200mg，口服，每天 5 次，连续 7～10 天或直至临床症状消退。

【注意事项】

（1）适用于生殖器疱疹第一次发作的治疗方案。

（2）生殖器疱疹患者应避免性交，避孕套不能完全防止病毒传播。

处方②：阿昔洛韦 400mg，口服，每天 5 次，连续 7～10 天或直至临床症状消退；或伐昔洛韦 1g，口服，每天 2 次，连续 7～10 天。

【注意事项】

（1）适用于疱疹性肠炎第一次发作的治疗方案。

（2）生殖器疱疹患者应避免性交，避孕套不能完全防止病毒传播。

处方③：阿昔洛韦 200mg，口服，每天 5 次，连续 5 天；或阿昔洛韦 400mg，口服，每天 3 次，连续 5 天；或阿昔洛韦 800mg，口服，每天 2 次，连续 5 天；或伐昔洛韦 500mg，口服，每天 2 次，连续 5 天。

【注意事项】

（1）适用于复发患者的治疗。

（2）阿昔洛韦静脉注射的效果优于口服治疗。目前推荐静脉注射用药量为每天 15mg/kg，注射 3 天可减少皮疹内的病毒，减轻疼痛，使皮损干燥并愈合。一般患者用口服法，每次 200mg，每天 5 次，连续 5 天。可使病毒迅速减少，症状减轻，病损愈合时间缩短。皮肤、黏膜疱疹病损可用 5％阿昔洛韦膏治疗。

（3）生殖器疱疹患者应避免性生活，因为避孕套不能完全防止病毒传播。

（4）目前尚无特异性疱疹疫苗。

（侯庆香　王红霞）

外阴硬化性苔藓

外阴硬化性苔藓是一种以外阴及肛周皮肤萎缩变薄为主的皮肤病，以皮肤萎缩为特征。发生于任何年龄，以绝经后妇女和青春期少女多见。

一、诊断要点

（1）主要症状为病变部位瘙痒和外阴烧灼感，程度轻重不一，可无瘙痒。严重者因阴道口萎缩性狭窄造成性交困难。

（2）病灶多位于大阴唇、小阴唇、阴蒂、阴唇后联合及肛门周围等部位，且多呈对称性分布。早期病灶多呈粉红色、白色小丘疹样，丘疹融合成片可呈紫癜状。随病变进一步发展，局部皮肤、黏膜变白，变薄，失去弹性，干燥易破裂。严重者外阴萎缩、粘连、融合、瘢痕形成。

（3）外阴病变多做活检证实：表皮萎缩，过度角化，上皮增厚和上皮脚变钝，基底层细胞的胞质空泡化和毛囊栓塞。

二、鉴别诊断

应与老年生理性萎缩、外阴白癜风、白化病、外阴神经性皮炎和扁平苔藓相鉴别。

1. 老年生理性萎缩

由于卵巢功能减退，雌激素水平降低，外阴皮下脂肪减少。毛发脱落变细，皮肤变薄，干燥，弹性降低而松弛，表面出现皱褶。无明显色素减退。

2. 外阴白癜风

一种由于皮肤和毛囊的黑色素细胞的功能减退或丧失而引起的大小和形状不规则的皮肤色素脱失症，可发生在皮肤的任何部位，包括外生殖器和肛周，可见于任何年龄，局部皮损表现为边界清楚的色素脱失性白斑，多呈乳白色或瓷白色，皮肤表面无脱屑和炎症反应，白斑部毛发也可完全变白。绝大多数无症状，个别伴瘙痒。

3. 白化病

白化病是遗传性疾病，为常染色体隐性遗传；患者视网膜无色素，全身皮肤眉毛及其他体毛都呈白色或黄白色，皮肤光滑润泽，弹性正常，患者一般无不适。

4. 外阴神经性皮炎

外阴神经性皮炎是一种与神经精神因素有关的慢性皮肤病，以皮肤苔藓样变和剧烈瘙痒为特征，局部表现外阴/肛周皮肤苔藓化肥厚粗糙，一般色素沉着，但亦可有色素减退，系因角化浸软而呈灰白色，病变处剧烈瘙痒。

5. 扁平苔藓

原因不明的慢性或亚急性炎性皮肤病，皮损常为紫红色多角形扁平丘疹，常有口腔黏膜损害。发病年龄在 30～60 岁，好发于外阴，30%～70%者累及黏膜，常侵犯口唇、口腔颊黏膜和外生殖器黏膜，皮损可融合成大小不等的斑块，成为树枝状或网状银色、白色细纹和小丘疹。

三、治疗原则

(1) 强调个体化治疗，尽可能采用最小有效剂量，使不良反应减至最少。

(2) 药物治疗无效时应换药。

(3) 幼女硬化性苔藓至青春期有自愈可能，治疗一般不用激素类药物。

(4) 治疗期间密切观察病情变化和不良反应，并及时处理。

(5) 在药物治疗的基础之上辅以心理治疗，可取得更好的效果。

四、一般治疗

(1) 常规处理　与外阴鳞状上皮增生的治疗相同。

(2) 手术治疗　手术治疗方法与外阴鳞状上皮增生的治疗相同，但此病恶变机会更少，故很少采用手术治疗。

五、药物处方

处方①：2%丙酸睾酮鱼肝油软膏适量局部涂擦，每日 3～4 次，待症状、体征改善后可减至每日 1～2 次，继续应用，直至病变消失，一般 3 个月为 1 个疗程。

【注意事项】

（1）大剂量可引起女性男性化、水肿、肝损害、黄疸、头晕等。

（2）有过敏反应者应立即停药。

（3）肝肾功能不全者及孕妇、哺乳妇女忌用。

（4）长期用于女性患者可能引起痤疮、多毛、声音变粗、性欲改变等男性化表现，当发现女性男性化表现时，应立即停药。

（5）用药过程中应定期查肝功能，如有肝损害则应减药或停用。

（6）青春期前儿童应用时应减量，且每隔 6 个月测 1 次骨龄。

处方②：0.5%黄体酮鱼肝油软膏代替丙酸睾酮制剂局部涂擦，每日 3～4 次，症状缓解后改为每日 1～2 次，3 个月为 1 个疗程，直至症状消失。

【注意事项】

（1）适用于丙酸睾酮治疗期间出现男性化副反应或疗效不佳时。

（2）有过敏反应者应立即停药。

（3）用药过程中应定期查肝功能，如有肝损害则应减药或停用。

处方③：0.05%氯倍他索软膏，最初 1 个月每日 2 次，继而每日 1 次，共用 2 个月，以后每周 2 次共用 3 个月，总计治疗时间为半年。

【注意事项】

（1）过敏反应者应立即停药。

（2）用药过程中应定期查肝功能，如有肝损害则应减药或停用。

处方④：曲安奈德混悬液皮下注射，曲安奈德灭菌混悬液 40mg＋1%利多卡因 10mL 在皮损部位皮下点状注射，针距 1cm，分数个部位注射，每处剂量为 0.2～0.3mg，每日剂量不超过 40mg，用前应充分摇匀。

【注意事项】

（1）凡瘙痒顽固、表面用药无效者，可用曲安奈德混悬液皮下注射直至症状消失。

（2）根据病灶严重程度注射封闭，注射间隔时间最长不超过 10 天，根据病灶范围及年龄大小注射，5～10 次为 1 个疗程。注射的次数和频率根据病灶的严重程度而定，注射时采用分层注射技术，尽量浅层注射，深层适当注射。

（3）一旦病情控制，停药时应逐渐减量，不宜骤停，以免复发或出现肾上腺皮质功能不全症状。

处方⑤：1％氢化可的松软膏或以 100mg 黄体酮油剂加入 30g 凡士林油膏或软膏中涂擦局部，最初 1 个月每日 2 次，继而每日 1 次共用 2 个月。

【注意事项】

（1）幼女硬化性苔藓一般不宜用丙酸睾酮类药物，以免出现男性化。

（2）应用激素类药物注意事项大多同前所述。

（3）注意长期定时随访。

（侯庆香　王红霞）

外阴阴道假丝酵母菌病

外阴阴道假丝酵母菌病曾称外阴阴道念珠菌病，是常见的外阴阴道炎症，病原体为假丝酵母菌。假丝酵母菌为机会致病菌，10％～20％的非孕妇女及 30％的孕妇阴道中有此菌寄生，但并不引起症状。常见的发病诱因有妊娠、糖尿病、大量应用免疫抑制剂及广谱抗生素及接受大剂量雌激素治疗。其他诱因有胃肠道假丝酵母菌、穿紧身化纤内裤及肥胖。部分患者无发病诱因。外阴阴道念珠菌病主要为内源性感染，部分患者可通过性交直接传染或通过接触感染的衣物间接传染。

一、诊断要点

（1）被假丝酵母菌感染的阴道 pH 值多在 4.0～4.7，通常＜4.5，呈酸性环境。

（2）主要症状有外阴瘙痒、灼痛、性交痛及尿痛。

（3）部分患者阴道分泌物增多，分泌物典型特征为白色稠厚，呈凝乳或豆腐渣样。

（4）若在分泌物中找到假丝酵母菌的芽生孢子或假菌丝即可确诊。

（5）有诱因，如有大量应用广谱抗生素等治疗的病史。

二、鉴别诊断

应与有外阴瘙痒症状的疾病相鉴别，如滴虫性阴道炎、外阴鳞状上皮增生、淋球菌性宫颈炎、外阴硬化性苔藓和外阴湿疹等。通常通过妇科检查和分泌物化验可以鉴别。

1. 滴虫性阴道炎

外阴瘙痒剧烈，阴道分泌物多是灰白色、泡沫样，生理盐水滴片中可见活动的滴虫，白带稀薄未见豆腐渣样改变。

2. 外阴鳞状上皮增生

自觉外阴瘙痒，主要表现在外阴皮肤区域，表皮粗糙、角化过度、裂隙及溃痒等，无明显的阴道分泌物异常及无病原体检出。该病主要与年龄、性接触史、自身免疫力、精神因素有关。多为一种皮肤病而非生殖道传播疾病。

3. 淋球菌性宫颈炎

阴道分泌物多为多量黄色脓性液，常有尿频、尿急、尿痛甚至血尿，镜检多可见革兰氏染色阴性的双球菌存在，宫颈分泌物培养或核酸检测提示淋球菌阳性。

4. 外阴硬化性苔藓

主要表现为外阴、肛周皮肤或黏膜皮损，干燥粗糙，阴唇、阴蒂萎缩，不伴有阴道分泌物异常，常见于青少年及绝经期女性，通过皮肤病损的病理学检查可确诊。

5. 外阴湿疹

为多种原因引起的多形性、渗出性炎症反应，为变态反应性皮肤病，表现为外阴皮肤红斑、丘疹、水疱、渗出等特征，伴有剧烈瘙痒，抗过敏及局部治疗有效，阴道分泌物多为正常表现。

三、治疗原则

（1）消除诱因。

（2）根据患者情况选择局部或全身应用抗真菌药物。

四、一般治疗

（1）消除诱因　若有糖尿病应给予积极治疗，及时停用广谱抗生素、雌激素及糖皮质激素。勤换内裤，用过的内裤、盆及毛巾均应开水烫洗。避免厕所、盆具、毛巾、浴室交叉感染。

（2）常规处理　重者可用硼酸水溶液（3%）冲洗阴道1次，减少阴道分泌物或外阴瘙痒。也可选用硝酸咪康唑软膏、3%克霉唑软膏或复方康纳乐霜等涂抹外阴。

（3）孕妇患外阴阴道假丝酵母菌病以局部用药为宜。

五、药物处方

处方①：局部用药。

咪康唑栓剂，塞入阴道深部，每晚1粒（200mg），连用7日；或每晚1粒（400mg），连用3日；或1粒（1200mg），单次用药。

或克霉唑栓剂，每晚1粒（150mg），塞入阴道深部，连用7日，或每日早、晚各1粒（150mg），连用3日；或1粒（500mg），单次用药。

或制霉菌素栓剂，每晚1粒（10万U），连用10～14日。

【注意事项】

（1）药物要塞入阴道深部。

（2）用药前注意外阴的清洁。

（3）月经期禁用。

（4）外阴阴道假丝酵母菌病可通过性交传染，治疗期间应避免性生活或采用避孕套。

处方②：全身用药。

可选用氟康唑 150mg，顿服；伊曲康唑每次 200mg，每日 1 次，连用 3～5 日；或用一日疗法，每日口服 400mg，分 2 次服用。

【注意事项】

（1）对不能耐受局部用药者、无性生活史者及不愿局部用药者可考虑全身用药。

（2）孕妇及哺乳期不宜应用口服药物。

处方③：咪康唑栓剂，塞入阴道深部，每晚 1 粒（200mg），延长为 7～14 天；或克霉唑栓剂，每晚 1 粒（150mg），塞入阴道深部，延长为 7～14 天；或全身用药氟康唑 150mg，口服，72h 后加服 1 次。

【注意事项】

（1）对严重外阴阴道假丝酵母菌病的治疗应加强时效。

（2）孕妇及哺乳期不宜应用口服药物。

（3）外阴阴道假丝酵母菌病可通过性交传染，治疗期间应避免性生活或采用避孕套。

（4）月经期禁用。

处方④：局部用药同前，延长为 7～14 天；或全身用药氟康唑 150mg，口服，第 4 日、第 7 日加服 1 次。

【注意事项】

（1）若患者经治疗临床症状及体征消失，真菌学检查阴性后又出现真菌学证实的症状称为复发，若一年内发作 4 次或以上称为复发性外阴阴道假丝酵母菌病。经治疗后 5%～10% 复发，部分复发病例有诱发因素，但大部分患者的复发机制不明。

（2）对复发病例应检查原因，如是否有糖尿病、应用抗生素、应用雌激素或甾体激素、穿紧身化纤内裤、局部药物刺激等，消除诱因，并应检查是否合并其他感染性疾病，如艾滋病、滴虫性阴道炎、细菌性阴道病等。

（3）由于外阴阴道假丝酵母菌病容易在月经前后复发，故治疗后应在月经前或后复查阴道分泌物。

（4）对反复复发者，可检查性伴侣有无念珠菌龟头炎，必要时对性伴侣同时进行治疗。

（5）复发性外阴阴道假丝酵母菌病的治疗尚无统一的规范，但主张近期强化治疗及 6 个月的巩固治疗（氟康唑 150mg，口服，每周 1 次，连续 6 周）。在预防用药前应做真菌培养确诊，治疗期间定期复查（第 2 周、4 周、3 个月及 6 个月），监测疗效及药物不良反应，一旦发现不良反应，立即停药。

（侯庆香　王红霞）

细菌性阴道病

细菌性阴道病为阴道内正常菌群失调所致的一种混合感染。正常阴道内以产生过氧化氢的乳杆菌占优势。细菌性阴道病时，阴道内产生过氧化氢的乳杆菌减少而其他细菌大量繁殖，主要有加德纳菌、动弯杆菌、普雷沃菌、紫单胞菌、类杆菌、消化链球菌等厌氧菌以及人型支原体，其中以厌氧菌居多，厌氧菌数量可增加 100～1000 倍。厌氧菌繁殖的同时可产生胺类物质，使阴道分泌物增多并有腥臭味，尤其性交后加重，可伴有轻度外阴瘙痒或烧灼感。

一、诊断要点

（1）匀质、稀薄、白色阴道分泌物。

（2）线索细胞阳性。

（3）阴道分泌物 pH>4.5。

（4）胺臭味试验阳性。

上述 4 项中 3 项阳性即可确诊。

二、鉴别诊断

应与外阴阴道假丝酵母菌病、滴虫性阴道炎、外阴硬化性苔藓和鳞状上皮增生、淋球菌性宫颈炎等疾病相鉴别。

1. 外阴阴道假丝酵母菌病

外阴明显瘙痒、红肿，阴道分泌物多为凝乳状或者豆腐渣样，分泌物中找到假丝酵母菌的芽生孢子或假菌丝。

2. 滴虫性阴道炎

外阴瘙痒剧烈，阴道分泌物多是灰白色、泡沫样，生理盐水滴片中可见活动的滴虫。

3. 外阴硬化性苔藓和鳞状上皮增生

自觉外阴瘙痒，但无分泌物异常及无病原体检出。该病主要与年龄、性接触史、自身免疫力、精神因素有关。多为一种皮肤病，有特异性皮损表现，而非生殖道传播疾病。

4. 淋球菌性宫颈炎

阴道分泌物多为多量黄色脓性液，常有尿频、尿急、尿痛甚至血尿，镜检多可见革兰氏染色阴性的双球菌存在。

三、治疗原则

（1）选用抗厌氧菌药物，主要有甲硝唑、替硝唑、克林霉素。

（2）可选择口服药物及局部药物治疗，口服药物与局部用药疗效相似。

（3）应用甲硝唑期间及停药 24h 之内禁止饮酒。

四、一般治疗

（1）保持外阴清洁。

（2）加强体育锻炼，营养均衡。

五、药物处方

处方①：甲硝唑 400mg，每日 2 次，口服，共 7 日；或替硝唑 2g，口服，每日 1 次，连服 3 日；或替硝唑 1g，口服，每日 1 次，连服 5 日。也可选用克林霉素 300mg，每日 2 次，连服 7 日。

【注意事项】

（1）全身用药注意消化道反应。

（2）性伴侣不需常规治疗。

（3）对于治疗后无症状者不需常规随访。

处方②：甲硝唑栓剂 200mg，阴道塞入，每晚 1 次，连用 7 日；或 2％克林霉素软膏阴道涂抹，每次 5g，每晚 1 次，连用 7 日；或 0.75％甲硝唑软膏（胶），阴道上药，每次 5g，每日 2 次，共 7 日。

【注意事项】

（1）局部用药时药物要塞入阴道深部。

（2）用药前注意外阴的清洁。

（3）性伴侣不需常规治疗。

（4）对于治疗后无症状者不需常规随访。

（5）月经期禁用。

处方③：用于妊娠期的细菌性阴道病治疗。

甲硝唑 400mg，口服，每日 2 次，连用 7 日；或克林霉素 300mg，口服，每日 2 次，连用 7 日。

【注意事项】

（1）对于妊娠期的细菌性阴道病治疗可用上述方法。

（2）性伴侣不需常规治疗。

（3）对于治疗后无症状者不需常规随访。

（侯庆香　王红霞）

异常子宫出血

全身及内、外生殖器官无器质性病变，由于下丘脑-垂体-卵巢轴的神经内分泌调节紊乱，或子宫内膜局部调控异常引起的异常子宫出血，分为无排卵性异常子宫出血和有排卵性异常子宫出血两大类。

无排卵性异常子宫出血

一、诊断要点

（1）常见于青春期及绝经过渡期女性。

（2）月经周期及经期长短不一、经量不定或增多，甚至大出血。

（3）同时可有乏力、头晕、心悸、贫血等症状。

（4）基础体温测定多数为单相型，也可偶有双相。

（5）除外生殖器官其他部位（宫颈、阴道）出血、全身及生殖器器质性病变引起的出血、医源性子宫出血。

（6）子宫内膜厚度不定，诊断性刮宫所得子宫内膜病理学检查可为增殖期、不同程度的增生等，无分泌期表现。

二、鉴别诊断

应与下列疾病和情况相鉴别。

1. 全身性疾病

如血液病，可通过查凝血功能、血常规予以鉴别。常见凝血功能异常，血小板下降。

2. 妊娠异常或妊娠并发症

如流产、异位妊娠（宫外孕）、葡萄胎、子宫复旧不良、胎盘残留、胎盘息肉、滋养膜细胞疾患等，可行血 β-HCG 检查，常为阳性结果。

3. 生殖道感染

如急性或慢性子宫内膜炎，妇检时盆腔内常有压痛。生殖道肿瘤，包括子宫内膜癌、宫颈癌、子宫肌瘤、卵巢肿瘤等，B 超检查常有异常发现。

4. 生殖道损伤

如阴道裂伤出血，可在妇科检查时发现裂伤部位活动出血。

5. 性激素类药物或避孕药使用不当

患者有明确用药病史，可在询问病史时发现用药不当。

三、治疗原则

（1）青春期及生育年龄无排卵性异常子宫出血以止血、调整周期、促排卵为主。

（2）绝经过渡期出血以止血、调整周期、减少经量、防止子宫内膜病变为原则。

四、一般治疗

（1）应用止血药，如氨甲环酸、酚磺乙胺、维生素K等。

（2）也可用丙酸睾酮对抗雌激素，减少盆腔充血及增加子宫血管张力，减少出血。

（3）纠正贫血，必要时输血。

（4）若出血时间长，抵抗力差，或合并感染可给予抗生素。

五、药物处方

1. 止血

一般用性激素。

处方①：去氧孕烯炔雌醇片/复方孕二烯酮片/炔雌醇环丙孕酮片，1～2片，每8～12h1次，血止3日后逐渐减量至每日1片，维持21日该周期结束。

【注意事项】

（1）雌孕激素联合用药，目前应用第三代短效口服避孕药。

（2）肥胖、妇科癌症、高血压、心脏瓣膜病、偏头痛、有血栓形成或血栓栓塞或脑血管意外病史及家族史、肝脏肿瘤、累及血管的糖尿病等禁用。

（3）定期复查肝肾功能。

（4）可于停药月经来潮后第1日口服短效避孕药，每日1片，连服21天，起调整月经周期及避孕作用，可长期应用。

处方②：苯甲酸雌二醇注射液，3～4mg/d开始，分2～3次肌注。若出血量未见减少，则加量，逐渐加至8～12mg，也可从大剂量（12mg/d）开始，收效较快。血止3日后逐渐减量，通常每3日以1/3递减，直至减至维持量1～2mg/d。

或戊酸雌二醇片2mg/次口服，每4～6h1次，血止3日后每3日以1/3递减，直至减至维持量1～2mg/d。

所有上述雌激素药物维持至用药20天左右，或血红蛋白已高于90g/L时，均加用黄体酮（黄体酮注射液20mg/d，肌注，连用5日，或醋酸甲羟孕酮10mg/d，连用5～10日）使内膜脱落，结束止血周期。

【注意事项】

（1）单纯雌激素肌注，迅速促内膜生长，适用于急性大出血。

（2）有血栓病史或血液高凝患者，应禁忌用大剂量雌激素。

（3）对于有避孕要求者应用性激素止血后，可于停药月经来潮后第1日口服短效避孕药起调整月经周期及避孕作用。

处方③：炔诺酮片，5mg，口服，每 8h 1 次。2～3 日血止后，每隔 3 日递减 1/3 量，直至维持量每日 2.5～5.0mg，持续至血止后 21 日停药。

【注意事项】

（1）单纯孕激素口服，根据不同患者的出血时间、子宫内膜厚度，决定孕激素的剂量及疗程。

（2）诊断性刮宫止血迅速，可行内膜病理学检查以排除恶性疾病。对已婚育龄期或绝经过渡期患者，应常规使用。但对未婚患者及近期刮宫已排除恶变的则不必反复刮宫。

（3）对于有避孕要求者应用性激素止血后，可于停药月经来潮后第 1 日口服短效避孕药起调整月经周期及避孕作用。

2. 诱导排卵或调整月经周期

处方①：戊酸雌二醇片，2mg，每晚 1 次口服，连服 21 日。

醋酸甲羟孕酮，10mg/d，最后 10 天加用。

【注意事项】

（1）雌孕激素序贯法（人工周期），用于内源性雌激素水平较低者。

（2）应用性激素止血后，必须调整月经周期。从撤药性出血第 5 日开始口服。连用 3 个周期。若体内有一定雌激素水平者，雌激素可采用半量或 1/4 量。

处方②：去氧孕烯炔雌醇片或复方孕二烯酮片或炔雌醇环丙孕酮片，1 片/d，连服 21 日。

【注意事项】

（1）雌孕激素联合疗法，一般应用短效避孕药。

（2）从撤药性出血第 5 日开始口服。连用 3 个周期。

（3）应用短效避孕药潜在风险应注意。有血栓性疾病、心脑血管疾病高危因素及 40 岁以上吸烟者不宜应用。

处方③：孕激素法。

醋酸甲羟孕酮 10mg/d，口服（从撤药性出血第 16～25 日）。

或地屈孕酮 10～20mg/d，口服（从撤药性出血第 16～25 日）。

黄体酮 20mg/d，肌注（从撤药性出血第 16～25 日）。

【注意事项】

（1）适用于青春期或组织检查为增生期内膜功血，连用 3～6 个周期。

（2）对于药物疗效不佳或不宜用药、无生育要求的可考虑手术治疗。

有排卵性异常子宫出血

一、诊断要点

（1）多见于育龄妇女。

（2）患者有周期性排卵，有可辨别的月经周期。分为月经过多（指月经周期规律，经期出血，但经量增多）与月经周期间出血（分为以下三种情况。①排卵期出血：指出血期不长于 7 天，一般量很少，持续 1～3 天，并非每个周期都有。②黄体功能不全导致的出血：月经周期缩短，可致不孕或妊娠早期流产。③子宫内膜不规则脱落导致的出血：月经周期正常，但经期延长，长达 9～10 天，且出血量多）两类。

（3）有排卵性异常子宫出血易与器质性疾病、医源性出血相混淆。

（4）有排卵性异常子宫出血与无排卵性异常子宫出血在病理生理改变、处理方面有很大的不同，鉴别这两种情况十分必要。详细询问出血的起止时间及出血量，根据月经周期择时行内膜或血孕酮测定即可鉴别。黄体功能不足可根据基础体温高温期短于 11 天或上升慢、幅度低，或子宫内膜组织学分泌相较实际时相延迟 2 天以上诊断。黄体萎缩不全的双相基础体温下降缓慢，已有月经来潮，但体温未降至基线，月经周期第 5 天子宫内膜活检兼有增殖与分泌期表现。

二、鉴别诊断

参见无排卵性异常子宫出血。

三、治疗原则

减少月经量；调整月经周期。

四、一般治疗

（1）应用止血药，如氨甲环酸、酚磺乙胺、维生素 K 等。

（2）也可用丙酸睾酮对抗雌激素，减少盆腔充血及增加子宫血管张力，减少出血。

（3）纠正贫血，必要时输血。

（4）若出血时间长，抵抗力差，或合并感染可给予抗生素。

五、药物处方

1. 月经过多

处方①：氨甲环酸 1g，2～3 次/d，用于月经期且经量较多时，血量减少后停药。

【注意事项】

（1）用于无避孕要求或不愿意用激素治疗的患者。

（2）有血栓形成倾向及有心肌梗死倾向者慎用。

处方②：左炔诺孕酮宫内节育系统（商品名曼月乐），宫内放置，有效期 5 年。

【注意事项】

（1）对有避孕要求的患者可选用内膜萎缩治疗。

（2）已知或怀疑妊娠、盆腔炎或盆腔炎复发患者，下生殖道感染、子宫或宫颈恶性病变、孕激素依赖性肿瘤、不明原因的异常子宫出血、先天性或获得性子宫异常、急性肝脏疾病或肝肿瘤、过敏者等禁用。

（3）用了曼月乐后月经量少属于正常现象。

处方③：去氧孕烯炔雌醇片或复方孕二烯酮片或炔雌醇环丙孕酮片，每日 1 片，连服 21 日停药，下次月经来潮第 1 日开始下一周期，生育年龄期可长期应用。

【注意事项】

（1）雌孕激素联合用药，目前应用第三代短效口服避孕药。

（2）肥胖、妇科癌症、高血压、心脏瓣膜病、偏头痛、有血栓形成或血栓栓塞或脑血管意外病史及家族史、肝脏肿瘤、累及血管的糖尿病等禁用。

（3）定期复查肝肾功能。

2. 围排卵期出血

一般不需治疗，不影响性生活。

处方：去氧孕烯炔雌醇片或复方孕二烯酮片或炔雌醇环丙孕酮片，每日 1 片，连服 21 日停药，下次月经来潮第 1 日开始下一周期，生育年龄期无禁忌证者可长期应用。

【注意事项】

见本节月经过多处方③。

3. 黄体功能不全导致的出血

处方①：黄体酮 10mg/d，肌注（排卵后开始），连用 10～14 日。

【注意事项】

（1）肾病、心脏病水肿、高血压的患者慎用。

（2）黄体酮注射液较黏稠，肌注应缓慢。

处方②：去氧孕烯炔雌醇片或复方孕二烯酮片或炔雌醇环丙孕酮片，每日 1 片，连服 21 日停药，下次月经来潮第 1 日开始下一周期，生育年龄期可长期应用。

【注意事项】

见本节月经过多处方③。

处方③：人绒毛膜促性腺激素 5000～10000U，隔日肌注，共 5 次，于基础体温上升开始用。

【注意事项】

（1）用于促排卵时，易诱发卵巢囊肿或轻到中度的卵巢肿大，伴轻度胃胀、胃痛、盆腔痛，一般可在 2～3 周内消退，少见者为严重的卵巢过度刺激综合征，故应 B 超监测。

（2）怀疑有垂体增生或肿瘤，或与雄激素有关的肿瘤患者禁用（有促进作用）。性早熟者、诊断未明的阴道流血、子宫肌瘤、卵巢囊肿或卵巢肿大、血栓性静脉炎、对性腺刺激激素有过敏史患者都禁用。

（3）运动员、高血压患者慎用。

处方④：氯米芬，50mg/d，月经第 3～5 日开始口服，连服 5 日。

【注意事项】

（1）适用于有促排卵要求者。

（2）一般在服药后 7 日左右排卵，3 周后自然行经。连服 3 个周期为 1 个疗程，若排卵效果不明显，下次可增加至 100mg/d，一般增至 150mg/d。

4. 黄体萎缩不全（子宫内膜不规则脱落）导致的出血

处方①：醋酸甲羟孕酮，10mg/d，排卵后第 1～2 天或下次月经前 10～14 天开始口服，连用 10 日。

【注意事项】

（1）有血栓形成/血栓栓塞或高钙血症倾向者等禁用。

（2）定期复查肝肾功能。

（3）可引起孕酮类反应，如乳房疼痛、溢乳等；长期应用也有肾上腺皮质功能亢进的表现，如满月脸、体重增加等。

处方②：去氧孕烯炔雌醇片或复方孕二烯酮片或炔雌醇环丙孕酮片，每日 1 片，连服 21 日停药，下次月经来潮第 1 日开始下一周期，生育年龄期可长期应用。

【注意事项】

见本节月经过多处方③。

处方③：人绒毛膜促性腺激素 5000～10000U，隔日肌注，共 5 次，于基础体温上升开始用。

【注意事项】

见本节黄体功能不足导致的出血处方③。

（侯庆香　王红霞）

闭　　经

闭经表现为无月经或月经停止。原发性闭经是指女孩年龄超过 14 岁，第二性征未发育；或年龄超过 16 岁，第二性征已发育，月经还未来潮。继发性闭经是指正常月经建立后月经停止 6 个月，或按自身原有月经周期计算停止 3 个周期以上者。还可按生殖轴病变和功能失调的部位，分为下丘脑性闭经、垂体性闭经、卵巢性闭经、子宫性闭经以及下生殖道发育异常性闭经。WHO 将闭经归纳为 3 种类型。①Ⅰ型无内源性雌激素产生，卵泡刺激素（FSH）水平正常或低下，催乳素（PRL）水平正常，无下丘脑、垂体器质性病变的证据。②Ⅱ型有内源性雌激素产生，FSH 及 PRL 水平正常。③Ⅲ型为 FSH 水平升高，提示卵巢功能衰竭。

一、诊断要点

关键是确定引起闭经的病变部位及性质，以便采取相应的治疗对策。

（1）病史　详细询问闭经年限、闭经前月经情况、有无诱因（精神刺激、环境改变等）及伴随症状（体重改变、头痛、泌乳等）和治疗经过。对原发性闭经者要了解有无乳房发育，其母妊娠、生产过程有无异常，生长发育史。既往有无手术、用药、放疗、接触化学药物、病毒感染史等。

（2）查体　检查身高、体重、毛发分布、乳房发育及有无溢乳、躯干肢体畸形。妇科检查：内、外生殖道有无畸形，盆腔有无肿物。

（3）功能试验　孕激素试验、雌激素试验、垂体兴奋试验等。

（4）辅助检查　卵巢功能检查、子宫及子宫内膜检查及其他影像学检查，必要时应行性染色体核型分析。

二、鉴别诊断

注意鉴别原发性闭经与继发性闭经。

1. 原发性闭经

年龄＞14 岁，第二性征未发育；或者年龄＞16 岁，第二性征已发育，月经还未来潮。

2. 继发性闭经

正常月经建立后，月经停止 6 个月。或者，按自身原有月经周期，停止 3 个周期以上者。

三、治疗原则

（1）全身支持治疗和心理治疗。

（2）病因治疗

① 子宫性闭经。先天性无阴道、子宫患者行阴道成形术。子宫内膜结核应抗结核治疗。宫腔粘连者应分离粘连后置节育器，并给予一定时间的雌、孕激素序贯治疗，预防再粘连。

② 卵巢性闭经。合并肿瘤者应切除肿瘤。染色体为 46，XY 的个体应切除性腺及发育不良的子宫，睾丸女性化者如性腺位于腹股沟处，可在青春发育后切除性腺，预防恶变。

③ 垂体性闭经。垂体泌乳素瘤者以溴隐亭治疗为首选，瘤体较大引起视野

缺损者可考虑手术治疗，术后多数仍需溴隐亭治疗。希恩综合征者根据靶腺功能状态行雌、孕激素及甲状腺素、肾上腺皮质激素补充治疗。空泡蝶鞍综合征除非合高泌乳素血症，可以不处理。

④ 下丘脑性闭经。下丘脑肿瘤引起者应手术治疗。

四、一般治疗

(1) 治疗全身性疾病，合理饮食，控制体重，减少精神应激等。

(2) 由于运动过度、精神刺激或环境改变、体重量低所致者，应减少运动量，调整心理，注意劳逸结合，增加体重。

(3) 神经性厌食者应改变进食习惯，必要时鼻饲高营养物质，以增加体重，月经恢复需时较长。

(4) 因避孕药引起者应停药观察。

五、药物处方

处方①：妊马雌酮，0.625mg/d，口服，连用 21 日，停药 1 周后重复给药，可长期口服维持第二性征。

【注意事项】

(1) 单一雌激素治疗适用于无子宫者。

(2) 肝功能不全者、乳腺肿瘤患者等慎用。

(3) 定期复查肝肾功能，出现肝肾功能异常者应停药。

处方②：妊马雌酮，0.625mg/d，口服，连用 21 日。

或醋酸甲羟孕酮，10mg/d，口服（最后 10 天开始），与妊马雌酮一起停药，停药 1 周后重复给药。

【注意事项】

(1) 雌孕激素治疗适用于有子宫者。

(2) 肝功能不全者、乳腺肿瘤患者等慎用。

(3) 定期复查肝肾功能。

处方③：醋酸甲羟孕酮，10mg/d，于月经后半期或撤药性出血第 16～25 日开始口服，连用 10 天，下一月经周期重复，可长期应用。

【注意事项】

(1) 适用于体内有一定内源性雌激素水平的闭经者。

(2) 肝功能不全者、乳腺肿瘤患者等慎用。

(3) 定期复查肝肾功能。

处方④：氯米芬片，月经来潮第 5 日开始口服，50～150mg/d，连用 5 日。

或尿促性素（HMG）于撤药性出血第 5 日开始肌注 75U，隔 7 日增加半支（37.5U），直至 B 超下出现优势卵泡，再加用人绒毛膜促性腺激素（HCG）

5000～10000U 肌注。

【注意事项】

（1）适用于有生育要求的患者。

（2）若为高泌乳素血症，应在排除药物、原发性甲状腺功能减退症等情况后，用溴隐亭治疗。

（3）肾上腺源性高雄激素血症要求生育者，可短期给予地塞米松。

（侯庆香　王红霞）

原发性痛经

原发性痛经指月经前后或行经期下腹部疼痛、坠胀，伴有腰酸或其他不适，症状严重影响生活质量，而生殖器官和盆腔无器质性病变者。

一、诊断要点

（1）年轻女性从初潮后 1～2 年开始，在月经来潮前数小时或来潮后出现下腹部持续性或阵发性疼痛，可放射至腰部和大腿内侧，历时 1～3 日后缓解。

（2）重者面色发白，出冷汗，畏寒，恶心，呕吐或腹泻。有时四肢厥冷、尿频和全身乏力。

（3）妇科检查无异常发现。

（4）排除器质性疾病（子宫内膜异位症、子宫腺肌病、盆腔炎）引起的继发性痛经后即可诊断。

二、鉴别诊断

应与其他引起继发性痛经、慢性盆腔炎等疾病相鉴别。

1. 盆腔子宫内膜异位症

其痛经的特点为继发性并进行性加重，多发生在 30～40 岁的妇女。妇科检查常于子宫直肠陷凹及子宫骶骨韧带处扪及一个或数个触痛性硬结或包块。另外，直接活体组织检查及腹腔镜的检查可确诊。

2. 子宫腺肌病

多发生于 30～50 岁的经产妇，但也见于年轻未生育的女性。主要表现为月经失调、痛经，妇检发现子宫常均匀增大呈球形，子宫腺肌瘤表现为质硬的结节。子宫一般不超过孕 12 周大小。

3. 慢性盆腔炎

其疼痛常表现为劳累、长时间站立、性交后或月经前、后加剧，常伴白带异常。有不孕病史。B 超及宫颈分泌物培养明确诊断。

4. 生殖道畸形

常见于处女膜闭锁，阴道完整的横隔、斜隔。表现为初潮后不久的痛经，逐渐加重的周期性下腹痛。妇科检查可以明确诊断。

5. 宫内节育器（IUD）

IUD放置后一周内患者会下腹坠胀感、隐痛，伴有少许阴道出血，多数自行缓解。B超可见子宫内节育器。

6. 盆腔静脉淤血综合征

多数为慢性耻骨联合上弥漫性疼痛，或者两侧下腹部疼痛，常常是一侧较重，并同时累及同侧下肢，尤其是大腿根部或者髋部酸痛无力，开始于月经中期。盆腔静脉造影及腹腔镜检查可明确诊断。

三、治疗原则

心理疏导，使用前列腺素合成酶抑制剂。

四、一般治疗

（1）精神安慰，解除顾虑。

（2）卧床休息，局部热敷。

（3）注意经期卫生。

五、药物处方

处方①：布洛芬（芬必得），200～400mg，每日3次，月经来潮即可开始服用，经净痛经缓解后停药。

【注意事项】

（1）对阿司匹林或其他非甾体抗炎药过敏者对该药品可有交叉过敏反应。

（2）对阿司匹林或其他非甾体抗炎药有严重过敏反应者禁用。

（3）哮喘、心功能不全、高血压、出血性疾病、有消化性溃疡病史、肾功能不全、系统性红斑狼疮患者慎用。

（4）用药期间如出现胃肠出血，肝肾功能损害，视力障碍、血常规异常以及过敏反应等情况，应立即停药。

（5）长期用药时应定期检查血常规及肝肾功能。

处方②：短效避孕药［如炔雌醇环丙孕酮片（达因35）或去氧孕烯炔雌醇（妈富隆）或屈螺酮炔雌醇（优思明）等］，1片，口服，每日1次，连用21日，下次月经来潮第1天进入下一月经周期，可一直周期口服。

【注意事项】

（1）适用于要求避孕的痛经患者。

（2）生殖道恶性肿瘤患者禁用。

（3）用药期间定期复查肝肾功能。

（侯庆香　王红霞）

外阴鳞状上皮增生

外阴鳞状上皮增生是以外阴瘙痒为主要症状但病因不明的疾病。迄今为止，尚无确切证据表明慢性损伤、过敏、局部营养失调或代谢紊乱是导致此病的直接原因。多发生于30～60岁的妇女，恶变率为2％～5％。

一、诊断要点

（1）外阴奇痒，患者多难耐受而搔抓，反复搔抓与瘙痒而形成恶性循环。

（2）严重者坐卧不安，影响睡眠。

（3）病变范围不一，常呈对称性，主要累及大阴唇、阴唇间沟、阴蒂包皮、阴唇后联合等处。

（4）病变部位皮肤增厚似皮革，隆起有皱襞或鳞屑、湿疹样变。表皮层过度角化较轻时，皮肤颜色暗红或粉红；过度角化显著时，可出现界限清晰的白色斑块。一般无萎缩或粘连。严重者有抓痕、皲裂、溃疡。

（5）外阴多点活检组织学证实鳞状上皮细胞良性增生。

二、鉴别诊断

应与下列疾病相鉴别。

1. 各种慢性外阴病变

如糖尿病外阴炎、念珠菌外阴炎、外阴擦伤、接触性皮炎。此类患者原发疾病治愈后，瘙痒和局部病损区均可消退。

2. 外阴瘙痒和皮损

外阴部股癣、银屑病（牛皮癣）也可引起外阴瘙痒和皮损，但在身体其他部位也有类似病变。

3. 癌变

应警惕继发癌变，此时活检是唯一的鉴别诊断方法。

三、治疗原则

（1）针对病因对症治疗，综合考虑患者症状严重程度，病史长短，有无合并症、并发症，因人而异地个体化合理用药。

（2）尽可能采用最小有效剂量，使不良反应减至最少。

（3）症状控制后可改用作用稍轻微的药物巩固治疗。

（4）治疗时间较长，不要骤然停药，以免病情反复。

（5）治疗期间密切观察病情变化和不良反应，并及时处理。

（6）在药物治疗的基础之上辅以心理治疗，可取得更好的效果。

四、一般治疗

（1）常规处理 选用宽松透气的内衣，以棉织物为佳。饮食宜清淡，忌烟酒及辛辣等刺激性食物。保持外阴清洁、干燥，局部忌用刺激性肥皂、清洁剂及搔抓，止痒可用冷水或冰水坐浴，每日 3 次，或按需施治。对精神紧张、瘙痒症状明显以致失眠者，可使用镇静、安眠和抗过敏药物。

（2）物理治疗 常用于不适合激素治疗或局部瘙痒症状严重且药物治疗效果差者，对缓解症状、改善病变有一定效果。常用方法有聚焦超声、CO_2 激光、冷冻（液氮）、波姆光等治疗，可以消灭异常上皮组织和破坏真皮层内神经末梢，从而减轻症状。

（3）手术治疗 该病癌变概率较低，手术后对外观及局部功能有一定影响，且约半数患者术后可能复发，故一般仅用于：①反复药物或物理治疗无效，特别是出现局部溃疡、结节者；②病理学检查诊断为 VIN Ⅱ 级及 VIN Ⅲ 级者，手术前病理学检查取材应足够，排除外阴癌。术后密切随访。

五、药物处方

处方①：皮质激素霜或软膏类局部外用，如 0.025％氟轻松软膏每日 3～4 次，瘙痒症状缓解后停用，改用 1％氢化可的松软膏，每日 1～2 次继续治疗，连用 6 周。

或 0.05％维生素 A 软膏外用，每日 3 次，直至瘙痒症状缓解。

【注意事项】

（1）局部用药主要用于控制局部瘙痒症状。

（2）长期使用类固醇药物可使皮肤萎缩，尽量减少用药周期或改为剂量较小的药物。

（3）诱发或加重感染、溃疡。

（4）诱发高血压和动脉硬化。

（5）骨质疏松、肌肉萎缩、伤口愈合延缓。

（6）诱发精神病和癫痫。

（7）抑制儿童生长发育，应慎用于儿童。

（8）长期用药者减量过快或突然停药，可引起肾上腺皮质功能不全。

（9）其他：负氮平衡，食欲增加，低血钙，高血糖倾向，消化性溃疡，欣快。

处方②：局部封闭用于瘙痒极重者。

醋酸氢化可的松 5mg 加 1.0％利多卡因 5～10mL，局部封闭，每周 2 次，酌情用 3～5 次。或者，曲安奈德混悬液局部皮下注射。

曲安奈德灭菌混悬液 40mg＋1％利多卡因 10mL 在皮损部位皮下点状注射，针距 1cm，分数个部位注射，每处剂量为 0.2～0.3mg，每日剂量不超过 40mg，用前应充分摇匀。

【注意事项】

（1）根据病灶严重程度注射封闭，注射间隔时间最长不超过 10 天，根据病灶范围及年龄大小注射，5～10 次为 1 个疗程。注射的次数和频率根据病灶的严重程度而定，注射时采用分层注射技术，尽量浅层注射，深层适当注射。

（2）一旦病情控制，停药时应逐渐减量，不宜骤停，以免复发或出现肾上腺皮质功能不全症状。

（3）诱发或加重感染、溃疡，局部有感染病灶者禁用。

（4）对本品过敏者禁用。

处方③：清热、解毒、燥湿类中药煎剂外阴浸洗，以蛇床子 30g、防风 15g、苦参 30g、百部 30g、野菊花 15g、蒲公英 15g 为主，随症加减，煎后熏洗，每日 2 次，7～10 日为 1 个疗程，若效果不明显者可连用 2～3 个周期。

【注意事项】

（1）熏洗时，注意局部保暖。

（2）要使蒸汽热度适中，并掌握好患部与盛药液器皿的距离，以免烫伤或灼伤患部，但药液也不可过冷。

（3）中药外用的同时也可加用中药口服。

（侯庆香　王红霞）

子宫内膜异位症

子宫内膜异位症（简称内异症）是指具有功能的子宫内膜组织在子宫腔外的部位生长引起的病变。内异症在组织学上是良性的，但在临床表现上却有增生、浸润、转移及复发等恶性行为，使之成为难治之症。

一、诊断要点

（1）育龄期是内异症的高发年龄，20％～30％的患者无症状。

（2）多表现为继发性痛经进行性加剧，发生在经前、经期及经后 1～2 日，呈周期性。但亦有表现为非周期的慢性盆腔痛。有性交疼痛。多伴有原发或继发不孕。少数合并有月经失调。盆腔外种植时有肠道症状或泌尿道症状等。

（3）妇科检查时子宫活动或固定，小病变累及卵巢者可在一侧或两侧扪及囊性肿块，壁稍厚，张力高，与子宫、阔韧带、盆腔、后腹膜粘连而固定。

（4）典型体征是在后陷凹或宫骶韧带部位扪及一个或多个大小不等质硬的结节，伴或不伴触痛，月经期结节增大，压痛更明显。B 超或腹腔镜可辅助检查。

（5）CA125 呈中等程度表达，腹腔液高于血清。

二、鉴别诊断

应与非特异性慢性盆腔炎、生殖器结核、卵巢肿瘤等疾病相鉴别。

1. 非特异性慢性盆腔炎

慢性盆腔炎患者疼痛不仅限于月经期，平时亦有隐痛，且可能出现反复炎症发作，对抗炎治疗有效，但内膜异位症抗炎治疗无效。但要注意凡诊断为慢性盆腔炎经久治疗症状不消失者，应考虑有内膜异位症可能。

2. 生殖器结核

两者的临床表现多有相似之处，如低热、痛经，盆腔有粘连、增厚及结节等。但子宫内膜异位症痛经为继发性并进行性加重，经量较多，经诊断性刮宫、子宫输卵管碘油造影及腹腔镜检查多能确诊。

3. 卵巢肿瘤

卵巢子宫内膜异位症应与其他性质卵巢肿瘤相鉴别，卵巢恶性肿瘤除在子宫旁扪及固定实性包块，也可能在盆腔内触及散在转移结节，易与子宫内膜异位症相混，根据 B 型超声检查、MR、肿瘤标志物等协助鉴别。

三、治疗原则

缩减和去除病灶，减轻和控制痛经，治疗和促进生育，预防和减少复发；强调根据年龄、症状、病变部位、范围及生育要求个体化治疗。

四、一般治疗

（1）症状轻微者或无症状者不予处理。

（2）手术治疗适用于药物治疗症状不缓解、局部病变加剧、生育功能未恢复、较大的卵巢内膜异位囊肿者。可行腹腔镜下手术或剖腹手术。

五、药物处方

处方①：去氧孕烯炔雌醇片/复方孕二烯酮片/炔雌醇环丙孕酮片，每日 1 片，连服 21 日停药，下次月经来潮第 1 日开始下一周期，连用 6～9 个月。

【注意事项】

（1）肥胖、较大的子宫肌瘤、乳腺增生、肝功能异常、妇科癌症、高血压、心脏瓣膜病、偏头痛、有血栓形成或血栓栓塞或脑血管意外病史及家族史、肝脏肿瘤、累及血管的糖尿病等患者禁用。

（2）定期复查肝肾功能。

处方②：达那唑，200mg，口服，每日 2～3 次，从月经第 1 日开始，连续口服 6 个月。

【注意事项】

（1）停药后 4～6 周可恢复排卵。副作用为潮热、出汗、体重增加、水肿、痤疮、肝功能损害。

（2）如合并子宫肌瘤亦可促使其萎缩。

（3）肝、肾功能不良及心血管疾病者不宜应用。

（4）治疗子宫内膜异位症时，服药期间出现闭经，是达那唑治疗的临床反应，治疗应持续用药 3～6 个月，必要时可延长到 9 个月。

（5）如停药已 60～90 天，仍无规则月经，则应进行诊治。服药期间需避孕者，应采用非甾体激素的避孕方法，不用口服避孕药。

（6）连续治疗遗传性血管性水肿，所需的剂量应根据患者的临床反应情况而酌定。

（7）如果出现男性化症状，应停止达那唑治疗。

（8）治疗期间一般不会妊娠，一旦发现妊娠，应立即停服。理论上达那唑对女性胎儿可能有雄激素的效应，但临床上极少见。哺乳期妇女不能服用。

处方③：孕三烯酮，2.5mg，每周 2 次，从月经第 1 日开始，连续口服 6 个月。

【注意事项】

（1）不良反应主要与雄激素作用有关，包括痤疮、多毛症、声音变化、乳房缩小和体重增加等，还可出现潮红、头痛、胃肠功能紊乱、肝酶值增加、神经过敏和性欲改变。

（2）孕妇、哺乳期妇女，严重心、肝或肾功能不全患者，以及既往在使用雌激素或孕激素治疗时有发生代谢或血管疾病患者禁用。

（3）治疗前须排除怀孕的可能性；整个治疗期间须采取严格的避孕措施（禁用口服避孕药），一旦发现怀孕，应停止治疗。

（4）可引起体液潴留，故对心、肾功能不全者应密切观察。对伴高脂血症的患者，应监测谷丙转氨酶（ALT）、谷草转氨酶（AST）、胆固醇水平，对有糖尿病的患者应监测血糖水平。

处方④：促性腺激素释放激素激动剂（gonadotropin-releasing hormone annalogs，GnRHa）每 28 天肌注一次，连续 3～6 个月。具体参见子宫肌瘤处方①。

【注意事项】

（1）孕妇、哺乳期妇女及原因不明阴道出血者禁用。

（2）对 GnRH 或类似物过敏者禁用。

（3）撤药时除因子宫内膜异位症引起的不孕症患者可采用突然停药外，其余患者均需采用逐步撤药的方法。

（4）用药期间如出现淋漓出血，可咨询医师调整剂量至 $200\mu g/d$。

（5）疗程一般不超过 6 个月，以防发生骨质丢失。

（6）可出现因低雌激素状态引起的症状，如潮热、盗汗、阴道干燥或情绪改变，个别患者出现皮疹，停药后即可消失。

（侯庆香　王红霞）

子宫瘢痕憩室

子宫瘢痕憩室，也称剖宫产术后子宫瘢痕缺损，是指于既往剖宫产切口处形成的，与宫腔相通的肌层缺损。由于憩室口周围瘢痕的活瓣作用阻碍了经血的引流，积聚于憩室内，引起月经淋漓不尽；憩室内的子宫内膜组织可与宫腔内膜发育不同步，亦可导致异常子宫出血。临床表现为剖宫产术后月经异常：表现为月经周期正常，但经期延长、淋漓不尽；或经间期出血；或性交后阴道流血；月经量正常或增加。甚至可引起痛经、慢性盆腔痛、不孕、瘢痕妊娠等并发症。

一、诊断要点

（1）病史　剖宫产术后、有诱发切口愈合不良危险因素：如子宫后位；切口位置过高或过低；缝合技术（单层缝合、缝合过密）；切口处子宫内膜异位症；各种导致或诱发切口感染的因素，如生殖道炎症、手术时间长、术后抗生素应用不佳、术中失血量多、胎膜早破、产程延滞等；再次剖宫产距上次时间少于 2～3 年；全身性因素，如低蛋白血症、水肿、合并其他基础病变。

（2）临床表现　经期延长、淋漓不尽；经间期出血及性交后阴道流血；痛经、慢性盆腔痛、不孕等。

（3）辅助检查

① 阴道超声。于月经末期检查阳性率更高。子宫矢状面见子宫下段切口肌层回声部分或全部缺损，不规则的液性暗区与宫腔相连，与浆膜层靠近。

② 宫腔镜。为诊断子宫瘢痕憩室的金标准。可见子宫内口下方前壁剖宫产切口缺损形成，缺损内可见暗褐色黏液或积血滞留；憩室内子宫内膜毛细血管裸露，憩室口周围的纤维组织增生。

③ MRI。缺损部位子宫内膜及肌层不连续，肌层部分或全部缺损。

④ 子宫输卵管碘油造影（HSG）。通过宫腔内造影剂与宫壁的对比观察是否有造影剂渗入肌层以及渗入的深度、形状，可摄片观察。

⑤ 宫腔声学造影术（SHG）。将无菌生理盐水注入宫腔，充分分离子宫内膜后行阴道超声检查，可观察缺损形态。

二、鉴别诊断

1. 月经周期不规则

既往有或无剖宫产史，月经周期不规律，经期正常或延长，B 超未提示宫腔内占位性病变。药物治疗后症状消失。

2. 宫内节育器

有宫内节育器放置史，有或无子宫手术史，临床表现为经量多或淋漓不尽，B 超提示宫内节育器。取出宫内节育器后异常阴道流血症状消失。

3. 子宫内膜息肉

临床表现为子宫不规则出血、腹痛、白带异常、不孕等。宫腔镜、超声等检查有助于子宫内膜息肉诊断。宫腔镜息肉切除术是最主要的治疗方式，术后病理可明确诊断。

4. 子宫内膜增生

临床表现为月经异常，周期紊乱、经量增多、经期延长，B 超提示子宫内膜增厚，可行诊刮术或宫腔镜下诊刮术明确诊断。

5. 子宫内膜癌

子宫内膜癌是发生于子宫内膜的一组上皮性恶性肿瘤，好发于围绝经期和绝经后女性。临床表现为：异常阴道流血、流液、疼痛、腹部包块、压迫症状等。可通过 B 超检查了解子宫大小、子宫内膜厚度、有无回声不均或宫腔内赘生物、有无肌层浸润及其程度等，其诊断符合率达 80% 以上，分段诊刮术是确诊子宫内膜癌最常用、最有价值的方法。不仅可以明确是否为癌，子宫内膜癌是否累及宫颈管，还可鉴别子宫内膜癌和子宫颈腺癌，从而指导临床治疗。是确诊子宫内膜癌最常用、最有价值的方法。

三、治疗原则

应根据患者症状、憩室大小及有无生育要求来制订治疗方案。无症状且无生育要求的患者无须治疗，随访观察。有症状、憩室较大或有生育要求的患者可选用药物或手术治疗。

四、一般治疗

（1）药物治疗　适用于症状轻、瘢痕憩室较小的患者。口服避孕药是目前治疗瘢痕憩室的常用药物，能在一定程度上缓解症状，但不能修补子宫瘢痕缺陷，且停药后复发率高。常用人工周期或口服避孕药治疗 3~6 个周期。可起到减少经量、防治生殖道感染、避孕和推迟再次妊娠的作用。也可在宫腔放置曼月乐环；对于经量多，经期延长者适用。

（2）手术治疗　适用于症状较重、瘢痕憩室大或有生育要求者；也可用于药物治疗效果欠佳或病变加重的患者，根据病情的严重程度选用不同方案。

① 宫腔镜下瘢痕憩室的修复整形。适用于保守治疗无效、症状明显、肌层缺损小，残留肌层较厚且无生育要求的患者。有效率 60% 左右。

② 阴式/腹腔镜/经腹路径瘢痕憩室切除术。适用于缺损较大，残留肌层较薄且有生育要求者。有效率达 80% 以上。

五、药物处方

处方①：短效口服避孕药如达英 35、妈富隆、优思明等。在自然月经或撤退出血的第 1～5 天服用，每日 1 片，连续服用 21 日。停药约 5 天开始撤退性出血，撤退出血第 5 天重新开始用药。或停药 7 天后重复使用。至少 3～6 个月，可重复使用。

【注意事项】

（1）用药期间应监测血糖、血脂变化。

（2）青春期女孩性服用口服避孕药前应进行充分的知情同意。

（3）服药前需排除口服避孕药的禁忌证。

处方②：左炔诺孕酮宫内缓释系统，于月经接近干净时放入宫腔，药效可维持 5 年。

【注意事项】

（1）放置前，必须告知妇女左炔诺孕酮宫内节育系统的效果、危险与不良反应。应做体格检查，包括盆腔检查、乳腺检查及宫颈涂片。应该排除妊娠和性传播疾病，必须彻底治疗生殖道感染。

（2）左炔诺孕酮宫内节育系统被放置于宫腔内，可维持 5 年有效。5 年后如果希望继续使用，可以在取出的同时放入一个新的系统。

（3）如有下列任何一种情况存在或使用期间首次出现，应考虑取出该系统。

① 偏头痛、局灶性偏头痛伴有不对称的视力丧失或提示有暂时性脑缺血的其他症状。

② 特别严重的头痛。

③ 黄疸。

④ 血压明显增高。

⑤ 严重的动脉性疾病，如脑卒中、心肌梗死。

⑥ 肯定或可疑的性激素依赖性肿瘤。

（4）如果出现血栓形成的症状或体征，应立即采取恰当的诊断和治疗措施。

（5）关于静脉曲张与浅表性血栓性静脉炎在静脉血栓栓塞中的可能作用尚无定论。

（6）左炔诺孕酮宫内节育系统可以谨慎地用于有先天性心脏病或有感染性心内膜炎危险的瓣膜性心脏病的妇女。这些患者放置或取出宫内节育系统（IUS）时应给予预防性的抗生素。

（7）低剂量的左炔诺孕酮可能影响糖耐量，所以糖尿病妇女使用左炔诺孕酮宫内节育系统时应监测血糖浓度。不过，一般来说对于使用本系统的糖尿病患者，无须调整治疗方案。

（8）不规则出血可能掩盖了子宫内膜息肉或癌的一些症状和体征，对于这些病例应考虑诊断性措施。

（9）不是年轻未产妇的首选方法。

（李秋芬　黄峥）

子宫肌瘤

子宫肌瘤是由平滑肌及结缔组织组成，亦称子宫平滑肌瘤，是女性内生殖器官中最常见的良性肿瘤，多见于 30～50 岁女性，且随年龄增长而发病率增加，绝经后发病率下降，患病率因统计方式不同而差异巨大，其中有症状者大致占 20%～50%。子宫平滑肌瘤确切病因未明，目前普遍认为其对雌激素具高敏感性，生长及发展均高度依赖于雌激素，此外孕激素在促进子宫肌瘤生长中具有协同作用。按照肌瘤与子宫壁关系由内及外分为黏膜下肌瘤、肌壁间肌瘤、浆膜下肌瘤。肌瘤可单发，也可多发，临床可合并肌瘤变性，包括玻璃样变性、囊性变、红色样变、肉瘤样变、钙化等。

一、诊断要点

（1）临床表现

① 月经异常。为最常见症状，是由于肌壁间或黏膜下肌瘤向内膜压迫，增加子宫内膜面积、影响子宫血管闭合、影响宫腔经血排出等，导致月经量增多、经期延长或不规则出血等。

② 腹部肿块。子宫肌瘤持续增大或宫底浆膜下肌瘤，可在下腹部扪及质硬肿物，可活动，常无压痛，特别在膀胱充盈时明显。

③ 白带增多。多见于黏膜下肌瘤及宫颈肌瘤，感染者可有脓苔样白带。

④ 压迫症状。压迫膀胱者，可出现尿频、尿急、排尿困难、尿潴留等症状，压迫后盆腔者可出现便秘。

⑤ 疼痛。多见于妊娠期子宫肌瘤红色样变性或浆膜下肌瘤蒂扭转。

此外，尚可继发性贫血、不孕、流产等。

临床体征如腹部查体时可有腹部质硬肿块，妇科双合诊时可及子宫增大，子宫表面不平凸起；宫颈肌瘤、黏膜下脱出肌瘤可及宫颈外口肿物。

（2）辅助检查　B超具有无创、可重复性，目前为子宫肌瘤的主要辅助诊断手段，通过B超体检可发现无症状子宫肌瘤并随访，有症状肌瘤者可辅助鉴别诊断等。此外可采用诊断性刮宫、宫腔镜检查、腹腔镜探查等协助明确诊断。

二、鉴别诊断

1. 妊娠子宫

子宫肌瘤合并囊性变时，子宫增大局部质地偏软，临床上停经、早孕反应等典型表现以及尿妊娠试验有助于鉴别。

2. 卵巢肿物

常见患者附件区无症状性肿物，临床需与浆膜下肌瘤相鉴别，B超可协助评估肿物性质等，必要时进行病理学检查。

3. 子宫腺肌病

临床多表现为子宫增大、痛经以及子宫增大之压迫症状，部分患者可合并子宫肌瘤，临床鉴别需结合痛经等临床症状、B超提示边界不清、糖类抗原125升高等综合诊断。

4. 子宫肉瘤

好发于老年女性，可有绝经后增大、阴道出血等表现，年轻患者鉴别较为困难，多于手术中发现。B超可有分界不清肿物、回声不均等改变，MRI检查T2WI呈中等或稍高信号等，有助于鉴别。

5. 子宫颈癌

临床表现出阴道出血等相似改变，临床需与同部位之子宫颈肌瘤相鉴别。结合同房后阴道出血、与月经无关性症状，高危型HPV感染、B超提示边界不清肿物、周围组织受累等改变，不难鉴别。

三、治疗原则

无症状者可期待治疗，有症状者根据患者年龄、有无生育要求，肌瘤数目、大小、部位、性质及生长速度选择不同治疗方式。

四、一般治疗

手术治疗。

（1）适应证　月经过多继发贫血；伴膀胱、直肠压迫症状；肌瘤生长过快；保守期待治疗失败；可疑子宫肉瘤；伴不孕、复发性流产；浆膜下肌瘤蒂扭转；黏膜下肌瘤合并感染等。

（2）手术方式　子宫肌瘤剔除、全子宫切除术，具体可根据患者实际情况、术者技巧等选用腹式、阴式、腹腔镜术式、宫腔镜术式等。还可行子宫动脉栓塞术、宫腔镜子宫内膜电切术等。

五、药物处方

处方①：促性腺激素释放激素类似物（GnRHa）：疗程3~6个月。

亮丙瑞林，3.75mg/次，皮下注射或肌内注射，每4周1次，或者曲普瑞林，3.75mg/次，皮下注射或肌内注射，每4周1次，或者戈舍瑞林，3.6mg/次，皮下注射，每4周1次。

依据患者病情需要，适当使用3~6个疗程。

【注意事项】

（1）目前认为GnRHa是最有效的术前治疗药物，可明显缩小肌瘤，导致闭经从而减轻贫血，提高术前血红蛋白，避免输血，降低手术难度。另外对于围绝经期妇女可使患者自然过渡到绝经期，避免手术。

（2）GnRHa 通过降低雌激素发挥作用，但亦可出现低雌激素相关围绝经期症状及骨质疏松症状，必要时需反向添加治疗及补钙。

（3）治疗前确认患者未妊娠，首剂于月经周期第 1～5 天开始给药均可，治疗期间应采用非激素性方法避孕。

处方②：米非司酮，10mg/d，口服，连续服用 3～6 个月。

【注意事项】

（1）一般为术前用药或围绝经期妇女短期药物治疗。

（2）可影响肝功能，需定期监测肝酶指标。

（3）大量长期应用需关注其抗糖皮质激素作用和肾上腺功能。

（4）孕妇禁用，哺乳期女性不推荐使用。

（5）有弱雌激素样作用，需定期 B 超监测子宫内膜。

处方③：丙酸睾酮，25mg，肌内注射，每 5 日 1 次，经期 25mg/d，连续 3 天，每月总量≤300mg。

【注意事项】

（1）术前用药，减少出血，治疗贫血。

（2）常见不良反应为注射部位疼痛、硬结、感染及荨麻疹。

（3）大剂量可致女性男性化。

（4）水肿、黄疸、肝功能异常。

（5）过敏者应立即停药，肝肾功能异常及孕妇、哺乳期妇女禁用，老年人慎用。

（6）应做深部肌内注射，不能静脉推注。

（刘文杰　黄峥）

子宫脱垂

子宫从正常位置沿阴道下降，宫颈外口达坐骨棘水平以下，甚至子宫全部脱出阴道口外，称为子宫脱垂（uterine prolapse）。影响患者的日常生活、性功能及体育锻炼。随着人口的老龄化和预期寿命的延长，子宫脱垂的发病率在我国老年女性人群中呈上升趋势。

一、诊断要点

（1）症状　轻症无症状，随脱垂的加重，患者能看到或者感到有肿物脱出阴道口，可伴有明显下坠感，休息后肿物常可回纳，可伴阴道壁溃疡、阴道出血等；阴道前壁膨出者可有排尿困难、活动后漏尿、尿不尽等；阴道后壁膨出者可有便秘、排便困难等。

（2）妇科检查　观察患者屏气用力状态下的最大脱垂情况，同时注意有无阴道黏膜溃疡、宫颈延长等。

（3）临床分度

Ⅰ度　轻型：宫颈外口距处女膜缘＜4cm，未达处女膜缘。重型：宫颈已达处女膜缘，阴道口可见宫颈。

Ⅱ度　轻型：宫颈脱出阴道口，宫体仍在阴道内。重型：宫颈及部分宫体脱出阴道口。

Ⅲ度　宫颈及宫体全部脱出阴道口外。

二、鉴别诊断

1. 阴道壁囊肿

阴道壁囊肿是胚胎遗留性囊肿或阴道黏膜组织损伤后形成的。阴道壁囊肿的患者一般情况下没有明显症状，在体检过程中发现，表现为阴道壁囊性包块，边界清晰，无疼痛。也有的患者表现为轻度的不适、压力性尿失禁、排尿困难、阴道疼痛或性交痛等症状。

2. 黏膜下子宫肌瘤

带蒂的黏膜下子宫肌瘤，有时会脱出阴道口，粉红色，需要仔细检查，与子宫脱垂鉴别。

3. 尿道憩室

尿道憩室是位于尿道周围与尿道相通的囊性病变，也是女性反复尿路感染的重要原因；对于临床上有尿频、尿急、尿痛等下尿路刺激症状反复发作而长期治疗无效的女性患者要考虑到尿道憩室的可能；部分患者会出现排尿后滴沥状尿失禁。临床体检时挤压患者阴道前壁，可见尿道外口有混浊液体流出；尿道镜或膀胱镜检查可直观地了解憩室开口位置、大小、有无结石发生及脓液。

三、治疗原则

轻、中度以盆底肌锻炼及佩戴子宫托为主，辅以中医中药治疗；重度以手术治疗为主。不能耐受手术的重度患者，则佩戴子宫托。

四、一般治疗

（1）非手术治疗

① 盆底肌肉锻炼。即凯格尔（Kegel）运动。增强盆底支持力，改善并预防轻、中度脱垂及其相关症状的进一步发展。用力做缩肛运动3s以上放松，每次10～15min，每日2～3次，持续8周以上或更长。对于训练不满意者可以辅助

生物反馈治疗或电刺激等方法来增强锻炼效果。

② 行为训练改善排尿排便习惯。譬如：定时排便；饮食调节（增加食物纤维）；使用缓泻剂或灌肠剂，避免用力排便。

③ 子宫托治疗是子宫脱垂的一线治疗方法，适应证有：不愿意手术治疗或者全身状况不能耐受手术治疗者，孕期或未完成生育者，POP 术后复发或者症状缓解不满意者，术前试验性治疗者。

（2）手术治疗 手术方式选择应该根据患者年龄、身体状况、脱垂程度及是否需要保留性功能及生育功能来决定。

① 保留生育功能的手术。子宫骶骨固定术、各种保留子宫的子宫韧带悬吊术、经阴道网片置入术等。

② 保留阴道功能的手术。阴道前后壁修补术、阴道残端悬吊术、经阴道网片置入术、会阴体重建术等。

③ 不保留阴道功能的手术。保留子宫的阴道半封闭术、不保留子宫的改良阴道封闭术等。

④ 不保留生育功能的手术。阴式子宫切除术。

五、药物处方

补中益气汤（丸）等有促进盆底肌张力恢复、缓解局部症状的作用。

处方①：补中益气汤加减：炙黄芪 30g、党参 20g、白术 10g、当归 10g、陈皮 6g、升麻 6g、柴胡 12g、枸杞子 10g、菟丝子 10g、杜仲 10g、山茱萸 10g，水煎服，每日 1 剂，连服 1 个月。

【注意事项】

（1）有恶寒发热表证，或脘腹胀满实证时不宜服用。

（2）宜空腹或饭前服补益类药物。

处方②：金匮肾气丸（大蜜丸），普通成人口服，一次 1 丸，一日 2 次。

【注意事项】

（1）有恶寒发热表证，或脘腹胀满实证时不宜服用。

（2）宜空腹或饭前服补益类药物。

（苏向辉　黄峥）

子宫腺肌病

子宫内膜腺体及间质侵入子宫肌层时，称子宫腺肌病（adenomyosis）。当病灶呈局限性团块样或结节状增生，可称为子宫腺肌瘤。好发于 30～50 岁经产妇，目前病因尚不明确，多数认为其发生发展与高雌激素相关，多次妊娠、多产、人工流产及慢性子宫内膜炎等是子宫腺肌病发病的高危因素。

一、诊断要点

1. 临床表现

（1）继发性痛经，并呈进行性加重趋势。

（2）月经异常　经量增多、经期延长及不规则阴道流血等。

（3）贫血、不孕、性交痛、慢性盆腔痛等。

（4）妇科检查　子宫球形增大，病灶多累及子宫后壁，或局部形成腺肌瘤结节。

2. 辅助检查

（1）B超检查　超声提示子宫不同程度增大，肌层增厚，病灶多位于后壁，或压迫宫腔线，病灶为等回声或强回声，与周围组织无明显边界。

（2）腹部MRI　MRI提示信号强度低病灶，增强扫描可见信号强度高病灶，内膜与肌层结合带增宽。

（3）CA125升高。

（4）镜下见肌层内异位的不成熟内膜腺体及间质呈岛状分布。

二、鉴别诊断

（1）子宫肌瘤　好发于育龄期妇女及围绝经期妇女，多有月经改变，如月经过多、经期延长及不规则阴道流血，不合并腺肌病患者，通常无明显腹痛。妇科检查及B超提示子宫增大，形态失常，病灶为边界清楚低回声。

（2）子宫内膜癌　好发于围绝经期妇女，主要临床诊断为不规则阴道流血、阴道流液等，无明显腹痛。早期妇科检查可无阳性体征，B超多提示子宫内膜异常增厚或宫腔内占位性病灶，可伴随CA125升高。可通过诊刮明确诊断。

三、治疗原则

去除病灶，缓解疼痛，促进生育，延缓复发。

四、一般治疗

（1）手术治疗　为主要的治疗手段，对于无生育要求患者，各种路径的子宫切除是根治性手术方式，对于年轻或需要保留生育功能者，可行各种路径的子宫病灶切除或腺肌瘤切除术。有慢性盆腔痛者，可宫内放置曼月乐环或行子宫动脉栓塞术。选择保留子宫患者术后需长期药物管理及随访。

（2）药物治疗　目的是抑制卵巢功能，阻止内异症病灶进展，减少内异症病灶的活性及减少粘连的形成。常用药物有非甾体抗炎药（NSAID）、口服短效避孕药、高效孕激素、雄激素衍生物、促性腺激素释放激动剂（GnRHa）、左炔诺孕酮宫内缓释系统等。

五、药物处方

处方①：NSAID（吲哚美辛 25～50mg/次、布洛芬 0.2～0.4mg/次、对乙酰氨基酚 1 片/次），镇痛间隔不小于 6h，直至疼痛缓解。

【注意事项】

（1）主要不良反应为胃肠道反应，长期服用应警惕胃溃疡发生。

（2）偶有肝功能异常，10%患者出现肝脏轻度受损的生化异常，但谷丙转氨酶明显升高发生率<2%。

（3）可出现头晕、头痛、耳鸣、嗜睡、失眠、感染异常、麻木等，有些症状不常见，如多动、兴奋、震颤等，发生率一般<5%。

（4）泌尿系统可引起尿蛋白、管型，尿中可出现红细胞、白细胞等，严重者可引起间质性肾炎。

（5）被认为是诱发妊娠期急性脂肪肝的潜在因素。阿司匹林可导致产前、产后和分娩时出血；吲哚美辛可能引起某些胎儿短肢畸形、阴茎发育不全。

处方②：口服避孕药（优思悦、优思明），1 片，每天一次，连续用药或周期用药 21 天停用 7 天，持续 6 个月及以上，可较长时间用药。

【注意事项】

（1）偶有消化道症状，如恶心、呕吐等。

（2）肝功能异常。

（3）40 岁以上或有高危因素（如糖尿病、高血压、血栓史及吸烟）等患者，警惕血栓风险。

（4）不规则子宫出血。部分妇女用药后会有阴道点滴出血，一般无须处理，坚持服用 1～3 个月，症状通常会消失。

（5）其他，如乳房胀痛、头晕、头痛、乏力等，一般症状较轻微，持续时间不超过 24h。

处方③：醋酸甲羟孕酮，30mg/d，连用 6 个月，可引起子宫内膜蜕膜样改变，最终导致宫内膜萎缩，同时可负反馈抑制下丘脑-垂体-卵巢轴。

【注意事项】

（1）体重增加为常见不良反应，多由于体内脂肪和体细胞体积增加所致。

（2）乳房胀痛、溢乳。

（3）阴道流血、月经失调等。

（4）偶有肾上腺皮质醇作用，如满月脸、高血压、高血糖等。

（5）肝功能异常。

（6）偶见恶心及呕吐，罕见呼吸困难、心力衰竭（简称心衰）、皮疹等反应。

处方④：GnRHa（具体见子宫肌瘤处方②），每 28 天一次，共用 3～6 个月或更长时间。下调垂体功能，造成暂时性药物去势及体内低雌激素状态。

【注意事项】

（1）低雌激素引起围绝经期症状如潮热、阴道干燥、性欲低下、失眠、抑郁等。需及时反向添加治疗。

（2）骨质丢失。补钙。

（3）过敏反应，如荨麻疹、皮疹、瘙痒等。

（4）其他，如罕见头痛、关节痛和肌肉痛等。

处方⑤：雄激素类衍生物，如孕三烯酮，每周2次，每次2.5mg，连服3～6个月。首剂于月经第一天始服。

【注意事项】

不良反应较达那唑小，对肝功能有轻度影响，需定期复查肝功能。

处方⑥：左炔诺孕酮宫内缓释系统（曼月乐）：宫内置入后可持续每日释放左炔诺孕酮直接作用于子宫内膜，可抑制雌激素受体在子宫内膜的合成，使子宫内膜对血液循环中雌激素失去敏感性，从而发挥内膜增生拮抗作用。一次放置可持续5年有效。

【注意事项】

（1）月经出血类型改变，如经量减少、闭经、点滴阴道出血、月经期缩短或延长等，但不影响卵巢功能及雌二醇水平。

（2）头痛、下腹痛、压痛、皮肤疾病、阴道分泌物、乳痛和其他良性乳房情况，阴道炎、抑郁和其他情绪改变、恶心及水肿等。

（3）其他少见不良反应包括体重增加、脱发、多毛症及腹胀等。

（4）功能性卵巢囊肿（12%）。

（5）避孕失败、盆腔炎等。

（6）禁忌证：已知或怀疑妊娠；现患盆腔炎或盆腔炎复发；下生殖道感染；产后子宫内膜炎；过去3个月内曾有感染性流产；宫颈恶性病变；先天性或获得性子宫异常（包括使宫腔扭曲的肌瘤）；增加感染易感性的疾病；急性肝脏疾病或肝肿瘤；对该系统成分过敏患者。

（刘雅琼　黄峥）

子宫粘连

子宫粘连是子宫颈或子宫腔的内膜受到机械性损伤而使子宫腔闭塞，常见于行人工流产术或自然流产刮宫术后。分为子宫颈管粘连和子宫腔粘连，前者是宫颈管黏膜受损导致狭窄或闭锁，后者是宫腔内膜基底层受破坏，使前后壁部分或全部互相粘连，以致宫腔变窄或消失。子宫粘连主要表现为：流产后继发闭经、下腹痛、月经量减少、不孕等。任何引起子宫颈黏膜和宫腔内膜破坏的因素都可引起子宫粘连，与妊娠有关的因素约占91％。常见病因有：

（1）宫腔操作史　流产手术如早孕负压吸宫手术、中孕钳刮术、产后出血刮宫术及稽留流产清宫术后等。

（2）手术炎症　宫腔操作手术以后的继发感染、产褥期感染、宫腔感染结核、绝经后老年性子宫内膜炎等。

（3）人为因素　子宫内膜电切术、宫腔冷冻或化学药物治疗及局部放疗导致子宫内膜的基底层受损、出血而致宫腔粘连。

一、诊断要点

（1）有明确的人工流产或宫腔手术（诊刮、肌瘤手术等）病史。

（2）主要症状为闭经伴周期性腹痛，月经过少及继发不孕等。

（3）宫腔粘连重时表现为继发性闭经，即子宫性闭经：用雌激素、孕激素治疗不引起撤退性出血。

（4）宫腔部分粘连者，则表现为月经过少（多数月经量减少一半以上），但月经周期正常。

（5）有宫腔下段宫颈管粘连的常伴有周期性腹痛，表现为流产后1个月左右出现突发性下腹痉挛性疼痛，多伴有肛门坠胀感，甚至有里急后重感。疼痛一般持续3～7天后逐渐减轻、消失，间隔1个月左右，再次发生周期性腹痛，且渐进性加重。

（6）继发不孕及早孕期反复自然流产、早产。

（7）体征可有下腹部压痛，严重时出现反跳痛。妇科专科检查：子宫体大小正常或稍大、较软，有明显压痛，有时有宫颈举痛；双侧附件检查多无明显异常，后穹隆可有触痛。

（8）子宫探针检查可协助诊断。探针插入宫颈内1～3cm处即有阻力感。如阻力大，探针不易插入时，不可盲目用力，避免造成子宫穿孔。

（9）子宫输卵管造影可提供宫腔粘连的诊断依据，其阳性的X线征象包括：边缘不整齐的充盈缺损，宫腔变形或不规则等。其缺点是：假阳性率高（可高达39％），并且无法检测子宫内膜纤维化以及无法观察宫腔粘连的程度。

（10）宫腔镜是诊断宫腔粘连的金标准，条件允许时候应该首选。宫腔镜能更准确地描述宫腔的形态、宫腔粘连的程度及内膜质量，并能同时治疗。宫腔粘连根据粘连的部位，可分为中央型粘连（粘连带位于子宫前后壁间，将宫腔的中央部分粘连）、周围型粘连（粘连带位于宫底或子宫侧壁，将宫腔的周边部分粘连）以及混合型粘连。

二、鉴别诊断

（1）异位妊娠　子宫粘连和异位妊娠均可出现闭经及下腹痛症状，但前者的腹痛一般是周期性的，无内出血及休克症状。异位妊娠一般伴有不规则阴道流血。行尿或血 HCG 检查及 B 超检查等可鉴别。

（2）早期妊娠　子宫粘连重时可有闭经症状，早孕也有闭经情况，但早孕通常没有腹痛症状，多数伴有恶心等妊娠反应。尿 HCG 及 B 超可鉴别。

（3）盆腔感染　盆腔感染也有下腹痛症状，但其腹痛以持续性钝痛为主，可伴有发热、白细胞升高等感染表现。而子宫粘连的腹痛为周期性，无发热、白细胞升高等情况。

三、治疗原则

子宫粘连需要根据患者病情轻重个体化处理。以手术治疗为主，药物治疗为辅助。治疗的目的是确保宫颈、宫腔的通畅，恢复宫腔的正常容积，确保正常月经和促进生育。

四、一般治疗

（1）人工流产或宫腔镜手术前应积极治疗患者的慢性宫颈炎、子宫内膜炎，以防术后感染。

（2）人工流产或刮宫后需保持良好的作息，健康的饮食，应用抗生素预防术后感染。

（3）宫颈的粘连可通过宫颈扩张（扩宫棒等）或探针分离粘连，在 B 超介导下手术更安全。

（4）宫腔镜直视下分离粘连仍是最主要的治疗手段，粘连严重的，要注意子宫穿孔风险。B 超介导下宫腔镜分离宫腔粘连，或腹腔镜监护下手术，可降低子宫穿孔等风险。分离粘连后，宫腔内放置节育器 3~6 个月，以防再次发生粘连。并且术后给予人工周期治疗，促进子宫内膜增生修复，连用 3 个周期。

五、药物处方

处方①：戊酸雌二醇（补佳乐），每次 2~3mg，每天 3 次，连续用 21 天，第 12 天开始加用地屈孕酮，每次 10mg，每天 2 次，连用 10 天。

【注意事项】

（1）此方法为人工周期治疗，排除妊娠后的闭经可使用。

（2）常于宫腔粘连分离手术后就配合使用，一般连续使用 3 个周期。

（3）补佳乐连续使用 21 天，地屈孕酮第 12 天开始一起服用，连续 10 天。停药后 3~5 天来月经。

（4）停药 7 天后，不管月经是否干净，继续服用下一周期的补佳乐＋地屈孕酮。

（5）可能出现乳胀、头痛、水肿等不良反应。

（6）有急性肝病或有肝病史且肝功能未恢复正常的患者应慎用。出现严重肝损害时应停药。

（7）少数人服用后有恶心、呕吐、性欲改变等症状。

（8）有心血管意外、血栓栓塞性疾病史者禁用。

处方②：补佳乐，每次 2～3mg，每日 3 次，连续用 90 天，最后 5～10 天加黄体酮 20mg/d，肌注。

【注意事项】

（1）此方法为连续补佳乐治疗，最后加用黄体酮注射撤退出血。

（2）常用于宫腔严重粘连分离手术后，雌激素连续作用，内膜增长快。

（3）中间可能有不规则少许出血，一般服药的这 3 个月不来月经。

（4）服用前需排除乳腺疾病，服用期间监测肝功能情况。

（5）有心血管意外、血栓栓塞性疾病史者禁用。

（温灿良）

多囊卵巢综合征

多囊卵巢综合征（PCOS）病因尚未阐明，多在青春发育期后发病。月经及排卵异常，多数为月经稀发，也可为原发或继发性闭经、功能失调性子宫出血（简称功血）。绝大多数长期无排卵，少数为稀发排卵或黄体功能不足、不孕。肥胖占 50% 以上，大多为中心型肥胖。一般无男性化表现（如秃顶、声音低沉、喉结增大等）。少数可有黑棘皮病，即外阴、腋下、颈后等处皮肤增厚、褐色色素沉着。

一、诊断要点

（1）高雄激素血症。

（2）持续无排卵。

（3）卵巢多囊改变［B 超提示一侧或双侧卵巢体积增大，每侧卵巢内每个切面可见 12 个以上小卵泡，和（或）卵巢体积不小于 10mL，通常排列在外周，也可分散于间质内］。

三项中符合两项并排除其他原因引起的高雄激素血症后，即可诊断。

二、鉴别诊断

应与以下疾病或情况相鉴别。

（1）卵巢男性化肿瘤 此类肿瘤包括睾丸母细胞瘤、门细胞瘤、类脂质细胞瘤、颗粒细胞瘤及卵泡膜细胞瘤。多发生于 30～50 岁。患者发病前月经及生育能力正常，发病后出现明显的男性化表现、闭经和不孕。实验室检查雄激素水平升高，主要是 T 和 A 升高（T>7nmol/L，A>21nmol/L），且大多数肿瘤分泌雄激素既不受 ACTH 的调节，也不受促性腺激素的调节。B 超是检查此病的较好方法，CT 或 MRI 也可协助诊断。

（2）肾上腺疾病　包括先天性肾上腺皮质增生、腺瘤和腺癌。后二者主要分泌雄烯二酮和 DHEA，亦为自主性分泌，不受 ACTH 促进和地塞米松抑制。而先天性肾上腺皮质增生症、21 羟化酶缺陷者，有典型外阴-泌尿生殖窦畸形伴性器发育不良。

（3）甲状腺疾病　包括甲状腺功能亢进症（简称甲亢）和甲状腺功能减退症（简称甲减）。甲亢时三碘甲状腺原氨酸（T_3）、甲状腺素（T_4）、性激素结合球蛋白（SHBG）增高，雄激素代谢清除率降低，使血浆睾酮升高致男性化和月经失调。甲减时，雄激素向雌激素转化增加致无排卵。

（4）遗传性多毛症　有家族史，仅单纯性多毛而无 PCOS 症状和体征。生育力正常。

（5）卵巢卵泡膜细胞增生症　该症促性腺激素分泌正常，卵巢不增大，但卵泡膜细胞呈巢（岛）性增生，血浆雄激素升高明显，伴严重男性化。对氯米芬治疗不敏感。

（6）胰岛素抵抗综合征和黑色素棘皮瘤　为一种胰岛素受体缺陷性疾病（A/B 型），可出现类似于 PCOS 症状和体征。其显著特征是，高胰岛素血症和颈、腋部黑色素棘皮瘤。

（7）高催乳素血症　闭经、溢乳、不孕及泌乳素（PRL）和磷酸脱氢表雄酮（DHEAS）升高，男性化症候不明显，卵巢正常。

（8）其他　包括某些脑炎、颅脑外伤、多发性脑脊髓硬化症或松果体肿瘤等疾病，应激因素、异位 ACTH 肿瘤等。

（9）药物因素　主要是雄激素，其次是糖皮质激素或孕激素的长期或大量应用，可出现多毛，表现为女性出现胡须、体毛增多，甚至其他男性化表现。非激素类药物，如苯妥英钠（大仑丁）、二氮唑、合成甾体类、达那唑等也可诱发，特点是停药后症状逐渐消失，用药史是诊断的主要依据。

三、治疗原则

（1）调整生活方式。

（2）抑制卵巢雄激素的生成，调整月经周期，预防子宫内膜增生。

（3）对有生育要求者诱发排卵。

四、一般治疗

（1）控制饮食，减轻体重。

（2）适当运动。

五、药物处方

处方①：短效避孕药（如达因 35 或妈富隆或优思明等），每日 1 片，口服，连服 21 日，疗程 3～6 个月。

【注意事项】

（1）血栓患者慎用。

（2）生殖道恶性肿瘤患者禁用。

（3）用药期间定期复查肝肾功能。

处方②：醋酸甲羟孕酮片，月经周期后半期（按正常月经周期来潮前 14 天）开始口服 6～10mg/d，共 10～12 日；或黄体酮 20mg，每日 1 次，按正常月经周期来潮前 3～5 天肌注，共 3～5 日。

【注意事项】

（1）血栓性静脉炎、血栓栓塞性疾病、严重肝肾功能不全、高钙血症、乳腺肿瘤、子宫出血或对本品过敏的患者禁用。

（2）可能出现乳房胀痛、溢乳、失眠、嗜睡、疲累、头晕、胃肠道症状。

（3）用药期间定期复查肝肾功能。

处方③：螺内酯（安体舒通），40～200mg/d，一般用药 6～9 个月。

【注意事项】

（1）用药期间注意避孕。

（2）高钾血症患者禁用。

（3）肝肾功能不全及低钠血症者慎用。

（4）进食时或餐后服药，可减少胃肠道反应，并可能提高本药的生物利用度。

（5）给药应个体化，从最小有效剂量开始使用，以减少电解质紊乱等不良反应的发生。

处方④：氯米芬片，50～150mg/d，月经来潮第 5 日开始口服，连用 5 天，共 3 个周期。

或者，尿促性素（HMG）于撤药性出血第 5 日开始肌注 75U，隔 7 日增加半支（37.5U），直至 B 超下出现优势卵泡，再加用 HCG 5000～10000U，肌注。

【注意事项】

（1）适用于需恢复排卵的不孕症者。

（2）用药期间注意检查。每一疗程开始前须正确估计卵巢大小；每天测量基础体温，必要时测定雌激素及血清孕酮水平；测尿内孕二醇含量，判断有无排卵。

（3）治疗前须测定肝功能。

（4）若为高泌乳素血症，应在排除药物、原发性甲状腺功能减退症等情况后，用溴隐亭治疗。

（5）脱氢表雄酮增高者可加用地塞米松。也可应用二甲双胍改善胰岛素敏感性；必要时应用体外受精-胚胎移植，即试管婴儿。

（侯庆香 王红霞）

经前期综合征

经前期综合征是指反复在黄体期出现周期性以情感、行为和躯体障碍为特征的综合征。月经来潮后症状立即消失。

一、诊断要点

（1）多见于 25～45 岁女性。

（2）必须发生在有排卵的月经周期时，症状（精神症状表现为焦虑、紧张、情绪波动、易怒、急躁、不能自制；或抑郁、情绪淡漠、失眠、健忘，甚至精神错乱，精神质。躯体症状表现为肢体水肿、乳房胀痛、腹部胀满、头痛、盆腔痛、体重增加及运动协调功能减退等）必须在经前期（黄体期）出现，月经来潮后缓解消失，无实验室指标作为诊断依据，因此必须前瞻性地在月经日记卡上记录各种症状的出现与消退、严重程度及变化，周期性反复发作。

（3）应排除其他原因引起的精神心理异常。排除其他疾病或药物的影响，如痛经、乳腺疾病、子宫内膜异位症、偏头痛、精神病等。

二、鉴别诊断

应与以下疾病相鉴别。

（1）精神焦虑及抑郁症　精神病疾患在月经周期的 3 个阶段（卵泡期、排卵期及黄体期）症状相同，严重程度缺乏规律性改变。

（2）特发性与周期性水肿　好发于女性的不明原因水肿，特征是周期性肿胀及焦虑情绪发作，标志着水电解质平衡失常。鉴别依据是它在整个月经周期均可出现症状，而在月经前症状加剧，应用过多利尿药可能加重症状。

三、治疗原则

加强心理治疗，调整生活状态；对症支持治疗。

四、一般治疗

（1）包括心理治疗、合理的饮食及营养、戒烟、适当的体育锻炼等。

（2）可口服维生素 B_6，10～20mg，每日 3 次。

（3）也可口服避孕药。

五、药物处方

处方①：阿普唑仑 0.25mg，每日 2～3 次，月经前口服，逐渐加量，最大剂量为每日 4mg，用至月经来潮第 2～3 日。

【注意事项】

（1）适用于有明显焦虑者。

（2）对本类药耐受量小的患者初量宜小。尤其是半衰期长的清除可能减慢，过度镇静、眩晕或共济障碍等中枢神经体征发生机会多。出现呼吸抑制和低血压，常提示已超量。

（3）不宜长期大量使用；避免成瘾。长期使用本药，停药前应逐渐减量，不要骤停。

处方②：氟西汀（百忧解）20mg/d，黄体期即下次月经来潮前14天开始口服，月经来潮后逐渐减量直至停药。

【注意事项】

（1）适用于明显抑郁者。

（2）定期复查肝功能。

（3）逐渐减量。

处方③：螺内酯20～40mg，口服，每日2～3次，可连用2～3个月经周期。

【注意事项】

（1）适用于有明显精神症状，尤其水肿明显者。

（2）给药应个体化，从最小有效剂量开始使用，以减少电解质紊乱等不良反应的发生。

（3）用药期间如出现高钾血症，应立即停药。

（4）应于进食时或餐后服药，以减少胃肠道反应，提高本药的生物利用度。

处方④：短效避孕药（如达因35或妈富隆或优思明等），每日1片，口服，连服21日，疗程4～6个周期。

【注意事项】

（1）血栓患者慎用。

（2）生殖道恶性肿瘤患者禁用。

（3）用药期间复查肝肾功能。

（侯庆香 王红霞）

绝经综合征

绝经综合征是指妇女在绝经前后性激素波动或减少所致的一系列躯体及精神心理症状。分为自然绝经和人工绝经。自然绝经指卵巢内卵泡生理性耗竭所致的绝经。人工绝经指两侧卵巢经手术切除、药物或放射线破坏所致的绝经。血FSH升高，雌二醇下降。辅助检查排除器质性疾病。

一、诊断要点

（1）围绝经妇女。

（2）在月经紊乱或绝经的同时可出现三组典型的症状，即血管舒缩症状、神经精神症状、泌尿生殖道萎缩症状。

（3）排除器质性病变。

二、鉴别诊断

应与下列疾病相鉴别。

（1）甲状腺功能亢进症　临床表现为心悸、心动过速、失眠、情绪易激动，甚至焦虑等。

（2）冠状动脉粥样硬化性心脏病　因体力活动、情绪激动等因素诱发，突感心前区疼痛，多为发作性绞痛或压榨痛，也可为憋闷感。部分患者症状不典型，仅仅表现为心前区不适、心悸或乏力，或以胃肠道症状为主。某些患者可能没有疼痛，如老年人和糖尿病患者。

（3）高血压或嗜铬细胞瘤　某些原发性高血压患者呈现高交感神经兴奋性，表现为心悸、多汗、焦虑、心排血量增加。但患者的尿儿茶酚胺是正常的。尤其是在焦虑发作时留尿测定儿茶酚胺更有助于排除嗜铬细胞瘤。

（4）神经衰弱症　常见症状包括乏力、容易疲劳等。注意力难以集中，记忆不佳，常忘事、失眠。不论进行脑力或体力活动，时间稍长就会感觉疲乏。对刺激过度敏感，如对声、光等刺激或细微的躯体不适特别敏感。

三、治疗原则

（1）缓解近期症状。

（2）早期发现，早期治疗，有效预防动脉硬化、骨质疏松等。

四、一般治疗

（1）心理疏导，普及卫生知识，提高妇女对本病的认识。

（2）消除顾虑，鼓励适度参加体育锻炼与文娱活动，调整心态。

（3）一般药物如谷维素 20mg 口服，每日 3 次；补充钙剂预防骨质疏松。有烦躁、失眠、焦虑或抑郁等明显精神情绪症状者，酌情选用艾司唑仑 2.5mg，睡前服。

五、药物处方

性激素补充疗法（HRT）。

（1）适应证　对血管舒缩功能不稳定症状、泌尿生殖道萎缩症状有特效，对神经精神症状则可能有效。骨密度检查显示有低骨量或骨质疏松症。

（2）禁忌证　雌激素依赖型肿瘤（乳腺癌、子宫内膜癌）、原因不明的阴道出血、严重的肝肾功能障碍、近 6 个月内血栓性疾病、耳硬化症、血卟啉病，以及孕激素禁忌证，如脑膜瘤。

（3）慎用情况　子宫肌瘤、子宫内膜异位症、严重高血压、糖尿病、系统性红斑狼疮、胆囊疾病、偏头痛、癫痫、哮喘、垂体泌乳素瘤等。乳腺良性疾病、母系乳腺癌家族史。

处方①：戊酸雌二醇，0.5～2mg/d，口服；或尼尔雌醇，1～2mg/周，口服；或结合雌激素（倍美力），0.3～0.625mg/d，口服，直至症状改善。

【注意事项】

（1）无子宫的妇女可单用雌激素。

（2）用药期间定期复查肝功能。

（3）对该药过敏者禁用。

处方②：替勃龙（利维爱），1.25～2.5mg/d，口服，直至症状改善。

【注意事项】

（1）应使用最小剂量持续最短时间；服用替勃龙治疗不应加用孕激素。

（2）对该药过敏者禁用。

（3）自然绝经的妇女应在末次月经至少 12 个月后开始服用替勃龙治疗。如为手术绝经，可以立即开始服用替勃龙治疗。

（4）在继续或停用 HRT 期间，出现任何不明原因的不规则阴道出血均应查明原因，排除恶性肿瘤后，再开始服用替勃龙治疗。

（5）如果从序贯联合治疗转换为替勃龙治疗，应从完成先前治疗方案后一天开始治疗。如果从连续联合 HRT 制剂转换，则随时可开始服用替勃龙治疗。

（6）如果未超过 12h，应尽快补服漏服剂量；如已超过 12h，则忽略漏服剂量，正常服用下一剂量。漏服会使出血和点滴出血的可能性升高。

处方③：戊酸雌二醇片/雌二醇环丙孕酮片（克龄蒙），口服，1 片/d，连服 21 天，停药 7 日进入下一周期。

【注意事项】

（1）不能用于避孕。

（2）如果发生了妊娠，必须中止服药，直至排除妊娠。

（3）选择最小剂量和与治疗目的相一致的最短时期，在卵巢功能开始衰退并出现相关症状时即可应用。需定期评估，明确受益大于风险方可继续应用。

（侯庆香 王红霞）

葡 萄 胎

葡萄胎是妊娠后胎盘滋养细胞增生，间质水肿，而形成大小不一的水泡，水泡之间借蒂相互连接成串，形如葡萄而命名，又名曰水泡状胎块（hydatidiform mole，HM），其与一般流产中胎盘水泡样变性不同。葡萄胎不同年代、地域，患病率差异很大，好发年龄为＜20岁或＞40岁，孕妇随孕产次增多而发病率增高，单次葡萄胎后再发葡萄胎风险增加1％，2次葡萄胎之后，再发葡萄胎风险高达15％～20％。≥2次自然流产的妇女，发生葡萄胎的风险是普通人群的3倍。

根据组织病理学及基因起源不同，分为完全性葡萄胎和部分性葡萄胎，前者占大多数。完全性葡萄胎染色体核型均为二倍体，且来自父系；部分性葡萄胎染色体核型90％以上为三倍体，极少数核型为四倍体。

一、诊断要点

1. 临床症状和体征

葡萄胎早期症状与正常妊娠相似，随停经时间推移，可出现如下临床症状。

（1）不规则阴道出血　停经2个月左右出现不规则阴道出血，出血量通常少于月经量，这是葡萄胎最早、最常见症状，其发生率高达90％。停经4周后可自然排胎，可伴较大量出血，排出物内有时可见葡萄样组织。

（2）子宫异常增大　伴随葡萄胎快速生长及宫腔内出血，约半数患者可出现子宫异常增大、变软。

（3）妊娠剧吐　其发生较正常妊娠早而严重，与血清人绒毛膜促性腺激素（HCG）异常升高相关。

（4）腹痛　好发于葡萄胎增生及子宫增大较快者，表现为下腹异常不适、隐痛、下坠等。

（5）妊娠期高血压疾病　好发于子宫增大较快患者，病情发生早，症状严重。

（6）卵巢黄素化囊肿　由大量HCG刺激卵巢卵泡膜细胞发生黄素化而形成，多为双侧、多房，内含清亮或琥珀色囊液，停经2～3个月多可自然消退，也可持续增大、扭转而出现相应临床症状。

（7）甲状腺功能亢进症　约7％患者出现轻度甲亢症状。

2. 临床检验

尿妊娠试验阳性，血清β-HCG检测提示明显快速升高，缺乏正常HCG波动规律。

（1）B超　完全性葡萄胎者可见子宫明显大于相应孕周，宫腔内充满不均质密集、短条状回声，呈"落雪状"或"蜂窝状"，无明显血流信号，未见妊娠囊或胎心搏动，常伴双侧卵巢多房性囊肿。部分性葡萄胎者，尚可见胎儿或羊膜囊。

（2）染色体核型检测　完全性葡萄胎染色体核型为二倍体，部分性葡萄胎则为三倍体或四倍体。

二、鉴别诊断

本病应与流产、双胎妊娠、异位妊娠、子宫肌瘤合并妊娠等疾病相鉴别。

（1）流产 临床表现相似，停经、阴道出血，尤其部分性葡萄胎者可合并宫内活胎，较容易漏诊、误诊。临床鉴别上，需结合相应停经周数、异常增高HCG水平以及二者相矛盾改变、动态波动，B超见宫内异常回声来鉴别，确诊需以病理、流产后HCG水平波动、DNA倍体分析、免疫组化染色等综合判断。

（2）双胎妊娠 相应孕周HCG水平较单胎明显升高，子宫明显增大。B超宫内改变有助于明确诊断。

（3）异位妊娠 典型改变为腹痛、阴道出血等，但相比之下，异位妊娠患者早孕反应较轻，腹痛症状更为明显，HCG水平爬升相对偏慢，B超可见附件区混合性包块，宫内未见妊娠物、内膜蜕膜化欠佳等。

（4）子宫肌瘤合并妊娠 临床可有腹痛、出血等先兆流产改变，HCG水平上升正常，B超可见肌层边界清晰肿物，伴或不伴内回声异常。

三、治疗原则

（1）葡萄胎确诊后，应立即清除。

（2）清除葡萄胎时，应防止出血过多、子宫穿孔及感染等症状。

四、一般治疗

（1）清除宫腔内容物 临床一经诊断，应及时清宫，术式首选吸宫术，但若是不具备吸宫条件，仍可行刮宫术。清宫前需做好详尽评估，如血压、尿蛋白、β-HCG水平、血红蛋白、血白蛋白、甲状腺功能以及其他常规检测。如一次清宫干净困难或孕周>12周，则可考虑1周后再次清宫。

（2）手术治疗 如果年龄40岁以上，没有生育需求，而且有恶变倾向，小葡萄，HCG效价异常增高等症状，可手术切除子宫。

（3）随访 葡萄胎清宫术后必须定期随访，直至血HCG转阴后一年，以便及时发现并处理滋养细胞肿瘤。血HCG转阴后6个月可以妊娠。无生育要求者可口服短效避孕药或安置宫内节育器避孕。随访内容包括：①每周一次血HCG测定，直至连续3次转阴，改为每月一次血HCG测定直至转阴后半年，然后每2月一次血HCG测定直至转阴后一年；②临床症状有无复发；③必要时做盆腔B超、胸片、胸部CT检查。如连续3周血HCG不降或处于平台期（±10%），或连续2周上升（>10%）则转肿瘤专科就诊。

五、药物处方

预防性化疗目前尚有争议，适用于完全性葡萄胎有如下高危因素者：①清宫前HCG>100000U/L；②子宫增大明显超过相应孕周；③卵巢黄素化囊肿直径>6cm；④年龄>40岁；⑤重复葡萄胎。于葡萄胎排空前或排空时，一般选用甲氨蝶呤、氟尿嘧啶、放线菌素D单药化疗，化疗至HCG正常为止。

处方① 甲氨蝶呤，0.4mg/（kg·d），肌内注射，连续5日，每2周1次。

或甲氨蝶呤，$50mg/m^2$，肌内注射，每周 1 次。

或甲氨蝶呤，$1mg/(kg \cdot d)$，肌内注射，第 1、3、5、7 日；加四氢叶酸，$0.1mg/(kg \cdot d)$，肌内注射，第 2、4、6、8 日。

【注意事项】

甲氨蝶呤为四氢叶酸还原酶抑制剂，属于细胞周期特异性药物，主要通过肾脏代谢，不良反应包括骨髓抑制、肝肾损害、过敏反应等，化疗过程需严密监测血常规三系、肝肾功能等，必要时予对症处理。

处方②：放线菌素 D，$10 \sim 12\mu g/(kg \cdot d)$，静滴，连续 5 日，每 2 周 1 次。

【注意事项】

放线菌素 D 为细胞周期非特异性药物，G1 敏感，主要代谢途径为胆道粪便排泄，另有泌尿系排泄。主要不良反应为骨髓抑制，尚见胃肠道反应、脱发等，滴注过程渗漏可有明显软组织损害。化疗期间需严密监测血常规三系及肝肾功能，并对症处理。

（刘文杰　黄峥）

压力性尿失禁

压力性尿失禁（stress urinary incontinence，SUI）指喷嚏、咳嗽、大笑或运动等腹压增高时出现不自主的尿液自尿道口流出。还可以伴随尿频、尿急、憋不住尿等症状。另外，80％的患者伴有阴道壁或子宫脱垂。多发生于绝经后老年妇女及妊娠、顺产后妇女。

一、诊断要点

（1）腹压增加时漏尿，如咳嗽、喷嚏、大笑、跑步、跳绳或走路时出现尿液不自主流出。根据症状分为：

轻度：较剧烈运动如跑步、跳绳或咳嗽时漏尿。

中度：轻微运动如走路、站立时出现漏尿。

重度：休息或翻身时漏尿。

（2）可同时合并尿频、尿急、一有尿意即漏尿等急迫性尿失禁的症状。

（3）尿道活动度常增加，让患者咳嗽，见尿液从尿道口溢出；将食指和中指伸入阴道，放在尿道两侧，嘱患者咳嗽，用食、中指将尿道向耻骨联合方向上抬，患者漏尿停止。有时伴随阴道、子宫脱垂。

（4）尿动力学检查提示为压力性尿失禁。

二、鉴别诊断

应与以下疾病相鉴别。

（1）急迫性尿失禁　逼尿肌过度兴奋或反射亢进引起，常合并泌尿系或中枢神经系统疾病，部分患者原因不明。常表现为尿频、尿急、尿痛、夜尿，排尿间隔少于2h，不能拖延和控制排尿。

（2）泌尿道感染　以尿频、尿急、尿痛为主要症状，部分患者伴有血尿，尿常规可见大量红细胞、白细胞。

（3）溢出性尿失禁　在子宫颈肿瘤、阔韧带肿瘤、妊娠子宫后屈牵引或压迫膀胱颈时可出现，表现为尿流细弱，淋漓不尽，残余尿多。

（4）尿道憩室　分先天性和后天性，以反复泌尿道感染、排尿后尿液滴沥为主要症状。

三、治疗原则

轻度患者可选择盆底肌肉锻炼、电刺激及生物反馈治疗、CO_2激光等非手术治疗。中、重度患者建议手术治疗。

四、一般治疗

1. 非手术治疗

适用于轻度尿失禁患者及术后辅助治疗患者。

（1）盆底肌训练

① Kegel运动。方法为做缩紧提肛肌的动作，每次收缩不少于3s，然后放松3s，连续做15～30min，每天2～3次，6周为1个疗程。

② 阴道哑铃训练。方法同Kegel运动，只是增加椭圆形阴道哑铃放置于阴道内，每次做15min，每日1次，6周为1个疗程。

③ 电刺激及生物反馈治疗。使用特殊仪器设备完成。每次20min，一周2次，6周为1个疗程。疗效相当于或优于单纯盆底肌训练。

（2）佩戴抗尿失禁型子宫托。

（3）药物治疗　不良反应较多，效果欠佳，难以长期坚持治疗。

（4）行为治疗　如减肥、改变饮食习惯、戒烟等。

2. 手术治疗

非手术治疗无效，尿失禁症状影响患者日常生活，可选择手术治疗。

（1）无张力尿道中段悬吊带术　目前已成为压力性尿失禁的一线手术治疗方法。最微创，简单易行，治愈率达90%以上。

（2）Bruch阴道壁尿道悬吊术　手术创伤较大，恢复慢，已不作为首选术式。

五、药物处方

处方①：雌激素软膏（雌三醇软膏、结合雌激素软膏等），0.5g，涂于外阴、阴道，每日1次。然后，根据症状缓解情况，逐渐减低至维持量，如每周2次。

【注意事项】

（1）乳腺癌、雌激素依赖性恶性肿瘤（例如子宫内膜癌）、异常阴道出血、未经治疗的子宫内膜增生、既往特发的或当前的静脉血栓栓塞症（深度静脉栓塞症、肺栓塞）、活动的或近期的动脉血栓栓塞性疾病（例如心绞痛、心肌梗死）、急性肝脏疾病，或有肝病史肝功能检验未能恢复正常等患者禁用。

（2）对于接受治疗的每个患者，每年都至少应该进行一次仔细的身体状况评估，排除用药禁忌证后，再继续用药。

（3）妊娠期禁用。

处方②：高锰酸钾片，0.2g，1∶5000 稀释后坐盆，每日 2 次。然后，根据症状缓解情况，逐渐减少次数，如每周 1～2 次。适合合并盆腔器官脱垂患者。

【注意事项】

（1）高浓度反复多次使用可引起腐蚀性灼伤，应严格按用法与用量使用，如浓度过高可损伤皮肤和黏膜。

（2）高锰酸钾水溶液易变质，故应临用前用温水配制，并立即使用。

（3）长期使用，易使皮肤着色，停用后可逐渐消失。

处方③：米多君片（盐酸米多君片、脱甘氨酸米多君片），每次 2.5～5mg（1～2 片），每日 2～3 次。

【注意事项】

（1）通过肝脏代谢，肝功能损害患者应慎用本品。经肾脏排泄，肾功能异常的患者应慎用。

（2）每天剂量不超过 10mg。

（3）有引起卧位高血压的危险，并应经常监测卧位和立位血压变化，如血压过分升高，应停止使用本品。严重高血压患者禁用。

（4）为防止卧位高血压，不应在晚餐后或就寝前 4h 内服用盐酸米多君片。

（5）妊娠或哺乳期妇女慎用。

（6）与强心苷同时使用时，可能导致心动过缓、房室传导阻滞或心律失常。

（7）去氧肾上腺素、伪麻黄碱、麻黄素、苯丙醇胺等 α-肾上腺素受体激动剂，可能增强该药的升压效应。因此，当该药与其他引起血管收缩的药物合用时，应予慎重考虑。

（8）α-肾上腺素受体阻滞剂，如哌唑嗪、特拉唑嗪和多沙唑嗪能拮抗本品的作用。

处方④：酒石酸托特罗定片，初始的推荐剂量为每次一片（2mg），每日 2 次。根据患者的反应和耐受程度，剂量可下调到每次半片（1mg），每日 2 次。对于肝功能不全或正在服用 CYP 3A4 抑制剂的患者，推荐剂量为一次半片（1mg），每日 2 次。适用于合并急迫性尿失禁患者。

【注意事项】

（1）尿潴留患者、胃滞纳患者、未经控制的窄角型青光眼患者、重症肌无力患者、严重的溃疡性结肠炎患者、中毒性巨结肠患者禁用。

（2）服用本品可能引起视物模糊，用药期间驾驶车辆、开动机器和进行危险作业者应当注意。

（3）肝功能明显低下的患者，每次剂量不得超过半片（1mg）。

（4）肾功能低下的患者、自主性神经疾病患者、裂孔疝患者慎用本品。

（黄洁贞　黄峥）

第二章　产　科

妊娠剧吐

妊娠剧吐（hyperemesis gravidarum）确切病因不明，在妊娠 5～10 周早孕反应逐渐加重，表现为频繁恶心呕吐，不能进食，排除其他疾病引起的呕吐，体重较妊娠前减轻≥5%，体液电解质失衡及新陈代谢障碍，甚至出现黄疸、意识模糊呈昏睡状态。尿液检查酮体阳性，超声检查排除多胎妊娠、葡萄胎。

一、诊断要点

（1）停经 40 天左右出现早孕反应，呕吐频繁不能进食，每日呕吐≥3 次。

（2）体重较妊娠前减轻≥5%。

（3）面色苍白，皮肤干燥，脉搏细数，尿量减少，严重者血压下降，引起肾前性急性肾衰竭。

（4）尿酮体阳性。

（5）血液浓缩，电解质紊乱，如低钾、低钠、酸中毒、肝肾功能异常。

（6）眼底及神经系统检查，警惕韦尼克脑病。

（7）与葡萄胎及可能引起呕吐的疾病（如肝炎、胃肠炎）相鉴别。

二、鉴别诊断

应与以下疾病相鉴别。

（1）葡萄胎　停经史，血 β-HCG 异常增高者也可出现妊娠剧吐表现，超声检查有助于鉴别。

（2）消化系统疾病　急性胃肠炎，不洁饮食病史，呕吐伴腹痛、腹泻等表现，血常规白细胞计数可升高。急性病毒性肝炎、恶心呕吐、厌食油腻等表现，查体可有皮肤巩膜黄染等，肝功能、肝炎病毒指标有助于鉴别。

（3）代谢性疾病　糖尿病酮症酸中毒，有糖尿病病史，监测血糖有助于鉴别。甲亢，有甲亢病史，高代谢体征，甲状腺激素水平监测有助于鉴别。

（4）神经系统疾病　特发性颅内高压、前庭损害、偏头痛、中枢神经系统肿瘤等。

（5）妊娠相关疾病　妊娠急性脂肪肝、子痫前期等。

（6）其他　药物毒性、心理疾病等。

三、治疗原则

维持体液和新陈代谢平衡，必要时终止妊娠。

四、一般治疗

(1) 心理治疗，解除其思想顾虑。

(2) 口服多种维生素。

(3) 住院治疗，禁食水，可选择鼻饲或中心静脉置管全胃肠外营养。

(4) 必要时终止妊娠。

五、药物处方

处方①：复合维生素 1 片，口服，每日 1 次；碳酸钙 600mg，口服，每日 1 次；维生素 B_1 100mg，肌内注射，每日 1 次。

【注意事项】

(1) 监测孕妇有无手足麻木、手足搐搦。

(2) 尽量少饮茶，以免影响维生素、钙剂吸收。

处方②：10％葡萄糖注射液 1000mL，5％葡萄糖氯化钠注射液 1000mL，生理盐水 500～1000mL，每日补液量不少于 3000mL，补液中加入维生素 C 3.0g，维生素 B_6 200mg 静脉滴注；根据呕吐情况和血钾结果，每日补 10％氯化钾 30～60mL；合并代谢性酸中毒者，给予 5％碳酸氢钠 250mL 静脉滴注；营养不良者，补充氨基酸 250mL、20％脂肪乳 250mL。

【注意事项】

(1) 经上述治疗 2～3 日，病情多可好转，如无改善，需进行鉴别诊断。

(2) 监测尿量，每日维持在 1000mL 以上。

(3) 监测血钾水平，必要时复查心电图，警惕严重低钾及补钾不当造成高钾血症。

(4) 停止呕吐后，尝试进少量流食，并逐渐增加进食量，同时调整补液量。

(5) 如危及孕妇生命，应考虑终止妊娠。

① 持续黄疸。

② 持续蛋白尿。

③ 体温升高，持续 38℃以上。

④ 心动过速（≥120 次/min）。

⑤ 伴发韦尼克脑病。

（张小燕　陈玲）

异位妊娠

异位妊娠（ectopic pregnancy，EP）指孕卵在子宫腔外着床发育，以输卵管妊娠最常见，其次为卵巢妊娠、腹腔妊娠、阔韧带妊娠、宫颈妊娠，是妇产科常见的急腹症之一。典型临床表现为停经后腹痛和阴道出血。当输卵管妊娠流产或破裂急性发作时，可引起腹腔内出血，如不及时诊断、积极抢救，可危及生命。血 HCG＞2000IU/L、超声未见宫内妊娠囊，诊断基本成立。腹腔镜是诊断的金标准。治疗包括药物和手术，方法的选择主要根据患者生命体征和胚囊终止部位及破裂与否等。

一、诊断要点

（1）多有 6～8 周停经史，但输卵管间质部妊娠停经时间较长。

（2）停经后腹痛和阴道出血。

（3）晕厥与休克，由于腹腔内出血及剧烈腹痛，轻者晕厥，重者出现失血性休克。

（4）腹部包块。输卵管妊娠流产或者破裂出血时形成血肿时间较长者，发生粘连形成包块，包块较大或者位置较高者，腹部可以扪及。

（5）妇科检查后穹隆饱满触痛，宫颈举痛，附件区压痛或可扪及包块。

（6）血清人绒毛膜促性腺激素水平低于宫内妊娠。

（7）血清孕酮水平偏低，10～25ng/mL。

（8）阴道超声检查有助于明确妊娠部位和大小。

（9）腹腔镜检查是诊断异位妊娠的金标准。

（10）阴道后穹隆穿刺是简单可靠的诊断方法。

（11）诊断性刮宫，如刮出物仅见蜕膜未见绒毛，有助于诊断。

（12）警惕子宫残角妊娠。

（13）随着辅助生殖技术的进展，宫内宫外同时妊娠及双侧输卵管同时妊娠率增加。

二、鉴别诊断

应与以下疾病相鉴别。

（1）流产　有停经、腹痛、阴道流血史。疼痛为下腹正中阵发性疼痛，阴道流血量多，伴或不伴妊娠物排出。妇检：子宫增大、宫颈口扩张伴出血。血 HCG 增高。B 超：宫内妊娠。异位妊娠多为一侧下腹痛，阴道流血少，无组织物排出。妇检：子宫正常大小，宫颈口无扩张，宫颈举痛阳性，附件区可有包块。后穹隆穿刺抽血不凝血。血 HCG 增高。B 超：宫内无孕囊，附件区混合性包块，盆腔积液。

（2）盆腔炎性疾病　无停经、阴道流血史，腹痛拒按。妇检：宫颈举痛、子宫及附件区压痛明显。血、尿 HCG 阴性。血常规白细胞增高、C 反应蛋白增高。B 超：附件区包块，形态不规则。异位妊娠血、尿 HCG 阳性，二者容易鉴别。

（3）急性阑尾炎　无停经、阴道流血史，典型表现为转移性右下腹疼痛。查体：右下腹麦氏点压痛、反跳痛。血、尿 HCG 阴性。血常规白细胞增高、CRP

增高。B超：阑尾水肿或阑尾区域囊肿。异位妊娠血、尿HCG阳性，可鉴别。

（4）卵巢囊肿破裂　无停经、阴道流血史，突发一侧下腹痛。妇检：子宫正常大小，宫颈举痛、子宫及附件区可有压痛。血/尿HCG阴性。血常规白细胞正常或轻微增高。B超：附件区包块。异位妊娠血、尿HCG阳性，可鉴别。

（5）卵巢囊肿蒂扭转　无停经、阴道流血史，突发一侧下腹痛。妇检：子宫正常大小，宫颈举痛，附件区包块、有蒂与子宫相连、蒂部压痛明显。血、尿HCG阴性。血常规白细胞增高、CRP增高。B超：附件区包块。蒂部血流可部分或完全阻断。异位妊娠血、尿HCG阳性，可鉴别。

三、治疗原则

包括药物治疗和手术治疗，以手术治疗为主。根据患者年龄、生育状况、健康状况、辅助检查结果综合制订治疗方案。

（1）保守治疗指征　年轻并要求保留生育功能的早期输卵管妊娠患者；无药物治疗禁忌证；输卵管妊娠未发生破裂；妊娠囊直径≤4cm；血清人绒毛膜促性腺激素<2000IU/L；无明显禁忌证。

（2）手术适应证　生命体征不稳定或有持续性腹腔内出血征象者；诊断不明确者；异位妊娠有进展者；随诊不可靠者；药物治疗有禁忌证或无效者。

四、一般治疗

（1）手术治疗　分为保守性手术和根治性手术。有生育要求的年轻妇女，特别是对侧输卵管已切除或有病变者，适用于保守性手术；无生育要求或内出血危及生命者适宜行根治性手术。

（2）持续性异位妊娠　输卵管妊娠保守性手术后，残余滋养细胞有可能继续增长，再次出血腹痛，及时给予甲氨蝶呤治疗，必要时再次手术。

五、药物处方

根据血清人绒毛膜促性腺激素的水平和全身状况选择中药或化疗药物。年轻并要求保留生育功能的化疗一般采用全身用药，也可采用局部用药。

处方①：甲氨蝶呤，全身用药，80mg（50mg/m^2）单次肌内注射，局部用药可采用在超声引导下穿刺或在腹腔镜下将甲氨蝶呤直接注入输卵管妊娠囊内；或分次给药，常用剂量为0.4mg/(kg·d)，肌内注射，5日为1个疗程。

【注意事项】

（1）生命体征不稳定、异位妊娠破裂、妊娠囊直径≥3.5cm伴胎心搏动患者禁用。

（2）在治疗第4日和第7日测血HCG，若下降<15%，应重复剂量治疗，以后每周复查血HCG，降至正常一般需要3~4周。

（3）用药期间B超和血HCG监测，注意患者的病情变化，如病情无改善或发生急性腹痛或输卵管破裂症状，则立即手术。

处方②：米非司酮，300mg（8片），顿服。

【注意事项】

（1）保守治疗时与化疗或中药治疗联合应用。

（2）空腹服药，服药后2h进食。

（3）不良反应有轻度恶心、呕吐、眩晕、乏力，个别可出现皮疹。

（4）禁忌证：心、肝、肾疾病患者及肾上腺皮质功能不全者，对药物过敏者。

处方③：中药治疗：丹参9～15g，赤芍6～9g，乳香3～6g，没药3～6g，桃仁6～9g，水煎服，蜈蚣1条，每日两次口服，随兼症加减。

【注意事项】

（1）个别出现皮疹等过敏反应。

（2）治疗过程中有严重内出血应及时手术治疗。

（张小燕　陈玲）

妊娠期急性脂肪肝

妊娠期急性脂肪肝（acute fatty liver of pregnancy）是妊娠期妇女出现肝功能衰竭以及多器官系统受累的表现，多发生于妊娠晚期，起病急骤，病势凶险，严重危及孕产妇及围产儿的生命安全，病死率较高。大约50％患者可发展为子痫前期，20％患者合并HELLP综合征，无肝病史及肝炎接触史，各种肝炎标志物常为阴性。发病率为1/16000～1/7000，居孕产妇死亡顺位的第六位。

一、诊断要点

（1）多见于妊娠31～42周，见于初产妇和多胎妊娠。

（2）初期非特异性症状，恶心、呕吐、右上腹痛为主，或同时出现进行性加重的黄疸。

（3）肝功能衰竭和多器官系统受累的表现。

（4）尿胆红素阴性支持诊断。

（5）尿酸升高。

（6）影像学检查，如B超显示肝区弥漫性的密度增高区，呈雪花样强弱不均。

（7）肝脏活检病理学检查为诊断金标准，提示肝脏弥漫性微滴性脂肪变性。

二、鉴别诊断

（1）急性重症肝炎　两者的临床表现十分相似，较难鉴别。妊娠期急性脂肪肝多发生在妊娠35周左右，血象除白细胞增多外，还可见幼红细胞等血液学特征。血清总胆红素值和转氨酶升高程度比急性重症肝炎轻，且本病有胆酶分离现象，尿胆红素阴性。而急性重症肝炎时，病毒性肝炎血清免疫学检查阳性。血清转氨酶明显升高（可高达1000U/L）。尿三胆阳性，血尿酸不高，白细胞计数正常，肝细胞穿刺活检可见肝细胞广泛坏死，肝小叶结构破坏，因此，肝穿刺活检可立即做出明确的鉴别诊断。

（2）HELLP综合征 妊娠期急性脂肪肝和HELLP综合征有共同的特征，即血清转氨酶和血清胆红素升高、出血倾向和肾衰竭。临床特征和实验室检查结果有较多相似处，治疗原则也颇同，但HELLP综合征不存在低血糖，这是两个疾病间很重要的鉴别点，而且，低血糖本身还可提示肝衰竭和预后险恶。

（3）子痫前期 妊娠期急性脂肪肝可并发子痫前期，但子痫前期患者一般无黄疸、低血糖等症状，且妊娠期急性脂肪肝患者起病急骤，易合并弥散性血管内凝血（DIC）。

（4）肝内胆汁淤积综合征 也有黄疸表现，但伴有皮肤瘙痒、碱性磷酸酶升高，且不伴有上腹部疼痛、恶心、呕吐、肝脏衰竭和弥散性血管内凝血（DIC）。

三、治疗原则

积极及时地处理是改善母儿预后的关键，确诊后或高度疑诊者应在积极术前治疗的情况下迅速终止妊娠以及给予最大限度的支持治疗。

四、一般治疗

（1）保肝治疗。

（2）血制品输注。

（3）血浆置换。

（4）肾上腺皮质激素。

（5）重视多学科合作，防治并发症。

（6）肝移植。

（7）产科处理。尽快终止妊娠，首选剖宫产。

五、药物处方

处方①：促肝细胞生长素，40～120mg/d，分次肌内注射，或加入10％葡萄糖注射液250mL静脉滴注。

【注意事项】

（1）部分出现过敏反应。

（2）用药后可有一过性低热反应，严重高热者停药。

处方②：胰高血糖素1mg，胰岛素8～10U，加入10％葡萄糖注射液300mL

静脉滴注，每天 1～2 次，1 个疗程 10～14 日。

【注意事项】

（1）用药期间监测血糖，警惕血糖过高。

（2）有时可见低血钾。

处方③：氢化可的松，200～300mg，加入 5％葡萄糖注射液中静脉滴注，每天 1 次，短期应用可以保护肾小管上皮。

【注意事项】

同时给予抗感染治疗。

（张小燕　陈玲　蔡文倩）

妊娠期高血压疾病

妊娠期高血压疾病（hypertensive disorders complicating pregnancy）是妊娠和高血压并存的一组疾病，是孕产妇和围产儿死亡的重要原因之一。包括妊娠期高血压、子痫前期、子痫、慢性高血压并发子痫前期和妊娠合并慢性高血压。基本病理生理变化是全身小血管痉挛、内皮损伤及局部缺血。主要临床表现为高血压，较重时出现蛋白尿，严重时发生抽搐。同一手臂至少 2 次测量，收缩压≥140mmHg 和（或）舒张压≥90mmHg 定义为高血压。尿液检查根据尿蛋白异常程度来确定病情严重程度。尿蛋白≥0.3g/24h 或尿蛋白定性≥（＋）为蛋白尿。

一、诊断要点

1. 妊娠期高血压

（1）妊娠 20 周后首次出现高血压，收缩压≥140mmHg 和（或）舒张压≥90mmHg。

（2）产后 12 周血压恢复正常。

（3）尿蛋白阴性。

2. 子痫前期轻度

（1）妊娠 20 周后出现收缩压≥140mmHg 和（或）舒张压≥90mmHg。

（2）尿蛋白≥0.3g/24h，或随机尿蛋白（＋）。

3. 子痫前期重度

血压和尿蛋白持续升高，发生母体脏器功能不全或胎儿并发症，出现下列任一不良情况：

（1）收缩压≥160mmHg 和（或）舒张压≥110mmHg。

（2）尿蛋白≥5.0g/24h 或随机尿蛋白≥（＋＋＋）。

（3）持续性头痛或视觉障碍或其他脑神经症状。

（4）持续性上腹部疼痛。

（5）肝功能异常。

（6）肾功能异常。

（7）低蛋白血症伴胸、腹腔积液。

（8）血液系统异常，血小板持续性下降低于 $100 \times 10^9/L$，血管内溶血、贫血、黄疸或血清乳酸脱氢酶升高。

（9）心力衰竭、肺水肿。

（10）胎儿生长受限或羊水过少。

（11）妊娠 34 周前发病。

4. 子痫

子痫前期基础上发生不能用其他原因解释的抽搐。

5. 慢性高血压并发子痫前期

（1）妊娠后出现蛋白尿。

（2）妊娠前有蛋白尿，妊娠明显增加，或血压进一步升高，或出现血小板减少。

6. 妊娠合并慢性高血压

（1）妊娠 20 周前出现收缩压≥140mmHg 和（或）舒张压≥90mmHg。

（2）妊娠 20 周后出现高血压，产后 12 周未恢复正常。

妊娠高血压疾病预测方法：

（1）疾病高危因素　均为预测指标。

（2）生化指标　可溶性酪氨酸激酶 1（sFlt-1）、胎盘生长因子（PLGF）、胎盘蛋白 13（PP13）、可溶性内皮因子（sEng）。

（3）物理指标　子宫动脉血流波动指数（PI）。

（4）联合预测　分子标志物间联合 sFlt-1/PLGF，PLGF 联合 PP13，PLGF 联合 sEng；分子标志物联合子宫动脉（UA）多普勒。

二、鉴别诊断

应与以下疾病相鉴别。

（1）妊娠合并原发性高血压　非孕时有高血压史，孕前或孕早期发病，多为年龄较大的初产妇，血压较高（＞200/120mmHg）而无自觉症状，无蛋白或管型尿，常无水肿，眼底为动脉硬化改变，有动、静脉压迹等，产后症状减轻至孕前水平。

（2）妊娠合并慢性肾炎　非孕时有急性肾炎史，孕前或孕早期发病，疾病早期可有或无高血压，晚期多有高血压，水肿及尿蛋白明显，可有红细胞尿，常有各种管型，眼底为动脉硬化表现，血浆蛋白低、尿素氮增高，产后可减轻至孕前状态。

此外，子痫应与癫痫、脑炎、脑肿瘤、脑血管畸形破裂出血、糖尿病高渗性昏迷、低血糖昏迷等鉴别。

三、治疗原则

（1）休息、镇静。

（2）降压治疗。

（3）解痉治疗。

（4）有指征者予利尿治疗。

（5）促胎肺成熟。

（6）子痫前期患者经积极治疗母胎状况无改善或者病情持续进展，终止妊娠是唯一有效的治疗措施。

（7）分娩时机　妊娠期高血压、子痫前期轻度可以期待至足月，子痫前期重度患者根据其病情及当地早产儿救治能力决定终止妊娠时机，子痫控制 2h 可考虑终止妊娠。

（8）分娩方式　妊娠期高血压患者如无产科指征，原则上考虑阴道试产，如短期不能经阴道分娩，病情可能加重，可考虑放宽剖宫产指征。

四、一般治疗

（1）妊娠期高血压患者可以在家或者住院治疗。

（2）子痫前期患者应住院治疗。

（3）应注意休息并取侧卧位，但子痫前期患者不建议绝对卧床休息，保证充足的蛋白质和热量，不建议限制食盐摄入。

（4）保证充足睡眠，睡前口服地西泮 2.5～5mg。

五、药物处方

处方①：地西泮片剂，2.5～5mg/d，每晚睡前口服；地西泮 10mg，肌内或静脉注射。

【注意事项】

地西泮 1h 内用量超过 30mg 可能发生呼吸抑制，24h 总量不超过 100mg。

处方②：苯巴比妥片，30mg/次，口服，每日 3 次；苯巴比妥钠 100mg，肌内注射。

【注意事项】

苯巴比妥钠可致胎儿呼吸抑制，分娩前 6h 宜慎重。

处方③：哌替啶 100mg、氯丙嗪 50mg、异丙嗪 50mg 组成冬眠合剂，通常以 1/3 或者 1/2 量肌内注射，或加入 5% 葡萄糖注射液 250mL 内静脉滴注。

【注意事项】

（1）氯丙嗪可使血压急剧下降，导致肾脏及子宫胎盘血供减少，导致胎儿缺氧。

（2）有肝脏损害。

（3）现仅用于硫酸镁治疗效果不佳者。

处方④：拉贝洛尔，50～150mg，口服，每日3～4次；拉贝洛尔，20～80mg，静脉入壶；拉贝洛尔，50～100mg，加入5％葡萄糖注射液250～500mL，持续静脉滴注。

【注意事项】

（1）收缩压≥160mmHg和（或）舒张压≥110mmHg者必须降压治疗，收缩压≥140mmHg和（或）舒张压≥90mmHg者可以降压治疗。

（2）拉贝洛尔片每日最大剂量2400mg。

（3）拉贝洛尔注射液每日最大剂量220mg。

（4）脑出血、房室传导阻滞、心动过缓、支气管哮喘、心源性休克患者禁用。

处方⑤：钙通道阻滞剂硝苯地平，10mg，口服，6～8h 1次。

【注意事项】

（1）注意孕妇心率和血压的变化，已用硫酸镁者慎用，以防血压急剧下降。

（2）因降压作用迅速，一般不主张舌下含服。

（3）24h总量不超过60mg。

（4）不良反应为心悸、头痛。

处方⑥：硝普钠，50mg，加入5％葡萄糖注射液500mL，以0.5～0.8μg/（kg·min）静脉缓慢滴注。

【注意事项】

（1）硝普钠代谢产物为氰化物，对胎儿有毒性作用，分娩前不宜使用，仅在其他降压药物效果不佳时考虑使用。

（2）药物对光敏感，稳定性差，输液瓶需用黑纸或铝箔包裹避光。

（3）切勿直接静脉推注，只可静脉缓慢滴注。

处方⑦：硫酸镁，首次剂量为2.5～5g，25％硫酸镁20mL加入10％葡萄糖注射液20mL静脉推注，或者5％葡萄糖注射液100mL，半小时内静脉滴入，以后以1～2g/h的速度维持。或者夜间睡前停用静脉给药，改为肌内深部注射，25％硫酸镁20mL＋2％利多卡因2mL深部臀肌内注射。

【注意事项】

（1）血清镁离子有效治疗浓度为1.8～3.0mmol/L，超过3.5mmol/L就会出现中毒症状。

（2）硫酸镁每日总量不超过30g。

（3）肾功能不良、重症肌无力、近期心肌梗死史和心肌病患者禁用。

（4）用药过程中注意呼吸、膝反射、尿量，如呼吸<16次/min、尿量<17mL/h、膝反射消失，应立即停药并给予钙剂拮抗。

（5）不良反应为发热、潮红、恶心、呕吐、肌无力、低血压、反射减弱，严重者呼吸抑制、肺水肿、心搏骤停。

处方⑧：呋塞米，20～40mg，静脉入壶；或20％甘露醇250mL快速静脉滴注。

【注意事项】

（1）子痫前期患者不主张常规应用利尿药，仅当患者出现肺水肿、脑水肿、肾功能不全时，可酌情使用快速利尿药。

（2）患者心力衰竭或者潜在心力衰竭时禁用甘露醇。

（张小燕　陈玲　蔡文倩）

妊娠期糖尿病

妊娠期发生的糖代谢异常为妊娠期糖尿病（GDM），是妊娠期最常见的并发症之一。妊娠期糖尿病导致不良妊娠结局，如子痫前期、巨大儿、剖宫产等风险明显增加，而难产、胎儿畸形、围产儿死亡的发生风险也明显升高。妊娠期有三多症状（多饮、多尿、多食），或外阴阴道假丝酵母菌感染反复发作，孕妇体重>90kg，本次妊娠并发羊水过多或巨大胎者，应警惕合并糖尿病的可能。但大多数妊娠期糖尿病患者无明显临床症状。

一、诊断要点

（1）尚未被诊断为糖尿病的孕妇，妊娠24～28周首就诊时行葡萄糖耐量试验（OGTT）：空腹≥5.1mmol/L或服糖后1h≥10mmol/L或服糖后2h≥8.5mmol/L。

（2）具有糖尿病高危因素的孕妇，妊娠24～28周空腹血糖（FPG）≥5.1mmol/L。

二、鉴别诊断

糖尿病合并妊娠：糖尿病合并妊娠包括孕前已诊断的糖尿病和妊娠期间首次诊断的糖尿病。

三、治疗原则

（1）与内科医师、营养科医师一起，共同参与孕期血糖的管理。

（2）妊娠期糖尿病患者应进行生活方式管理，如血糖控制不理想应优先考虑胰岛素治疗。

（3）根据血糖的水平调整胰岛素的用量，教育患者学会微量血糖监测的方法并及时记录。

四、一般治疗

（1）妊娠期糖尿病的健康教育 健康教育在妊娠期糖尿病孕妇的妊娠期管理及治疗中起到至关重要的作用。妊娠期糖尿病的生活方式干预首先应从健康教育开始，健康教育的内容包括为孕妇及家属提供妊娠期糖尿病的概况、如何进行膳食管理、运动指导、如何进行自我血糖监测、低血糖的识别等知识，使孕妇及家属认识到生活方式干预在妊娠期糖尿病治疗中的重要性，从而有效提高妊娠期糖尿病治疗的依从性，使孕妇学会自我管理，改变不良的生活习惯。

（2）医学营养治疗 医学营养治疗是妊娠期糖尿病治疗的基础，是妊娠期糖尿病的首选治疗措施。理想的饮食控制目标：既能保证和提供妊娠期间热量和营养需要，又能避免餐后高血糖或饥饿性酮症出现，保证胎儿正常生长发育。多数妊娠期糖尿病患者经合理饮食的控制和适当的运动治疗，均能控制血糖在满意范围。合理安排餐次及每餐次的进食量有助于控制血糖，早、中、晚三餐的能量占每日摄入总能量的 10%～15%、30%、30%，每次加餐的能量占 5%～10%，可防止餐前低血糖及减少餐后血糖波动，降低低血糖及能量不足的风险，改善围产结局。

（3）孕期运动指导 饮食控制结合运动能更好地控制血糖。研究发现，适当运动能改善胰岛素敏感性，增加骨骼肌摄取葡萄糖效率，降低游离脂肪酸水平，改善不良心理状态，提高生存质量。孕期科学合理运动还能增加孕妇体力和耐力，有助于控制孕期体重增长，有利于阴道分娩。

（4）孕产期的心理辅导 对于焦虑、抑郁严重且经生活方式干预无效者，应及时进行心理咨询和治疗。

五、药物处方

大多数妊娠期糖尿病孕妇通过生活方式管理即可使血糖达标，血糖控制不理想应优先考虑胰岛素治疗。尽管已有一些国外研究证实，格列苯脲和二甲双胍控制妊娠期糖尿病患者血糖有效、安全。然而，应用格列苯脲易引发低血糖，二甲双胍可以通过胎盘，并且，尚缺乏对两种药物用于 GDM 患者治疗后其对胎儿远期影响安全性追踪观察结果。迄今为止，我国尚未批准任何口服降糖药物用于治疗妊娠期高血糖，所以，国内缺乏妊娠期应用口服降糖药物的经验。可用于妊娠期间血糖控制的胰岛素包括：常规胰岛素、中性鱼精蛋白锌胰岛素、门冬胰岛素、赖脯胰岛素和地特胰岛素。

处方：胰岛素，起始总剂量为每天 0.3～0.8U/kg，分次皮下注射。后续使用剂量可根据患者各时间点血糖值的情况进行调整。胰岛素用量个体差异较大，尚无统一标准。一般从最小剂量开始，并根据病情、孕期进展及血糖值加以调整，力求控制血糖在正常水平。

【注意事项】

（1）胰岛素的主要不良反应是低血糖，与剂量过大和（或）饮食失调有关。

（2）胰岛素治疗初期可因钠潴留而发生轻度水肿，可自行缓解；部分患者出现视物模糊，为晶状体屈光改变，常于数周内自然恢复。

（3）胰岛素过敏反应通常表现为注射部位瘙痒或荨麻疹样皮疹，罕见严重过敏反应。

（4）胰岛素制剂类型、注射技术、注射部位、患者反应性差异、胰岛素抗体形成等均可影响胰岛素的起效时间、作用强度和持续时间。

（5）胰岛素不能冰冻保存，应避免温度过高、过低及剧烈晃动。

（胡慧平）

妊娠合并糖尿病

妊娠合并糖尿病有两种情况，一种是在糖尿病（diabetes mellitus，DM）的基础上合并妊娠，又称糖尿病合并妊娠；另一种是妊娠前糖代谢正常，妊娠期间才出现的糖尿病，称为妊娠期糖尿病（gestational diabetes mellitus，GDM），孕妇中80%是妊娠期糖尿病。易并发流产、胎儿畸形、妊娠期高血压疾病、羊水过多、巨大儿等，是妊娠期常见的并发症。妊娠合并糖尿病严重威胁母儿健康，影响程度取决于糖尿病病情及血糖控制水平。

一、诊断要点

1. 糖尿病合并妊娠诊断

（1）妊娠前已确诊为糖尿病者。

（2）妊娠前未进行血糖检测，但存在糖尿病高危因素，如肥胖、一级亲属患2型DM、GDM史、巨大儿分娩史、多囊卵巢综合征史、空腹尿糖反复阳性。首次产前检查时应明确是否存在妊娠前糖尿病，达到以下任何一项标准应诊断为妊娠合并糖尿病。

① 初次产检空腹血糖（FPG）$\geqslant$7.0mmol/L。

② 糖化血红蛋白（HbA1c）$\geqslant$6.5%。

③ 伴有典型的高血糖或高血糖危象，同时随机血糖$\geqslant$11.1mmol/L。

④ 无高血糖症状，随机血糖$\geqslant$11.1mmol/L者需要次日复测FPG和HbA1c。不建议孕早期做常规葡萄糖耐量试验（OGTT）检查。

2. 妊娠期糖尿病诊断

妊娠 24～28 周 75g 糖耐量试验空腹及服糖后 1h、2h 血糖值达到或者超过 5.1、10.0、8.5mmol/L 者，即诊断为妊娠期糖尿病。

二、鉴别诊断

糖尿病合并妊娠应与妊娠期糖尿病相鉴别，前者是在糖尿病基础上合并妊娠，后者是妊娠前糖代谢正常，妊娠期间才出现糖尿病。

三、治疗原则

积极控制孕妇血糖，预防母儿合并症的发生。

四、一般治疗

(1) 糖尿病患者孕前咨询　妊娠前开始在内科医师指导下严格控制血糖，未经治疗的 D、F、R 级糖尿病不宜妊娠；器质病变较轻，血糖控制良好者可继续妊娠。

(2) 合理饮食控制，适当运动治疗，控制血糖在满意范围。

(3) 生活方式干预，血糖不能达标的 GDM 患者首先推荐应用胰岛素治疗。

(4) 终止妊娠时机　未用胰岛素治疗的 GDM 孕妇，无母儿并发症，孕 39 周终止妊娠；DM 合并妊娠及需胰岛素治疗的 GDM 孕妇，孕 38～39 周终止妊娠；有母儿并发症、血糖控制不满意者，促胎肺成熟后及时终止妊娠。

(5) 选择性剖宫产指征　DM 伴微血管病变或产科指征，妊娠期血糖控制不好，胎儿偏大或者既往有死胎、死产者，适当放宽剖宫产指征。

五、药物处方

处方①：诺和灵R 4U，三餐前 30min 皮下注射；诺和灵N 4U，每晚 22 时皮下注射。

【注意事项】

(1) 胰岛素用量个体差异大，一般从小剂量开始，根据血糖、妊娠周数加以调整。

(2) 用药过程中防止低血糖。

(3) 血糖控制满意标准：孕妇无明显饥饿感，空腹、餐前 30min 血糖 3.3～5.3mmol/L；餐后 2h、夜间血糖 4.4～6.7mmol/L。

处方②：妊娠期糖尿病酮症酸中毒的处理：大量补液，乳酸钠林格液 1000mL，静脉滴注，1h 内输完；小剂量胰岛素静滴，胰岛素滴速 0.1U/(kg·h)，血糖>13.9mmol/L，胰岛素加入 0.9%氯化钠注射液静滴，血糖<13.9mmol/L，胰岛素加入 5%葡萄糖注射液静滴；补钾；根据血气分析结果给予 5%碳酸氢钠静滴；酮体转阴性，改为皮下注射胰岛素。

【注意事项】

(1) 同时监测血气分析、血糖、电解质、尿量。

(2) 胰岛素用量 0.1U/(kg·h) 静脉滴注，每 1～2h 监测血糖 1 次。

(3) 酮体转阴后改为胰岛素皮下注射。

(4) 抗感染治疗。

处方③：糖尿病合并妊娠产程中处理：胰岛素 6U 加入 0.9%氯化钠注射液 500mL，静脉滴注，血糖＞5.6mmol/L，胰岛素 1.25U/h；血糖 7.8～10.0mmol/L，静滴胰岛素 1.5U/h；血糖＞10.0mmol/L，静滴胰岛素 2U/h。

【注意事项】

(1) 糖尿病饮食，停用皮下注射胰岛素。

(2) 每 1～2h 监测血糖和尿酮体 1 次。

(3) 产程不宜过长。

(4) 加强胎儿监护。

处方④：剖宫产术中处理：胰岛素 6U 加入 5%注射葡萄糖注射液 500mL，静脉滴注，胰岛素滴速 1.25U/h。

【注意事项】

(1) 术前 1 日停用中效胰岛素，术日停皮下注射胰岛素。

(2) 手术日晨查血糖和尿酮体。

(3) 术中血糖维持在 6.67～10.0mmol/L。

（张小燕　陈玲）

胎儿生长受限

胎儿生长受限（fetal growth restriction，FGR）为生长潜力低下的小于孕龄儿。小于孕龄儿指出生体重低于同胎龄应有体重第 10 百分位数以下，或低于其平均体重 2 个标准差的新生儿。新生儿死亡率为 1%。诊断主要依靠病史回顾、体格检查及 B 型超声的严密监测。治疗并不有效，重点在于诊断之后的胎儿监护。终止妊娠的时机遵循个性化的原则。

一、诊断要点

(1) 宫高、腹围连续 3 周测量均在第 10 百分位数以下，为筛选 FGR 的指标，准确率达 85%以上。

(2) 孕妇妊娠晚期体重每周增加 0.5kg，若体重增长停滞或者缓慢，可能为 FGR。

(3) B 超测量胎儿头围腹围比值小于同孕周平均值第 10 百分位数，有助于估算不匀称型 FGR；B 超检查胎儿双顶径每周增长小于 0.2cm 或者妊娠晚期小于 0.17cm 考虑 FGR 可能；羊水过少及胎盘老化提示 FGR 可能。

（4）彩色超声多普勒检查脐动脉舒张期血流、子宫动脉血流及脐动脉 S/D 对诊断 FGR 有意义。

（5）抗心磷脂抗体阳性与 FGR 的发生有关。

二、鉴别诊断

主要是与早产儿相鉴别。通常根据胎龄和体重进行区分，对于胎龄未明的低体重儿可从皮肤、耳壳、乳腺、神态、跖纹、外生殖器等方面进行鉴定。比如早产儿的皮肤是绛红色、水肿且毳毛多，而足月儿皮肤红润、皮下脂肪丰满、毳毛少。

三、治疗原则

积极寻找病因，补充营养，改善胎盘循环，加强胎儿监测，适时终止妊娠。

四、一般治疗

（1）寻找病因 对临床怀疑 FGR 孕妇尽可能找出可能的致病原因，如及早发现妊娠期高血压疾病，行 TORCH 感染检测、抗磷脂抗体测定，B 超排除胎儿畸形，必要时进行胎儿染色体核型分析。

（2）左侧卧位，卧床休息，均衡膳食，吸氧。

（3）母体静脉营养。

（4）β-肾上腺素受体激动剂改善胎盘血流，硫酸镁能恢复胎盘正常的血流灌注，丹参有利于维持胎盘功能。

（5）胎儿健康状况监测 胎心监护、生物物理评分、胎儿血流监测等。

（6）适时终止妊娠，适当放宽剖宫产指征。

五、药物处方

处方①：复方氨基酸片，1～2 片，口服，每日 2～3 次；碳酸钙，600mg，口服，每日 1 次；复合维生素，1 片，口服，每日 1 次。

【注意事项】

均衡饮食，加强营养。

处方②：复方丹参 4mL 加入右旋糖酐-40（低分子右旋糖酐）液体 500mL，静脉滴注，每日 1 次。

【注意事项】

不良反应：偶见过敏反应。

处方③：阿司匹林，50～75mg，口服，每日一次，或低分子肝素皮下注射，5000IU，每日 1～2 次。

【注意事项】

（1）适用于抗磷脂抗体阳性者。

（2）阿司匹林应与食物同服或水冲服，以减少对胃肠道刺激。

（3）阿司匹林不良反应常见的有恶心、呕吐、上腹部不适或者疼痛，过敏反应、中枢神经系统反应，心脏、肝肾功能损害，缺铁性贫血等。

（4）避免与糖皮质激素、香豆素类抗凝剂合用。

（5）低分子肝素禁忌证：对肝素过敏、严重的凝血功能障碍、消化性溃疡或有出血倾向的脏器损伤及急性感染性心内膜炎。

处方④：每日补液 2000mL，静脉输入 10％葡萄糖注射液、氨基酸、脂肪乳等，加入维生素 C 3.0g、ATP 40mg、辅酶 A 100U 等能量合剂，7 天为 1 个疗程。

【注意事项】

（1）静脉营养支持治疗效果多不理想，加强胎儿监测。

（2）继续妊娠指征　胎儿状况良好，胎盘功能正常，妊娠未足月，孕妇无合并症和并发症，可密切监护至孕足月。

（3）终止妊娠指征

① 胎儿停止增长 3 周以上。

② 胎盘老化伴有羊水过少等胎盘功能低下表现。

③ 胎儿缺氧。

④ 妊娠合并症或者并发症加重。

（张小燕　陈玲）

胎膜早破

胎膜早破（premature rupture of membranes，PROM）指临产前发生胎膜破裂。未足月胎膜早破（preterm premature rupture of the membranes，PPROM）指在妊娠 28 周后、未满 37 周胎膜在临产前发生的胎膜破裂。主要症状为临产前突感较多液体从阴道流出，阴道扩张器检查见阴道后穹隆有羊水聚集或有羊水自宫口流出可以确诊。胎膜早破可引起早产、胎盘早剥、羊水过少、脐带脱垂、胎儿窘迫和新生儿窘迫综合征，孕产妇及胎儿感染率和围产儿死亡率显著升高。

一、诊断要点

（1）孕妇感觉阴道内有尿液样液体流出。

（2）阴道扩张器打开时见后穹隆较多积液，可见胎脂。

（3）阴道测定，pH 值≥6.5。

（4）阴道液涂片检查：镜检见羊齿状结晶；0.5％硫酸尼罗蓝染色，显微镜下见橘黄色胎儿上皮细胞；苏丹Ⅲ染色见黄色脂肪小粒，准确率达95％。

（5）胰岛素样生长因子结合蛋白-1检测，特异性强。

（6）羊膜镜检查可直视胎儿先露部，看不到前羊膜囊。

（7）B超：羊水量减少。

二、鉴别诊断

应与其他引起阴道或会阴液体增多的疾病相鉴别，如尿失禁，阴道正常或炎性分泌物增多，以及大量出汗等。

三、治疗原则

根据孕周及胎肺成熟情况、有无感染征象等决定期待治疗或终止妊娠。

四、一般治疗

（1）足月胎膜早破的处理 破膜后12h给予抗生素预防感染，予药物引产。

（2）未足月胎膜早破的处理 应根据孕周、母胎状况、当地新生儿救治水平及孕妇和家属的意愿进行综合决策。

（3）期待治疗

① 卧床，观察孕妇体温、心率、宫缩、阴道流液性状和血白细胞计数。

② 预防感染。

③ 抑制宫缩。

④ 促胎肺成熟治疗。

⑤ 纠正羊水过少，妊娠＜35周且羊水池深度≤2cm，可行经腹羊膜腔输液。

⑥ 终止妊娠。

五、药物处方

处方①：缩宫素2.5U加入5％葡萄糖注射液500mL，或乳酸钠林格500mL中静脉滴入，8滴/min开始，根据宫缩情况调整滴速。

【注意事项】

（1）给予抗生素预防感染。

（2）适用于足月胎膜早破12h未临产者。

（3）未足月胎膜早破，妊娠35周后，胎肺成熟，宫颈成熟，可药物引产。

（4）产程中严密监测产妇体温、心率、宫缩、胎儿心率、阴道流液性状和血白细胞计数。

处方②：头孢呋辛钠，1.5g，静脉滴注，每日2次。2～3日后改为头孢呋辛酯，0.25g，口服，每日两次，口服3天停药。

【注意事项】

(1) PPROM 入院行阴道分泌物培养，可根据药敏试验结果选择敏感抗生素。

(2) 监测体温、脉搏、羊水性状、血常规、C 反应蛋白等感染指标。

处方③：利托君片，口服，10mg/片，首次 20mg，后 10mg，每 4～6h 1 次，每日总量不超过 120mg。或者，静脉滴注盐酸利托君结束前 30min，开始口服治疗。

【注意事项】

(1) 使用剂量超过 30mg 每日可能增加不良反应，应加强监护。

(2) 监测孕妇心率、血压和胎儿心率，必要时减量或者停药。

(3) 糖尿病合并妊娠者慎用。

处方④：盐酸利托君注射液 100mg 溶于 5％葡萄糖注射液 500mL 液体，5 滴/min 开始，每 10min 增加 5 滴/min，直至宫缩缓解，通常维持在 15～35 滴/min，待宫缩停止，继续输注至少 12h。停药前半小时口服利托君片 10mg，后每次口服 10mg，每 4～6h 1 次。

【注意事项】

(1) 输液期间保持左侧卧位，以减少低血压风险。

(2) 监测孕妇心率、血压和胎儿心率，限制液体入量（<2000mL/d），以防肺水肿。健康孕妇心率不应超过 140 次/min，适当减少剂量或者停药会很快恢复正常。

(3) 长期用药者应监测血钾、血糖、肝功能和超声心电图。

(4) 不良反应主要是心跳加快、血压下降、血糖升高、恶心、出汗、头痛、肺水肿等。双胎妊娠者肺水肿风险增加。

(5) 禁忌证为妊娠合并心脏病、糖尿病、严重高血压病、甲状腺功能亢进症、肾上腺皮质功能亢进症、支气管哮喘。

处方⑤：硫酸镁的首次剂量为 5g，25％硫酸镁 20mL 加入 5％葡萄糖注射液 100mL，半小时内静脉滴入，以后以 2g/h 的速度滴入，宫缩抑制后继续维持 4～6h 后改为 1g/h，宫缩消失后继续用药 12h。

【注意事项】

(1) 硫酸镁每日总量不超过 30g。

(2) 肾功能不良、重症肌无力、近期心肌梗死史和心肌病患者禁用。

(3) 用药过程中注意呼吸、膝反射、尿量，如呼吸<16 次/min、尿量<17mL/h、膝反射消失，应立即停药并给予钙剂拮抗。

(4) 不良反应为发热、潮红、恶心、呕吐、肌无力、低血压、反射减弱、严重者呼吸抑制、肺水肿、心搏停止。

处方⑥：地塞米松，6mg，肌内注射，每 12h 1 次，共 4 次；或倍他米松

12mg 肌内注射，24h 重复给药，共两次。

【注意事项】

（1）应用激素的同时预防感染。

（2）应用于妊娠＜34 周，1 周内有可能分娩的孕妇。

（3）对肾上腺皮质激素类药物过敏、有严重心脏病、癫痫、角膜溃疡、活动性胃十二指肠溃疡、血栓性静脉炎患者禁用。

（4）未足月胎膜早破孕妇期待过程中绝对卧床，保持外阴清洁，避免不必要的阴道检查，密切观察孕妇体温、心率、宫缩、阴道流液性状和血白细胞计数。

（5）妊娠 35 周后，胎肺成熟，宫颈成熟，无禁忌证可引产。

（6）有产科指征、宫颈不成熟且有明显羊膜腔感染，伴有胎儿窘迫者，抗感染的同时行剖宫产术，做好新生儿复苏准备。

（张小燕　陈玲）

先兆早产

先兆早产（threatened preterm labor）指妊娠 28 周至不足 37 周出现规则或者不规律宫缩，间隔 5～10min，持续 30s 以上，伴有宫颈管的进行性缩短。有些国家已将早产时间的下限定义为妊娠 24 周或者 20 周。早产临产（preterm labor）需满足下列条件：出现规则宫缩（20min≥4 次，或 60min≥8 次），伴有宫颈管的进行性改变；宫颈扩张 1cm 以上；宫颈展平≥80％。

一、诊断要点

（1）孕妇最早有不规律宫缩，常伴有少许阴道出血或者血性分泌物，以后可发展为规律宫缩。

（2）宫颈管逐渐消退，然后扩张。

（3）阴道超声检查测量宫颈内口至外口长度＜2.5cm，或宫颈内口漏斗形成伴有宫颈缩短，提示早产风险增大。

（4）阴道后穹隆分泌物胎儿纤连蛋白（fetal fibronectin，fFN）检测为阳性，提示早产风险增加，若阴性，则 1 周内不分娩的阴性预测值达 95％。

二、鉴别诊断

1. 胎盘早剥

妊娠晚期突发下腹痛伴或者不伴阴道出血；存在妊娠期高血压疾病、慢性肾脏疾病等血管病变，腹部外伤等机械性因素及高危病史；腹部紧张，子宫高张，压痛，可扪及宫缩，宫缩无明显间歇，胎心音正常或不正常；胎心提示频繁、晚期减速，超声提示胎盘后血肿；但超声即使阴性也不能排除胎盘早剥。胎盘早剥分为轻、重两型。轻型的胎盘早剥与早产临产极为相似，需警惕。

2. 前置胎盘

病史中存在高危因素，如多次人流刮宫史，产褥感染，瘢痕子宫等内膜损伤病变，双胎妊娠，副胎盘、膜状胎盘等胎盘异常因素。孕妇在妊娠中晚期无痛性阴道出血，无明显下腹痛；体检贫血貌，腹软，未扪及明显宫缩；超声可辅助诊断，胎盘位置低于胎先露部，无明显宫颈管缩短或者宫内口扩张；但附着于子宫后壁前置胎盘容易漏诊，可能因胎先露遮挡或腹部超声探测深度不够，经阴道彩色多普勒检查可以减少漏诊，MRI 可用以确诊前置胎盘。

3. 阴道壁、宫颈局部病变出血

妊娠期合并阴道壁、宫颈病变，如阴道炎症、阴道赘生物、宫颈息肉、宫颈糜烂，甚至宫颈癌，可能出现无痛性阴道少许流血。妇科检查可发现病变。体检：腹软，未扪及明显宫缩，子宫无压痛，胎心正常，妇检可见阴道壁潮红，点状出血，阴道或者宫颈赘生物，或者宫颈中重度糜烂，接触性出血明显，宫颈管长度正常范围，宫颈口闭合，无明显宫腔出血。

4. 妊娠晚期子宫生理性收缩

妊娠晚期孕妇自觉无痛性子宫收缩，强度弱，不规则，常夜晚明显，不伴下腹痛、腹胀及阴道流液，不伴宫颈管进行性缩短、宫口扩张等。但若孕妇自觉宫缩较平时频繁，多于一般的次数，则这种宫缩仍有预示意义，需提高警惕。

5. 先兆子宫破裂

妊娠晚期出现下腹痛伴阴道出血应与先兆子宫破裂鉴别。既往有分娩梗阻、子宫手术史，此次妊娠晚期出现强烈宫缩、阵发性腹痛、少量出血，可有血尿。体检：子宫下段有压痛，病理缩复环。

三、治疗原则

若胎膜完整，在母胎情况允许时尽量保胎至妊娠 34 周。目前药物治疗可以明显改善新生儿预后，包括糖皮质激素促进胎儿肺部成熟和其他器官成熟，针对性使用硫酸镁来保护胎儿的神经。

（1）卧床休息。

（2）促胎肺成熟治疗。

（3）抑制宫缩治疗，先兆早产患者，通过适当控制宫缩，能明显延长孕周；早产临产患者，宫缩抑制剂虽然不能阻止早产分娩，但可能延长孕龄 3～7 日，为促胎肺成熟治疗和宫内转运赢得时间。

（4）控制感染。感染是早产的重要原因之一，做阴道分泌物细菌学检查，尤其是 B 族溶血性链球菌的培养。阳性者根据药敏试验结果选用对胎儿安全的抗生素，未足月胎膜早破者，必须预防性应用抗生素。

（5）终止早产治疗的指征：①宫缩进行性增强，治疗无法控制者；②衡量利弊，继续妊娠对母胎的危害大于胎肺成熟益处的；③有宫内感染者；④孕周已达

34 周，如无母胎并发症，应停用抗早产药物，顺其自然，不必干预，只需密切监测胎儿情况即可。

（6）临产后慎用吗啡、哌替啶等抑制新生儿呼吸的药物。

（7）第二产程行会阴侧切预防早产儿颅内出血。

四、一般治疗

（1）宫缩较频繁，但宫颈无改变，阴道分泌物胎儿纤维连接蛋白（fFN）阴性，不必卧床和住院，只需适当减少活动强度和避免长时间站立。

（2）已有宫颈改变的先兆早产者，需住院并相对卧床休息。

（3）早产临产者，必须卧床休息。

五、药物处方

处方①：利托君片，口服，10mg/片，首次 20mg，后 10mg，每 4~6h 1次，每日总量不超过 120mg。或者，静脉滴注盐酸利托君结束前 30min，开始口服治疗。

【注意事项】

（1）每日使用剂量超过 30mg 可能增加不良反应，应加强监护。

（2）监测孕妇心率、血压和胎儿心率，必要时减量或者停药。

处方②：盐酸利托君注射液 100mg 溶于 5%葡萄糖注射液 500mL，5 滴/min开始，每 10min 增加 5 滴/min，直至宫缩缓解，通常维持在 15~35 滴/min，待宫缩停止，继续输注至少 12h。停药前半小时口服利托君片 10mg，后仍 10mg，每 4~6h 1 次。

【注意事项】

参见胎膜早破的相关内容。

处方③：硫酸镁的首次剂量为 5g，25%硫酸镁注射液 20mL 加入 5%葡萄糖注射液 100mL，半小时内静脉滴入，以后以 2g/h 的速度滴入，宫缩抑制后继续维持 4~6h 后改为 1g/h，宫缩消失后继续用药 12h。

【注意事项】

参见胎膜早破的相关内容。

处方④：钙通道阻滞剂，硝苯地平，10mg，口服，6~8h 1 次。

【注意事项】

密切注意孕妇心率和血压的变化，已用硫酸镁者慎用，以防血压急剧下降。

处方⑤：地塞米松，6mg，肌内注射，每 12h 1 次，共 4 次；或倍他米松 12mg 肌内注射，24h 重复给药，共两次。

【注意事项】

（1）应用于妊娠<34 周，1 周内有可能分娩的孕妇。

（2）对肾上腺皮质激素类药物过敏、有严重心脏病、癫痫、角膜溃疡、活动性胃十二指肠溃疡、血栓性静脉炎患者禁用。

（张小燕　陈玲）

不全流产

不全流产是指妊娠 28 周前出现阴道流血增多伴阵发性下腹痛或腰背痛伴组织物部分排出，是难免流产继续发展阶段。有阴道大量出血的可能，甚至可能发生休克。

一、诊断要点

（1）主诉妊娠 28 周前出现阴道流血增多伴阵发性下腹痛或腰背痛，有阴道组织物排出病史。

（2）妇科检查宫颈口已扩张，宫颈口可有妊娠物堵塞，持续性流血，子宫小于停经周数。

二、鉴别诊断

应与葡萄胎、异位妊娠等疾病相鉴别。

三、治疗原则

尽快行清宫术或钳刮术。阴道大量流血伴休克者，同时输血输液，如合并感染，使用广谱抗生素直至体温恢复正常 24～48h。

四、一般治疗

如患者述阴道有组织物排出，阴道流血不多，B 超提示宫腔有少量组织物残留，可不行清宫术，可等待下一次月经复潮后复查 B 超，了解宫腔残留物是否随子宫内膜的剥落而排出。

五、药物处方

处方①：缩宫素，10～20U，肌内注射或宫颈肌内注射，或 10U ＋5％葡萄糖注射液 500mL 静脉滴注。

处方②：益母草胶囊，每次 3～4 粒，每天 3 次，连服 6 天。

处方③：新生化片，每次 3 粒，每天 3 次，连服 6 天。

【注意事项】

如合并感染，需结合抗菌谱选择敏感抗生素或选用广谱抗生素，抗菌谱涵盖 G^+、G^- 需氧菌，厌氧菌，淋病奈瑟球菌及衣原体。

（杨洁萍　黄峥）

胎盘早剥

胎盘早剥是妊娠晚期的严重并发症，指妊娠 20 周后或分娩期，正常位置的胎盘在胎儿娩出前，部分或全部从子宫壁剥离。

胎盘早剥起病急、发展快，若处理不及时可危及母儿生命。根据病情严重程度，将胎盘早剥分为 3 度。

Ⅰ度　胎盘剥离面积小，无腹痛或腹痛轻微，贫血体征不明显。腹部检查见子宫软，大小与妊娠周数相符，胎位清楚，胎心率正常。产后检查见胎盘母体面有凝血块及压迹即可诊断。

Ⅱ度　胎盘剥离面积为胎盘面积的 1/3 左右。主要症状为突然发生持续性腹痛、腰酸或腰背痛，疼痛程度与胎盘后积血量成正比。无阴道出血或流血量不多，贫血程度与阴道出血量不相符。腹部检查见子宫大于妊娠周数，子宫底随胎盘后血肿增大而升高。胎盘附着处压痛明显（胎盘位于后壁则不明显），宫缩有间歇，胎位可扪及，胎儿存活。

Ⅲ度　胎盘剥离面积超过胎盘面积的 1/2。临床表现严重，可出现恶心、呕吐、面色苍白、四肢湿冷、脉搏细数、血压下降等休克症状，且休克程度大多与阴道出血量不成正比。腹部检查见子宫硬如板状，宫缩间歇时不能松弛，胎位扪不清，胎心消失。若患者无凝血功能障碍属 Ⅲa，有凝血功能障碍者属 Ⅲb。

一、诊断要点

1. 病史

合并妊娠期高血压疾病、长时间仰卧位、胎膜早破、双胎妊娠一胎娩出过快、羊水过多、外伤尤其是腹部直接受到撞击或挤压、高龄孕妇、经产妇、吸烟、可卡因滥用、孕妇代谢异常、孕妇有血栓形成倾向、子宫肌瘤（尤其是胎盘附着部位肌瘤）、既往胎盘早剥病史。

2. 临床表现

根据病情严重程度，出现腹痛、阴道流血、休克、胎心变化、凝血功能障碍等症状或体征。

3. 辅助检查

（1）B超检查　B超提示胎盘与子宫壁之间出现边界不清的液性低回声区即为胎盘后血肿，胎盘异常增厚或胎盘边缘"圆形"裂开。但 B 超检查阴性结果不能完全排除胎盘早剥，尤其是后壁胎盘。

（2）实验室检查　包括血常规、凝血功能检查，Ⅱ度及Ⅲ度患者应检测肾功能及二氧化碳结合力，有条件时应做血气分析，并做 DIC 筛选试验。

二、鉴别诊断

Ⅰ度胎盘早剥与前置胎盘鉴别，Ⅱ度、Ⅲ度胎盘早剥主要与子宫破裂相鉴别。

三、治疗原则

早期识别、积极处理休克、及时终止妊娠、控制 DIC、减少并发症。

四、一般治疗

1. 纠正休克

建立静脉通道，迅速补充血容量（视血红蛋白及凝血功能情况，输注红细胞、血浆、血小板、冷沉淀等），维持血流动力学平稳。

2. 及时终止妊娠

根据孕妇病情轻重、胎儿宫内情况、产程进展、胎产式等，决定分娩方式。

（1）阴道分娩　适用于病情分度为Ⅰ度，以外出血为主，病情较轻，母体一般情况好，宫口已扩张，估计短时间可结束分娩者。行人工破膜，必要时滴注缩宫素，产程中严密观察心率、血压、阴道流血量及胎儿宫内情况，必要时随时中转剖宫产。

（2）剖宫产　适用于Ⅰ度胎盘早剥伴胎儿窘迫征象、Ⅱ度胎盘早剥不能短时间结束分娩、Ⅲ度胎盘早剥产妇病情恶化不能立即分娩、破膜后产程无进展。术中注意按摩子宫、热盐水纱垫热敷子宫，如出现难以控制的大量出血，应快速输注新鲜血及凝血因子，并行子宫切除术。

3. 并发症处理

产后出血：胎儿娩出后立即给予子宫收缩药物、人工剥离胎盘、持续子宫按摩。

五、药物处方

处方①：缩宫素，10U，子宫肌肌注；或者，缩宫素 10～20U 加入补液中，静脉滴注，24h 内总量一般不超过 60U。

【注意事项】

慎防直接原液注入血管。

处方②：卡前列素氨丁三醇注射液（欣母沛），250μg，三角肌肌注，必要时间隔 15～90min 多次注射，总量不超过 2mg（8 次）。

【注意事项】

（1）不能用于对卡前列素氨丁三醇无菌溶液过敏、急性盆腔炎及活动性心肺肾肝疾病患者。

（2）有大约 4% 的患者报道有血压升高的不良反应，不需特别治疗。

处方③：卡贝缩宫素注射液，100μg，静脉推注（1min 内慢推）。

【注意事项】

（1）不能用于对缩宫素和卡贝缩宫素过敏的患者。

（2）不能用于有血管疾病的患者。

（3）单剂量给药后，如没有产生足够的子宫收缩，不能重复使用卡贝缩宫素。

（4）在胎盘娩出前给药，理论上存在胎盘部分滞留或全部滞留的可能。

处方④：马来酸麦角新碱注射液，0.2mg，肌注或静脉注射（需稀释慢推，至少1min），必要时2~4h重复一次，最多5次。

【注意事项】

（1）胎盘未娩出前禁用。

（2）对其他麦角制剂过敏者禁用，冠心病、肝功能损害、严重的高血压、低血钙、闭塞性周围血管病、肾功能损害、脓毒症慎用。

（3）用量不得过大和时间过长，超量可发生麦角样中毒及麦角性坏疽。

（4）凝血功能障碍者，应迅速终止妊娠，纠正凝血机制障碍（补充血容量和凝血因子，应用肝素、抗纤溶治疗）。

（5）肾衰竭。短期内尿量不增且血清尿素氮、肌酐、血钾进行性升高，并且二氧化碳结合力下降，提示肾衰竭，出现尿毒症时应及时行血液透析治疗。

（钟俊敏）

感染性流产

感染性流产即流产合并生殖系统感染，指妇女流产后2周内由于致病菌感染而发生生殖器官炎症，包括子宫内膜炎、子宫肌炎、附件炎和盆腔炎等。

根据感染的严重程度及感染的范围，流产后感染的临床表现各异。通常流产过程中，若阴道流血时间长，有组织物残留于宫腔内或非法堕胎，有可能引起宫腔感染，常为厌氧菌及需氧菌混合感染，严重感染可扩散至盆腹腔或者全身，并发盆腔炎、腹膜炎、败血症及感染性休克。表现如下：

（1）感染的一般临床表现　畏寒发热、脉搏增快、恶心、呕吐等。

（2）腹痛　常表现为下腹部或盆腔部位的持续性疼痛；当存在弥漫性腹膜炎时疼痛可波及全腹。

（3）白带异常　白带量增多，常为脓性或脓血性，有臭味。

（4）妇科检查　宫口可见脓性分泌物流出，宫颈举痛明显，子宫体压痛，附件区增厚或有痛性包块。

（5）腹膜炎体征　下腹部或全腹部有压痛、反跳痛。

一、诊断要点

非法堕胎或不全流产后，阴道出血时间长，发热，腹痛，阴道分泌物有臭味。感染性流产应当作出病原学诊断；此外，还应注意并发症的诊断，如感染性休克、急性肾功能衰竭、DIC 等。美国疾病预防与控制中心（CDC）对急性盆腔炎的诊断标准为下腹压痛、附件压痛和宫颈举痛，3 项为必备条件。

二、鉴别诊断

1. 异位妊娠

有或无停经史，患者有下腹痛，甚至发生休克，阴道出血少，与休克程度不符。腹部检查有时有移动性浊音，妇科检查附件区有包块、压痛，后穹隆穿刺可抽出不凝血，有助于诊断。

2. 功能失调性子宫出血

患者有月经紊乱病史，子宫可较正常小或者略大。

3. 子宫肌瘤

无停经史，月经紊乱，子宫不规则增大，质地偏硬。

4. 滋养细胞肿瘤

流产或者足月妊娠分娩后，有不规则阴道流血、腹痛、子宫增大变软等症状。

三、治疗原则

控制感染的同时尽快清除宫腔内残留物。

四、一般治疗

1. 控制感染

可根据病情的严重程度及抗生素的抗菌谱决定使用药物的种类、剂量及给药途径。在致病菌及药敏试验未明确之前，应使用广谱抗生素或联合用药。

2. 手术治疗

感染性流产的潜在危险是感染灶扩散，并发感染性休克、急性肾功能衰竭及DIC 等严重并发症。因此应及早进行手术，去除病原。

（1）清宫术　在抗生素治疗的基础上，病情稳定者宜及早清宫。术前可先用宫缩剂（静脉滴注或肌注），以防子宫穿孔。术时可先用卵圆钳将宫腔内大块组织钳出，用大刮匙搔刮宫壁一周，感染的子宫组织很脆弱易发生子宫穿孔，故最好由有经验的医师施术。另外，清宫术有加速细菌血行扩散的危险，应加强术后抗感染治疗，并注意对生命体征的监护。

（2）子宫切除术　一般来说，感染性流产在清除感染的胚胎组织以后，炎性多能控制，但也有个别病例炎性难以控制，进而出现感染性休克、肾功能衰竭及DIC 等，同时存在子宫穿孔或子宫严重感染时应考虑做子宫切除术。

3. 支持治疗

严重感染的病例应予以补液、纠正水电解质平衡、输血及输人体白蛋白、补充热量等，以增强机体抵抗力及手术的耐受性。

五、药物处方

常用的联合用药方案有以下几种。致病菌药敏试验明确后可选择1～3种敏感的抗生素。药物使用参考急性盆腔炎的抗生素治疗。

处方①：静脉给药 A 方案

① 单药治疗：第二代头孢菌素或第三代头孢菌素类抗菌药物，静脉滴注，根据具体药物的半衰期决定给药间隔时间，如头孢替坦 2g/12h，静脉滴注；或头孢西丁 2g/6h，静脉滴注；或头孢曲松 1g/24h，静脉滴注。

② 联合用药：如所选药物不覆盖厌氧菌，需加用硝基咪唑类药物，如甲硝唑 0.5g/12h，静脉滴注。为覆盖非典型病原微生物，可加用多西环素 0.1g/12h，口服，连服 14 天；或米诺环素 0.1g/12h，口服，连服 14 天；或阿奇霉素 0.5g/d，静脉滴注或口服，1～2 天后改为口服，0.25g/d，连服 5～7 天。

处方②：静脉给药 B 方案：氧氟沙星 0.4g/12h，静脉滴注；或左氧氟沙星 0.5g/d，静脉滴注。为覆盖厌氧菌感染，可加用硝基咪唑类药物，如甲硝唑 0.5g/12h，静脉滴注。

处方③：静脉给药 C 方案：氨苄西林钠舒巴坦钠 3g/6h，静脉滴注；或阿莫西林克拉维酸钾 1.2g/6～8h，静脉滴注。为覆盖厌氧菌，可加用硝基咪唑类药物，如甲硝唑 0.5g/12h，静脉滴注。为覆盖非典型病原微生物，可加用多西环素 0.1g/12h，口服，连服 14 天；或米诺环素 0.1g/12h，口服，连服 14 天；或阿奇霉素 0.5g/d，静脉滴注或口服，1～2 天后改为口服，0.25g/d，连服 5～7 天。

处方④：静脉给药 D 方案：林可霉素 0.9g/8h，静脉滴注；加用硫酸庆大霉素，首次负荷剂量为 2mg/（kg·8h）静脉滴注或肌内注射，维持剂量 1.5mg/（kg·8h）；两种药物均可采用每日 1 次给药。

处方⑤：非静脉给药 A 方案：头孢曲松 250mg，肌内注射，单次给药；或头孢西丁 2g，肌内注射，单次给药。单次肌内给药后改为其他第二代或第三代头孢菌素类药物，例如头孢唑肟、头孢噻肟等，口服给药，共 14 天。如所选药物不覆盖厌氧菌，需加用硝基咪唑类药物，如甲硝唑 0.4g/12h，口服；为治疗非典型病原微生物，可加用多西环素 0.1g/12h，口服（或米诺环素 0.1g/12h，口服）；或阿奇霉素 0.5g/d，口服，1～2 天后改 0.25g/d，再服 5～7 天。

处方⑥：非静脉给药 B 方案：氧氟沙星 0.4g/12h，口服；或左氧氟沙星 0.5g/d，口服；为覆盖厌氧菌可加用甲硝唑 0.4g/12h，口服，共 14 天。

【注意事项】

（1）静脉给药者应在临床症状改善后继续静脉治疗至少 24h，然后转为口服药物治疗，共持续 14 天。

（2）如确诊为淋病奈瑟菌感染，首选静脉给药 A 方案或非静脉给药 A 方案，对于选择非第三代头孢菌素类药物者应加用针对淋病奈瑟球菌的药物。选择静脉给药 D 方案者应密切注意药物的耳、肾毒副作用，此外，有报道发现林可霉素和庆大霉素联合应用偶尔出现严重神经系统不良事件。药物治疗持续 72h 症状无明显改善者应重新确认诊断并调整治疗方案。

（潘秀玉）

先兆流产

先兆流产（threatened abortion）指妊娠 28 周前出现阴道少量流血，常为暗红色和血性白带，无妊娠物排出，随后出现阵发性下腹坠痛或腰背痛。发生在妊娠 12 周前称先兆早期流产，表现为先出现阴道流血，后出现腹痛。早期流产中 $50\%\sim60\%$ 与胚胎染色体异常有关。发生在妊娠 $12\sim28$ 周称先兆晚期流产，晚期流产原因多为子宫解剖异常或子宫张力大，如子宫肌瘤、子宫颈功能不良及多胎妊娠，其临床过程与早产相似，先出现腹痛（阵发性子宫收缩），后出现阴道流血，胎儿排出后胎盘娩出，出血不多。经休息和治疗后症状消失，可继续妊娠；若阴道出血增多或者腹痛加剧，可发展为难免流产。

一、诊断要点
（1）有停经史或反复流产史。
（2）阴道间断或持续少量出血，后出现阵发性下腹痛或腰背痛。
（3）早期妊娠，尿妊娠试验阳性。妊娠 12 周前监测血清人绒毛膜促性腺激素水平，正常妊娠 $6\sim8$ 周时，其值每日应以 66% 速度增长，若 48h 增长速度＜66%，提示妊娠预后不良。
（4）孕激素测定能协助判断先兆流产预后。
（5）妇科检查可见子宫大小与停经周数相符。
（6）盆腔 B 超可见宫腔内胎囊、有/无胎芽及胎心搏动。

二、鉴别诊断
（1）应与其他阶段的流产类型鉴别，如与难免流产、不全流产、完全流产等疾病相鉴别。
① 难免流产。孕妇阴道流血增多，可伴阵发性下腹痛，或阴道流液（出现胎膜破裂）。妇科检查可见宫颈扩张，或组织物（妊娠物）滞留宫颈内口。子宫大小与停经周数基本吻合。
② 不全流产。继发于难免流产，部分妊娠物排出，但尚有部分残留宫腔内，如胎盘等。可能影响子宫收缩，导致大量出血，甚至发生休克。妇科检查可能见宫颈口已扩张，可能有妊娠物堵塞或持续血液流出，需要及时处理。

③ 完全流产。继发于难免流产，妊娠物完全排出，阴道流血减少，可逐渐停止。

（2）尚需与稽留流产、异位妊娠等疾病相鉴别。

① 稽留流产。致胚胎或胎儿已经停止发育，死亡后未能自行排出体外。患者可表现为早孕反应消失，子宫不再增大。孕中期患者可感觉胎动消失。体检可发现子宫较停经周数小，未闻及胎心音。

② 异位妊娠。妊娠部位不在子宫内，异位妊娠破裂前可无症状，异位妊娠破裂的典型临床表现为腹痛、里急后重、阴道流血，甚至休克。超声检查可见盆腔异常包块，典型病患在包块内可见胎心搏动。

三、治疗原则

针对流产的不同原因、不同临床类型采用不同的治疗方法。

（1）适当镇静　对精神紧张、情绪紧张、情绪不稳定者，可选用少量对胎儿无害的镇静剂。

（2）补充孕激素　对黄体功能不足者应补充黄体酮。

（3）免疫治疗　对于一些因免疫因素引起的习惯性流产可进行主动免疫治疗。

（4）抗感染治疗　对较长时间阴道流血者，应选用适当的对胎儿影响小的抗生素预防感染，如青霉素、头孢菌素类。

（5）一旦考虑难免流产，早期流产应及时清宫，晚期流产需预防产后出血。

（6）宫颈功能不全者孕 14～18 周行宫颈环扎术，术后定期随诊，一旦流产难免，及时拆除缝线。

四、一般治疗

（1）卧床休息。

（2）禁止性生活。

（3）注意营养。

（4）必要时给予对胎儿危害小的镇静剂。

五、药物处方

处方①：地西泮片剂，2.5～5mg/d，每晚睡前口服。

【注意事项】

有嗜睡、头晕乏力、便秘等不良反应，青光眼者慎用，孕妇不主张长期使用。

处方②：苯巴比妥（鲁米那），0.03g/次，每日 3 次。

【注意事项】

过敏体质者可引起严重皮疹，长期服用可产生耐受性和成瘾性。

处方③：黄体酮胶囊，100～200mg/次，每日 1～2 次，口服；黄体酮阴道制剂，100～200mg，每晚置阴道内；或黄体酮注射液，20～40mg，肌内注射，每日 1 次,根据病情可连续用药 1~10 周。

【注意事项】

(1) 肾病、心脏病水肿、高血压的患者慎用。

(2) 一旦出现血栓性疾病(如血栓性静脉炎、脑血管病、肺栓塞、视网膜血栓形成)的临床表现,应立即停药。

(3) 出现突发性部分视力丧失或突发性失明、复视或偏头痛,应立即停药。

处方④:绒毛膜促性腺激素,1000U/d,或隔日 2000U 肌内注射。

【注意事项】

皮疹或者过敏罕见,过敏体质者须做过敏试验。

处方⑤:阿莫西林胶囊,口服,0.25~1.0g/次,每日 4 次;或青霉素钠注射液,肌内注射,80U/次,每日两次,或青霉素钠注射液静滴,800U/次,每日两次。

【注意事项】

(1) 用药前询问有无过敏史,无过敏史者常规做皮试。

(2) 过敏反应是最常见的不良反应。

(3) 严重肾功能不良者不可以大剂量使用,以免引起毒性作用。

处方⑥:利托君片,口服,10mg/片,首次 20mg,后 10mg,每 4~6h 1 次,每日总量不超过 120mg。或者,静脉滴注盐酸利托君结束前 30min,开始口服治疗。

【注意事项】

(1) 适用于妊娠 20 周后先兆晚期流产者。

(2) 使用剂量超过 30mg 每日可能增加不良反应,应加强监护。

(3) 监测孕妇心率、血压和胎儿心率,必要时减量或者停药。

处方⑦:盐酸利托君注射液 100mg 溶于 5% 葡萄糖注射液 500mL,5 滴/min 开始,每 10min 增加 5 滴/min,直至宫缩缓解,通常维持在 15~35 滴/min,待宫缩停止,继续输注至少 12h。停药前半小时口服利托君片 10mg,后每次 10mg,每 4~6h 1 次。

【注意事项】

(1) 适用于妊娠 20 周后先兆晚期流产者。

(2) 输液期间保持左侧卧位,以减少低血压风险。

(3) 监测孕妇心率、血压和胎儿心率,限制液体入量(<2000mL/d),以防肺水肿。健康孕妇心率不应超过 140 次/min,适当减少剂量或者停药会很快恢复正常。

(4) 长期用药者应监测血钾、血糖、肝功能和超声心电图。

(5) 不良反应主要是心跳加快、血压下降、血糖升高、恶心、出汗、头痛、肺水肿等。双胎妊娠者肺水肿风险增加。

（6）禁忌证为妊娠合并心脏病、糖尿病、严重高血压病、甲状腺功能亢进、肾上腺皮质功能亢进、支气管哮喘。

处方⑧：硫酸镁的首次剂量为5g，25％硫酸镁注射液20mL加入5％葡萄糖注射液100mL，半小时内静脉滴入，之后以2g/h的速度滴入，宫缩抑制后继续维持4～6h后改为1g/h，宫缩消失后继续用药12h。

【注意事项】

（1）硫酸镁每日总量不超过30g。

（2）肾功能不良、重症肌无力、近期心肌梗死史和心肌病患者禁用。

（3）用药过程中注意呼吸、膝反射、尿量，如呼吸<16次/min、尿量<17mL/h、膝反射消失，应立即停药并给予钙剂拮抗。

（4）不良反应为发热、潮红、恶心、呕吐、肌无力、低血压、反射减弱，严重者呼吸抑制、肺水肿、心搏骤。

处方⑨：先兆流产合并甲状腺功能减退者，口服左甲状腺素片，25～50μg开始，每日1次。

【注意事项】

定期监测血促甲状腺激素（TSH）水平，妊娠早期<2.5mIU/L，妊娠晚期<3.0mIU/L。

处方⑩：抗磷脂抗体阳性的复发性流产者，阿司匹林口服，50～75mg，每日1次，或低分子肝素皮下注射，5000IU，每日1～2次。

【注意事项】

（1）阿司匹林应与食物同服或水冲服，以减少对胃肠道刺激。

（2）阿司匹林不良反应常见的有恶心、呕吐、上腹部不适或者疼痛、过敏反应、中枢神经系统反应、心脏、肝肾功能损害，缺铁性贫血等。

（3）避免与糖皮质激素、香豆素类抗凝剂合用。

（4）低分子肝素禁忌证为对肝素过敏、严重的凝血功能障碍、消化性溃疡或有出血倾向的脏器损伤及急性感染性心内膜炎。

（张小燕　陈玲）

产后出血

产后出血（postpartum hemorrhage，PPH）指胎儿胎盘娩出后2h内阴道出血≥400mL或胎盘娩出后24h内阴道出血≥500mL，剖宫产时超过1000mL，是分娩期的严重并发症，居我国产妇死亡原因首位。病因可分为子宫收缩乏力、胎盘因素、软产道损伤及凝血功能障碍，以上原因可共存或相互影响。分娩后2h

是高发时段，应密切监护。

一、诊断要点

（1）高危因素

① 全身性因素。产妇精神过度紧张、使用镇静剂、产程过长、产妇体力衰竭、合并全身性疾病。

② 局部因素。子宫张力过大、多产妇、子宫瘢痕。

③ 胎盘粘连、胎盘植入。

④ 子宫收缩过强、助产操作不当。

（2）胎儿娩出后阴道出血及出现失血性休克、严重贫血症状。

（3）按病因不同，出血表现不同

① 子宫收缩乏力。间歇性阴道出血，暗红色，有凝血块，子宫松软如袋状，子宫轮廓不清。

② 胎盘因素。胎盘娩出前阴道大量出血。

③ 软产道裂伤。胎儿娩出后，阴道持续大量鲜红色出血，可自凝。

④ 凝血功能障碍。全身不同部位出血，最多见为子宫大量出血，血液不凝。病史、出血特点、血小板计数及凝血功能等实验室检查有助于诊断。

（4）失血量估计

① 称重法。分娩后敷料重－分娩前敷料重＝失血量（血液比重为 1.05g＝1mL）。

② 容积法。专用产后接血器收集血液后用量杯测量。

③ 面积法。血湿面积按 $10cm \times 10cm = 10mL$。

④ 目测法。估计失血量×2～3 倍。

⑤ 比色法。Hb 下降 1g＝400～500mL；RBC 下降 100 万＝Hb 下降 3g；HCT 下降 3％＝400～500mL。

⑥ 休克指数法。休克指数＝脉率/收缩压。

＜0.5	正常
＝1	失血 10％～30％，500～1500mL
＝1.5	失血 30％～50％，1500～2500mL
＝2.0	失血 50％～70％，2500～3500mL

二、鉴别诊断

产后出血的鉴别诊断主要是引起产后出血四大因素之间的相互鉴别，另外应与绒毛膜癌相鉴别。具体如下：

（1）子宫收缩乏力者多有产程子宫收缩乏力的病史，产后出血多为暗红色血液，可见血凝块，鲜血少见；按摩宫底，子宫松软甚至如布袋，按摩后可有大量血液流出阴道，软产道检查并无异常；加强宫缩后出血量减少。

（2）胎盘滞留、部分粘连、部分植入等胎盘异常引起的产后出血，多见于胎儿娩出后胎盘未娩出，无胎盘剥离征象；腹部检查有时胎盘嵌顿时在子宫下段形成狭窄环，徒手剥离胎盘可发现胎盘与宫壁粘连或难以分离。

（3）软产道裂伤多发生在胎儿娩出后，出血鲜红，无血凝块但可自凝；检查发现子宫收缩良好，软产道检查能明确裂伤部位及严重程度。

（4）凝血功能障碍，于产前即可有慢性全身出血表现，患者可出现子宫、软产道等多部位出血，血难自凝，根据血小板计数，凝血功能检查结果不难诊断。

（5）绒毛膜癌的临床表现为血、尿妊娠免疫实验测定阳性，胸部 X 线片及 CT 检查可见胸、脑转移病灶，剖出物病理学检查可鉴别。

三、治疗原则
（1）针对出血原因，迅速止血。
（2）补充血容量、纠正失血性休克。
（3）预防并发症和防治感染。

四、一般治疗
（1）准确估计失血量，早期发现，早期诊断，尽快找出出血部位及出血原因。
（2）立即开放经脉通道，保持循环通畅，注意体位、保暖、吸氧。
（3）根据不同病因，相应处理。
① 子宫收缩乏力的处理。a. 按摩子宫，单手按摩法和经腹经阴道联合双手按摩法；b. 宫缩剂；c. 填塞宫腔，包括水囊填塞、宫腔纱条填塞、子宫改良 B-Lynch 缝合术、盆腔血流阻断；d. 切除子宫。
② 胎盘因素出血处理。a. 积极处理第三产程；b. 怀疑胎盘滞留，迅速手取胎盘；c. 可疑胎盘不全，及时行清宫术。
③ 软产道裂伤的处理。按解剖层次修补缝合裂伤。
④ 凝血功能障碍出血的处理。尽快输血、血浆，补充血小板、纤维蛋白原或凝血酶原复合物、凝血因子等。
（4）失血性休克救治流程如下。
① 防治休克，正确估计失血量，补充血容量，监测中心静脉压，注意尿量。
② 有凝血机制障碍者应以补充新鲜血液为主。慎用肝素。
③ 不能控制的产后出血，可酌情行子宫动脉结扎、髂内动脉结扎或子宫切除术。
④ 保护心脏，如有心力衰竭，应予强心药物，同时加用利尿药。
⑤ 防止肾功能衰竭，控制液体入量，注意高血钾。
⑥ 预防感染。
⑦ 治疗贫血。

⑧ 补液原则。a. 补充足够血容量，输液量应为出血量的 2~3 倍；b. 最初 15~20min 内快速输液 1000mL（生理盐水、乳酸钠林格液），第 1h 内输入 2000mL；c. 先输 1~2L 晶体液，再补充 0.5~1L 胶体液；d. 输血，出血量为 10%~30%，血液＋胶体＝晶体液；>30%，（血液＋胶体）：晶体液＝3：2；≥2000mL，补血 70%＝1400mL；≥3000mL，补血 80%＝2400mL。

五、药物处方

处方①：缩宫素，10U，子宫体或肌内注射，同时缩宫素 10~20U 静滴。

【注意事项】

（1）缩宫素 24h 总量不超过 60U。

（2）缩宫素仅对子宫体有作用，对子宫下段作用差。

（3）个体敏感性差异较大，抗利尿作用可致水中毒。

（4）有饱和性。

处方②：卡前列甲酯栓（卡孕栓），1mg，含服或直肠给药。

【注意事项】

（1）作用较强，需提前用药。

（2）主要作用于子宫体和子宫下段。

（3）舌下含服给药胃肠道反应较重，呕吐腹泻。

（4）24h 总量不超过 3mg。

（5）青光眼、高血压、哮喘者禁用。

处方③：卡贝缩宫素 100μg（1mL），单剂量静脉注射，胎儿娩出后缓慢地在 1min 内一次性给予。卡贝缩宫素可以在胎盘娩出前或者娩出后给予。

【注意事项】

（1）药效持续时间 12h。

（2）静脉注射卡贝缩宫素后常发生（10%~40%）的是恶心、腹痛、瘙痒、面红、呕吐、热感、低血压、头痛和震颤。

（3）不常发生（1%~5%）的不良事件包括背痛、头晕、金属味、贫血、出汗、胸痛、呼吸困难、寒战、心动过速和焦虑。

处方④：欣母沛，250μg，子宫或者肌内注射，若无效，15min 后重复给药。

【注意事项】

（1）24h 总量不超过 2mg。

（2）常见的不良反应有恶心、呕吐、腹泻、头痛、潮热、高血压等。

（3）引起血压升高和支气管痉挛。

（4）偶有呼吸困难和肺水肿。

（张小燕　陈玲）

羊水栓塞

　　羊水栓塞（amniotic fluid embolism，AFE）指在分娩过程中羊水突然进入母体血液循环引起急性肺栓塞、休克、弥散性血管内凝血、肾衰竭等一系列病理改变的严重分娩并发症。也可发生于妊娠10～14周钳刮术时。母体死亡率高达70％～80％。本病不完全是羊水中有形成分导致的机械性栓塞，更像是羊水进入血液后诱发的过敏反应，建议命名为"妊娠过敏反应综合征"。

一、诊断要点

　　（1）发病诱因　高龄产妇、多产妇、宫缩过强、急产、催产素过度刺激、剖宫产术中、中期引产钳刮、胎盘早剥、前置胎盘、人工破膜等。

　　（2）典型临床表现

　　① 休克期。

　　② 心肺功能衰竭期和过敏性休克。

　　③ 出血期。

　　④ DIC引起的出血。

　　⑤ 肾衰期。

　　⑥ 急性肾功能衰竭。

　　（3）不典型羊水栓塞　症状隐匿，羊水破裂时呛咳或剖宫产时寒战，几小时后阴道大量出血、切口渗血、酱油色血尿等。

　　（4）右心或下腔静脉血液中查见羊水成分。

　　（5）胸部X线　双肺弥漫性点片状影，沿肺门分布，轻度肺不张及右心房和右心室扩大。

　　（6）心功能检查　心电图和心脏彩超可显示右心房、右心室大。

　　（7）与DIC有关的实验室检查阳性。

二、鉴别诊断

1. 胎盘早剥

　　典型症状为妊娠中、晚期突发持续性腹痛，伴或者不伴阴道流血，严重时可出现恶心、呕吐、面色苍白、四肢湿冷等休克症状，胎心、胎动消失或明显减少。

2. 子宫破裂

　　多发生在妊娠晚期，患者烦躁不安，破裂瞬间有撕裂状剧烈腹痛，宫缩消失时疼痛可缓解，可伴有血尿及阴道鲜血流出，母体呈低血容量表现，常见于既往有子宫手术史的孕妇。

3. 产后子痫

此为在子痫前期基础上发生的不明原因的抽搐，患者产后出现抽搐、面部充血、口吐白沫、深昏迷，意识恢复后有困惑、易激惹、烦躁，但子痫有高血压、水肿、蛋白尿病史，且无破膜因素。

4. 肺栓塞

患者出现突然呼吸困难、胸痛、濒死感、发绀、右心衰竭、低血压、肢端湿冷，但不直接发生 DIC，抗凝剂溶栓治疗有效。

三、治疗原则

（1）早识别、早发现、早诊断、早治疗。

（2）一旦怀疑羊水栓塞，立即抢救，包括抗过敏、解除肺动脉高压、抗休克、防止 DIC 和肾衰竭等，同时行必要的辅助检查。

（3）抢救的首选药物为糖皮质激素和盐酸罂粟碱。

四、一般治疗

（1）立即启动抢救小组。

（2）面罩吸氧 4～8L/min，留置尿管，监测尿量，开放三条静脉通道（至少一条深静脉通道），保持循环通畅。

（3）查血常规、血型、肝肾功能、电解质、凝血功能、配血，留取下腔静脉血查找羊水有形成分。

（4）抗过敏　怀疑羊水栓塞，立即静脉推注地塞米松 20mg，激素加重 DIC，应在使用肝素基础上使用。

（5）纠正呼吸循环衰竭　有效给氧，纠正肺动脉高压。

（6）抗休克　补充血容量，中心静脉压监测下补液，应用血管活性药物。

（7）纠正酸中毒。

（8）防治 DIC。

① 早用肝素。

② 补充凝血物质。

③ 纤溶活跃期应用促凝药物。

（9）治疗心力衰竭。

（10）防止肾衰竭。

（11）产科处理。

① 第一产程症状缓解及时行剖宫产。

② 第二产程症状缓解行阴道助产。

③ 子宫大出血及早行子宫切除术。

（12）使用肾毒性小的广谱抗生素预防感染。

五、药物处方

处方①：地塞米松，20mg，静脉入壶，可重复给药。或者，氢化可的松 100～200mg 加入 5％葡萄糖注射液 500mL，快速静脉滴注。

【注意事项】

（1）氢化可的松 24h 总量 500～1000mg。

（2）激素加重 DIC，应在使用肝素基础上使用。

处方②：盐酸罂粟碱 30～90mg 加入 10％～25％葡萄糖注射液 20mL 缓慢静脉推注。

【注意事项】

（1）盐酸罂粟碱日量不超过 300mg。

（2）与阿托品合用效果更佳。

（3）静注过量或者速度过快可导致房室传导阻滞、心室颤动，甚至死亡。

处方③：阿托品 1mg，加入 10％～25％葡萄糖注射液 10mL，缓慢静脉推注，每 15～30min 重复给药，直到面色潮红，症状缓解为止。

【注意事项】

心率＞120 次/min 慎用。

处方④：氨茶碱 250mg，加于 25％葡萄糖注射液 10mL，缓慢静脉推注。

【注意事项】

给药过快可出现毒性作用，表现为心律失常、心率增快、头晕、血压剧降等。

处方⑤：多巴胺 20～40mg，加入 10％葡萄糖注射液 250mL，缓慢静脉滴注，根据血压调整速度。

【注意事项】

给药过快可出现心律失常、心动过速等。

处方⑥：去乙酰毛花苷（毛花苷丙）0.2～0.4mg，加于 10％葡萄糖注射液 20mL，静脉推注。或者，毒毛花苷 K 0.125～0.25mg，同法静脉滴注，必要时 4～6h 重复给药。

【注意事项】

给药过快可出现心律失常、心动过速等。

处方⑦：肝素钠 12.5～25mg，加入 5％葡萄糖注射液 100mL，静脉滴注，30min 内滴完，然后肝素钠 25～50mg，加入 5％葡萄糖注射液 500mL 中，慢滴，＜30 滴/min，4～6h 重复。

【注意事项】

（1）肝素过量用鱼精蛋白对抗，1mg 鱼精蛋白可对抗 1mg 肝素。

（2）肝素钠用于治疗羊水栓塞早期的高凝状态，应用肝素时以试管法测定凝血时间控制在 15min 左右。

（3）纤维蛋白原＜0.5g/L，肝素可加重出血。

（张小燕　陈玲）

产褥感染

产褥感染（puerperal infection）指分娩和产褥期生殖道受病原体侵袭，引起局部或全身感染。β溶血性链球菌是最常见的病原体，发热、疼痛、异常恶露是三大主要症状，对产后发热者，首先考虑产褥感染，再排除引起产褥病率的其他疾病。产褥感染与产科出血、妊娠合并心脏病及严重的妊娠期高血压疾病，是导致孕产妇死亡的四大原因。

一、诊断要点

（1）详细询问病史及分娩全过程。

（2）全身和局部检查　仔细检查腹部、盆腔及会阴切口，确定感染部位和严重程度。

（3）辅助检查　影像学检查对炎性包块、脓肿做出定位、定性诊断，C反应蛋白、降钙素原有助于早期感染诊断。

（4）确定病原体　通过宫腔分泌物、脓肿穿刺物、后穹隆穿刺液做细菌培养加药敏试验确定病原体。

二、鉴别诊断

应与以下疾病相鉴别。

1. 细菌性乳腺炎

持续性发热，同时伴有乳腺组织肿胀，持续性疼痛，泌乳不畅，检查发现单（双）侧乳腺或部分乳腺组织红肿，质感，伴有压痛时考虑细菌性乳腺炎。

2. 呼吸道疾病

上呼吸道感染多数在发热的同时伴有咳嗽、咳痰、鼻塞、呼吸困难等症状，尤其在剖宫产分娩的产妇中更常见，可能出现肺不张、吸入性肺炎或细菌性肺炎，查体可能有患侧肺部湿啰音，必要时需尽早行胸部X线片检查以排除。

3. 泌尿系统感染

顺产或者剖宫产产妇产后留置尿管者，会增加产褥期泌尿系统感染的发生率，临床表现为在发热时有腰痛、肾区叩击痛、尿频、尿急、尿痛等泌尿系统刺激症状，一般可做中段尿细菌培养以指导敏感用药的选择。

4. 血栓性静脉炎

当出现单侧或者双下肢疼痛、肿胀，常有腓肠肌压痛等症状时，需警惕下肢深浅静脉血栓同时伴有感染。

三、治疗原则

加强营养，增强全身抵抗力，依据细菌培养和药敏试验调整抗生素，必要时手术治疗。

四、一般治疗

（1）支持治疗。

① 加强营养并补充足够的维生素，增强全身抵抗力。

② 纠正水电解质平衡。

③ 病情严重或贫血者，多次少量输新鲜血或者血浆。

（2）取半卧位，以利于恶露引流或者使炎症局限于盆腔。

（3）应用抗生素。

（4）肝素治疗，血栓性静脉炎时，应用大量抗生素的同时，可加用肝素。

（5）必要时手术治疗。

① 切开引流。可疑盆腔脓肿可经腹或后穹隆切开引流。

② 胎盘胎膜残留处理。经有效抗感染同时，清除宫腔残留物，有效控制感染后再彻底刮宫，避免感染扩散和子宫穿孔。

③ 子宫感染严重，出现不能控制的出血、败血症或脓毒血症，应及时行子宫切除术，清除感染源，抢救患者生命。

五、药物处方

处方①：头孢呋辛钠1.5g，静脉滴注，每日2次，同时甲硝唑0.5g，静脉滴注，每日2次。或者，盐酸左氧氟沙星氯化钠注射液0.3g，静脉滴注，每日2次，同时甲硝唑0.5g，静脉滴注，每日2次。

【注意事项】

（1）未能确定病原体时，根据临床表现和经验用药，选用广谱高效抗生素。

（2）然后根据细菌培养和药敏试验结果，调整抗生素种类和剂量。

（3）中毒症状严重者，短期可加用肾上腺皮质激素。

处方②：肝素钠，即150U/(kg·d)肝素加入5%葡萄糖注射液500mL，静脉滴注，每6h 1次，体温下降后改为每日2次，连用4~7天；尿激酶40万U加入0.9%氯化钠注射液中，静脉滴注10天。

【注意事项】

用药期间监测凝血功能。

（张小燕　陈玲）

新生儿低血糖症

新生儿低血糖症指血清葡萄糖水平低于 2.2mmol/L（40mg/dL）。多于出生后 24～72h 内出现，糖尿病母亲所生的婴儿低血糖出现较早，经治疗后大多 24h 内恢复正常。大部分低血糖患儿无临床症状。症状性低血糖患儿症状和体征也为非特异性，血糖反复低于正常者可引起神经系统损害。

一、诊断要点

（1）出现反应差、喂养困难、呼吸暂停、嗜睡、发绀、颤抖，甚至惊厥等症状。

（2）血清葡萄糖水平低于 2.2mmol/L 可诊断。

二、鉴别诊断

1. 新生儿败血症

症状和体征常无特异性，主要表现为反应差、呼吸窘迫、发绀、呼吸暂停。可通过检查感染指标明确诊断。

2. 新生儿高胰岛素血症

由患儿胰岛素过度分泌所致，有低血糖表现，建议在低血糖时检查胰岛素、C 肽以明确诊断。

三、治疗原则

（1）积极预防。

（2）早期喂养。

（3）治疗原发病。

四、一般治疗

（1）对可能发生低血糖症者出生后 1h 即喂 10％葡萄糖注射液，2～3h 开始喂奶。

（2）严重或顽固的低血糖可应用激素。

五、药物处方

1. 单纯低血糖

处方：10％葡萄糖注射液，2mL/kg，静脉推注，然后以速度 6～8mg/（kg·min）维持，每小时监测血糖 1 次，根据血糖值调节输糖速度，正常 24h 后逐渐减慢输注速度，48～72h 停用。

【注意事项】

通过外周静脉输注，葡萄糖注射液浓度不能超过 12.5%，如需要更高浓度的溶液，必须放置中心静脉导管。

2. 难以控制的低血糖

处方①：糖皮质激素：氢化可的松，5mg/kg，每 12h 1 次，静脉滴注，或泼尼松 1～2mg/(kg·d)，口服。

处方②：高血糖素，0.02mg/kg，静脉或肌内注射，或每小时 1～20μg/kg，静脉滴注维持。

【注意事项】

使用高血糖素后，如低血糖昏迷患者恢复知觉，即应给予葡萄糖，以防再次昏迷。

3. 新生儿高胰岛素血症

处方①：二氮嗪，静脉注射，每次 3～5mg/kg，如无效，20min 后重复。口服，每日 10～25mg/kg，分 3 次。

【注意事项】

过量会引起高血糖。

处方②：生长抑素（奥曲肽），每日 5～25μg/kg，每 6～8h 1 次，静脉或肌内注射。

【注意事项】对此药物过敏患者禁用。

4. 先天性垂体功能减退症

处方：生长激素，0.1U/d，肌内注射。

【注意事项】

（1）严重的持续、反复低血糖会对大脑造成严重的损伤。低血糖症治疗的根本原则是迅速找出病因，及时治疗，防止低血糖脑病发生。

（2）在纠正低血糖时避免用过高浓度的糖快速静脉输入，防止输糖浓度波动过大，应持续输入。

（曾立）

新生儿败血症

新生儿败血症指病原体侵入新生儿的血液并在其中生长、繁殖、产生毒素而造成的全身性反应。常见的病原体为细菌，也可为真菌、病毒或原虫等其他病原体。

一、诊断要点

（一）细菌性败血症

（1）有感染、中毒等临床表现。早期出现精神欠佳、纳差、哭声减弱、发热或体温不升，且病情进展迅速，很快发展到不吃、不哭、不动，甚至嗜睡的状态。特殊表现为病理性黄疸、肝脾大、出血、中毒性肠麻痹、化脓性关节炎、脑膜炎等。

（2）血培养阳性。

（3）脑脊液、浆膜腔液、尿液或深部组织中分离出同样的细菌。

（4）白细胞总数$<5\times10^9/L$或100个中性粒细胞中杆状核≥20个。

凡具备上述指标的第（1）、（2）条或第（1）、（3）、（4）条即可确诊；仅具备第（1）、（3）条，且细菌为非条件致病菌者也可确诊。

（二）真菌性败血症

（1）易感因素为胎龄<32周早产儿及低出生体重儿，尤其是出生体重$<1500g$；长时间气管插管机械通气；各种留置导管；长时间使用广谱抗生素；长时间输入静脉营养脂肪乳剂等。

（2）临床表现为发热或低体温、呼吸暂停、低血压、腹胀、活动减少等。

（3）实验室检查白细胞升高或正常，常伴有血小板减少。

（4）$(1,3)$-β-D葡聚糖增高是目前早期诊断深部真菌感染的指标；血真菌培养阳性是诊断的金标准。

二、鉴别诊断

应与以下疾病相鉴别。

1. 新生儿呼吸窘迫综合征

出生后出现呼吸窘迫症状，胸片有典型的表现，须注意与早发型败血症尤其是无乳链球菌败血症鉴别，需完善感染方面的检查以鉴别，必要时可经验性应用抗生素。

2. 新生儿肺炎

有气促、呼吸困难表现。胸片检查见斑片样阴影。可在明确感染后针对病原体治疗。

3. 遗传代谢性疾病

出现反应差表现，在完善感染检查外，需考虑行遗传代谢检查。

4. 青紫型先天性心脏病

出生后不久出现发绀，可有气促、呻吟表现。需行心脏彩超以明确诊断。

三、治疗原则

（一）细菌性败血症

（1）积极抗感染治疗。

（2）支持疗法　给予足够热量，维持血糖、电解质在正常水平，必要时吸氧。

（3）处理严重并发症。

（二）真菌性败血症

（1）选择合适的抗真菌药物。

（2）治疗并发症。

四、一般治疗

（1）休克时输注血浆或全血，每次 10mL/kg；多巴胺和（或）多巴酚丁胺改善循环。

（2）清除感染灶。

（3）保暖，酸中毒者给予纠酸，低氧血症予氧疗，必要时机械通气。

（4）减轻脑水肿。

（5）免疫支持疗法。

五、药物处方

（一）细菌性败血症

1. 抗菌药物的应用

处方：根据血培养及药敏试验结果选择合适的抗生素，如表 3-1。

表 3-1　新生儿期抗菌药物的应用

抗菌药物	每次剂量 /(mg/kg)	每天给药次数		主要病原体
		日龄＜7 天	日龄＞7 天	
青霉素	(5～10)万 U	2	3	肺炎链球菌、链球菌、对青霉素敏感的葡萄球菌、革兰氏阴性杆菌
氨苄西林	50	2	3	流感嗜血杆菌、革兰氏阴性杆菌、革兰氏阳性球菌
苯唑西林	20～50	2	3～4	耐青霉素葡萄糖球菌
哌拉西林	50	2	3～4	铜绿假单胞菌、变形杆菌、大肠埃希菌、肺炎链球菌
头孢拉定	50～100	2	3	金黄色葡萄球菌、链球菌、大肠埃希菌
头孢呋辛	50	2	3	革兰氏阴性杆菌、革兰氏阳性球菌
头孢噻肟	50	2	3	革兰氏阴性菌、革兰氏阳性菌、需氧菌、厌氧菌
头孢曲松	50～100	1	1	革兰氏阴性菌、耐青霉素葡萄球菌
头孢他啶	50	2	3	铜绿假单胞菌、脑膜炎球菌、革兰氏阴性杆菌、革兰氏阳性厌氧球菌
红霉素	10～15	2	3	革兰氏阳性杆菌、衣原体、支原体、螺旋体、立克次体
万古霉素	10～15	2	3	金黄色葡萄球菌、链球菌
亚胺培南	20～30	2	2	绝大多数革兰氏阴性、革兰氏阳性需氧和厌氧菌
甲硝唑	7.5	2	2	厌氧菌

2. 免疫力低下者用药

处方①：免疫球蛋白，每日 300～500mg/kg，应用 3～5 天。

【注意事项】

免疫球蛋白为血液制品，应签署知情同意书。

处方②：重症患儿可行交换输血，换血量 100～150mL/kg。

【注意事项】

注意交叉配血。

（二）真菌性败血症

处方①：两性霉素 B，起始剂量每天 1～1.5mg/kg，静脉滴注 2～6h。

【注意事项】

该药可引起贫血、血小板减少症、低钾血症、恶心、呕吐和发热、寒战，应用时监测血常规、电解质、尿量、尿素氮和肌酐。如治疗过程中血清肌酐上升＞0.4mg/dL，须停药 2～5 天。

处方②：注射用两性霉素 B 脂质体，每天 5～7mg/kg，静脉滴注 2h 以上。

【注意事项】

适用于两性霉素 B 耐药或伴肝肾功能障碍的患儿。

处方③：氟胞嘧啶，12.5～37.5mg/kg，口服，每日 4 次。若出现肾功能不全，可延长用药间隔。

【注意事项】

浓度达 100μg/mL 以上可有毒性，但停药或减量后即可恢复。可发生致命的骨髓抑制、肝炎、严重的腹泻、皮疹。

处方④：氟康唑，治疗真菌感染负荷量 12～25mg/kg，后每次 6～12mg/kg 口服，或经输液泵静脉注射 30min 以上。预防真菌感染每次 3mg/kg 静脉注射，每周 2 次。

【注意事项】

预防性应用只用于侵袭性真菌高发的新生儿监护室中的极低出生体重儿。

处方⑤：米卡芬净，每次 5～7mg/dL，每天一次，静脉注射，至少 1h。

【注意事项】

用于治疗由白念珠菌及非白念珠菌引起的真菌败血症、腹膜炎和播散性感染。

（曾立）

新生儿感染性肺炎

感染性肺炎为新生儿常见疾病之一，是新生儿感染最常见的形式，也是导致新生儿死亡的重要病因。可发生在宫内、分娩过程中或出生后，病原体为细菌、病毒、真菌或原虫等。

一、诊断要点

（1）有纳差、反应低下、发绀、气促、呻吟、吐沫、呛奶等表现，可有发热或体温不升。

（2）呼吸增快，三凹征（＋），鼻翼扇动，有不同程度的发绀，听诊肺部呼吸音粗糙、减低或闻及湿啰音，严重者可出现呼吸衰竭、心力衰竭、DIC、休克或持续肺动脉高压。

（3）胸片示肺纹理增多或两肺点片状阴影或大片状阴影并肺不张。

二、鉴别诊断

应与以下疾病相鉴别。

1. 新生儿败血症

可有气促、呻吟等呼吸困难表现，但同时有多个器官功能损伤，诊断需根据临床及实验室检查结果，确诊是血培养有病原体生长。

2. 胎粪吸入综合征

在出生后即出现临床症状，应与早发性感染性肺炎相鉴别。但胎粪吸入综合征有羊水粪染等典型的病史和临床表现，可作鉴别。

3. 新生儿休克肺

多见于剖宫产儿，由于肺液吸收延迟，肺内液体积聚引起，是一种自限性疾病。表现为出生后呼吸窘迫，病程较短，呼吸可自行缓解。休克肺是一排他性诊断，须排除肺炎或新生儿呼吸窘迫综合征等情况。

三、治疗原则

（1）积极抗感染。

（2）对症支持治疗。

（3）注意保持呼吸道通畅。

四、一般治疗

（1）保证液体及热量供应，注意保温，喂奶时避免发生呛咳与误吸。

（2）物理治疗

① 翻身及体位引流。重症患儿每 2～4h 翻身一次，喂奶后通常采取右侧卧位。若有肺不张，应根据病变部位采取特殊体位。

② 叩背。促进分泌物排出。

③ 吸痰。清除呼吸道分泌物，保持呼吸道通畅。

五、药物处方

1. 细菌性肺炎

根据血或痰培养结果选用敏感抗生素。

处方①：青霉素，每次（5～10）万 U/kg，日龄＜7 天的新生儿每日 2 次，日龄＞7 天的新生儿每日 3 次。

【注意事项】

主要针对肺炎链球菌，对青霉素敏感的葡萄球菌、G$^-$球菌。

处方②：哌拉西林，每次 50mg/kg，日龄＜7 天的新生儿每日 2 次，日龄＞7 天的新生儿每日 3 次。

【注意事项】

主要针对铜绿假单胞菌、变形杆菌、大肠埃希菌、肺炎链球菌等。

处方③：头孢他啶，每次 50mg/kg，日龄＜7 天的新生儿每日 2 次，日龄＞7 天的新生儿每日 3 次。

【注意事项】

主要针对铜绿假单胞菌、脑膜炎球菌、革兰氏阴性杆菌、链球菌、革兰氏阳性厌氧菌等。

处方④：万古霉素，每次 10～15mg/kg，日龄＜7 天的新生儿每日 2 次，日龄＞7 天的新生儿每日 3 次。

【注意事项】

主要针对金黄色葡萄球菌及链球菌等。

处方⑤：亚胺培南，每次 20～30mg/kg，每日 2 次。

【注意事项】

主要针对绝大多数革兰氏阴性、革兰氏阳性需氧和厌氧菌。

2. 非细菌性肺炎

处方①：衣原体肺炎或支原体肺炎首选红霉素，口服，每天 30～50mg/kg，分 3～4 次给药；静脉滴注，每天 20～40mg/kg，分 2～4 次给药。

【注意事项】

（1）滴注 1h 以上。

（2）切勿肌内注射。

处方②：阿昔洛韦，每次 20mg/kg，每日 3 次。

【注意事项】

（1）滴注 1h 以上。

（2）＜34 周的早产儿或有严重肝肾功能障碍的患儿延长用药间隔时间。

处方③：巨细胞病毒感染用更昔洛韦，每次 5mg/kg，每日 2 次。

【注意事项】

（1）滴注 1h 以上。

（2）定期复查血常规，如发现严重的粒细胞减少、贫血及血小板减少等毒性反应，将剂量减半，如仍不好转，应终止治疗。

（曾立）

新生儿缺氧缺血性脑病

新生儿缺氧缺血性脑病（hypoxic-ischemic encephalopathy，HIE）是指围生期因素引起的缺氧、脑血流减少或暂停而导致的新生儿脑损伤，该病有特征性的神经病理及病理生理改变，并在临床上出现一系列脑病的症状，部分病例可遗留不同程度的神经系统后遗症。

一、诊断要点

（1）有围生期窒息史，出生后72h内出现肌张力及原始反射改变、惊厥、脑水肿、意识障碍等神经系统症状，病情严重者常在出生后24h内出现中枢性呼吸衰竭、颅内压力增高、脑干损伤症状等。

（2）血清磷酸肌酸激酶脑型同工酶（CPK-BB）在脑组织收缩时明显升高。

（3）影像学检查

① 头颅CT。有助于了解脑水肿范围、颅内出血类型，最适宜的检查时间为出生后2～5天。

② 头颅MRI。无创，能清晰地显示颅后窝及脑干等B超和CT不易探及部位的病变。

二、鉴别诊断

应与以下疾病相鉴别。

1. 低血糖

严重的低血糖也会出现反应差、自主活动少等神经系统症状。及时监测血糖可明确诊断。

2. 颅内出血

有明显的神经系统症状，影像学检查可明确诊断。

3. 遗传代谢性疾病及其他先天性疾病

有反应差、惊厥等表现，常规检查见伴有低血糖、高血氨等表现，可做遗传代谢疾病相关检查，以明确诊断。

三、治疗原则

（1）支持疗法。

（2）控制惊厥，对症治疗。

（3）治疗脑水肿。

四、一般治疗

（1）维持良好的通气功能，保持 PaO_2、$PaCO_2$ 及 pH 在正常范围，严重者可予机械通气、NO 吸入治疗。

（2）维持良好的血液灌注，避免脑灌注过低或过高。

（3）维持血糖在正常高值（4.16～5.55mmol/L）。

五、药物处方

1. 治疗脑水肿

处方①：甘露醇，每次 0.25～0.5g/kg，静脉注射，每 4～6h 1 次。

【注意事项】

甘露醇易快速滴注，也可静脉推注。

处方②：呋塞米，每次 0.5～1mg/kg，静脉注射，每 8～12h 1 次。

【注意事项】

呋塞米为排钾利尿药，应用此药应监测血钾浓度。

2. 抗惊厥治疗

处方①：苯巴比妥为首选，负荷量 20mg/kg，缓慢注射或肌内注射，如未能止惊，1h 后可加 10mg/kg，负荷量 12h 后给予维持剂量，每日 3～5mg/kg。

【注意事项】

苯巴比妥除镇静、止惊等作用外，还可以降低脑代谢率，有清除自由基、改善脑血流、减轻脑水肿等作用，但应警惕呼吸抑制作用。

处方②：苯妥英钠，负荷量 15～20mg/kg，静脉滴注 30min 以上。维持剂量每日 4～8mg/kg，缓慢推注（>1 周的新生儿每次 8mg/kg，每 8～12h 1 次）。输注速度不超过 0.5mg/(kg·min)。

【注意事项】

血管外渗可导致组织炎症和坏死。血清浓度过高可伴发惊厥、嗜睡。

处方③：10%水合氯醛，50mg/kg，灌肠。

【注意事项】

早产儿用后易出现呼吸抑制和心动过缓，应慎用。

处方④：咪达唑仑，负荷量 0.15mg/kg，静脉注射，维持量 0.06～0.4mg/(kg·h)。

【注意事项】

剂量过大或快速静脉滴注可导致呼吸抑制和呼吸停止，可能导致低血压。

3. 低血压治疗

处方①：多巴胺 2～5μg/(kg·min)，静脉滴注。

处方②：多巴酚丁胺 2～5μg/(kg·min)，静脉滴注，可与多巴胺同时应用。

【注意事项】

HIE 的治疗为综合治疗，必须重视基础治疗，迅速恢复内环境稳定。在此基础上可给予改善神经细胞代谢、改善脑血流灌注的药物。

（曾立）

新生儿颅内出血

新生儿颅内出血是新生儿期最严重的脑损伤，早产儿多见，病死率高，存活者常留有神经系统后遗症。其病因主要与围生期窒息缺氧及产伤等密切相关。新生儿尤其是早产儿血管壁脆弱，肝功能不成熟，凝血功能不完善，脑组织发育不成熟，脑血管自主调节功能差，使其更易发生颅内出血。临床表现与出血部位及出血量有关，轻者可无症状，出血量大者可在短期内死亡。

一、诊断要点

（1）有窒息或产伤史，胎龄<32周，合并其他出血性疾病等高危因素。

（2）有神经系统兴奋或抑制症状，表现为颅压增高、抽搐、角弓反张；凝视、瞳孔对光反射减弱或消失；肌张力改变及血压不稳等；早产儿脑出血症状多不明显，表现为吸吮困难、呼吸暂停、皮肤发花、血压和体温维持不稳、心率增快或减慢及全身肌张力消失。

（3）急性期脑脊液常为均匀血性，1周后脑脊液常为黄色，一般可持续4周左右。

（4）头颅 B 超、CT 或 MRI 可确诊。

二、鉴别诊断

应与以下疾病相鉴别。

1. 脑室周围-脑室内出血

这是早产儿最常见的颅内出血类型，胎龄越小发病率越高。根据不同的临床表现有 3 种类型。

（1）临床无表现型　见于出血量较少的病例。

（2）断续进展型　症状在数小时至数天内断续进展，由出血量较大或渐进性出血所致，首先表现为兴奋性增高，继而出现皮质抑制症状，如神志异常、呼吸异常、四肢肌张力低下。

（3）急剧恶化型　极少见，发生在短时间内严重出血的早产儿，在数分钟至数小时内病情急剧进展。

2. 硬膜下出血

多因机械性损伤使硬膜下血窦及附件血管破裂而发生严重出血。此类出血与产伤有直接的关系，常发生在巨大儿或者头大、胎位异常难产或高位产钳助产的新生儿。CT、MRI 可显示出血的部位及范围。

3. 蛛网膜下腔出血

此型颅内出血在新生儿期比较多见，一般分三种类型。

（1）出血量很少　此种类型在新生儿最常见，一般无明显症状，预后良好。

（2）间歇性惊厥　由于出血对脑皮质的刺激而诱发惊厥，但一般预后良好。

（3）大量出血　很快出现神经系统症状，此型在新生儿极少见。

4. 小脑出血

早产儿较足月儿多见，需要注意的是，外力使枕部受压，尤其于早产儿来说，会增加小脑静脉压并损伤枕骨窦及从属静脉而致出血。因此在新生儿分娩困难，出生后需要面罩正压通气者，须避免枕部受压引起小脑出血。

三、治疗原则

（1）对症治疗。

（2）止血，防止继续出血。

（3）控制惊厥，降颅压。

（4）营养脑细胞治疗。

四、一般治疗

（1）保持安静，避免搬动及刺激。

（2）保证液体入量和热量，维持血压稳定。

（3）脑积水治疗：如头围增大超过 2cm，B 超显示脑积水征象者先腰穿，放出脑脊液。若无效可行脑室引流。一般仅能持续 7 天，如头围继续增大，应做脑积水分流术。

五、药物处方

处方①：维生素 K_1，5mg，静脉注射或肌内注射，每天 1 次，连用 3～5 天。

【注意事项】

严重肝脏疾患及肝功能不良者禁用。

处方②：注射用血凝酶（立止血），0.5kU，静脉注射，连用 3 天。

【注意事项】

宜在补充维生素 K 后合用此药。

【注意事项】

（1）内出血时患儿黄疸持续时间稍长，程度较重，考虑与肝酶活性较低有关，一般无须特殊治疗，仅个别患儿需光疗。

（2）该病预后与病情严重程度、抢救是否正确、及时有关。病情严重，惊厥、意识障碍、脑干症状持续时间超过 1 周，血清 CPK-BB 和脑电图持续异常者预后差。

（曾立）

急性上呼吸道感染

急性上呼吸道感染简称"上感"，系各种病原包括病毒、细菌、支原体等引起的上呼吸道炎症，为小儿最常见的疾病。

一、诊断要点

（1）有鼻塞、流涕、喷嚏、咽部不适等局部症状，和（或）伴有发热、头痛、烦躁、乏力、全身不适等全身症状，部分患儿有呕吐、腹痛、腹泻、食欲缺乏等消化道症状。

（2）查体可见咽部充血、扁桃体肿大，有时可伴有下颌及颈部淋巴结肿大，肺部听诊正常。

（3）实验室检查白细胞计数正常或偏低，中性粒细胞减少，淋巴细胞计数相对增高，细菌感染者白细胞数及中性粒细胞增高，在应用抗生素之前行咽拭子培养可发现致病菌。

二、鉴别诊断

应与流行性感冒、急性传染病早期、急性传染性单核细胞增多症等相鉴别。

1. 流行性感冒

由流行性感冒病毒（简称流感病毒）、副流感病毒引起。有明显的流行病史，局部症状较轻，全身症状较重。常有高热、头痛、四肢肌肉酸痛等，病程较长。

2. 急性传染病早期

上呼吸道感染常为各种传染病的前驱症状，如麻疹、流行性脑脊髓膜炎、百日咳、猩红热等，应结合流行病史、临床表现及实验室资料等综合分析，并观察病情演变加以鉴别。

3. 急性传染性单核细胞增多症

为 EB 病毒感染，病初多表现为扁桃体的炎性病变及渗出，病程后期出现颈部淋巴结及轻度肝脾大，疾病恢复过程较长，末梢血涂片找异常淋巴细胞，EB 病毒抗体可协助诊断。

三、治疗原则

（1）病因及对症治疗。

（2）防止交叉感染及并发症。

（3）物理治疗。

四、一般治疗

（1）注意休息，多饮水，保证液体及热量供给。

（2）对症治疗

① 高热时给予冷敷、擦浴等物理降温，可口服退热药物。

② 发生热性惊厥者给予镇静、止惊等处理。

③ 咽痛、咳嗽可给予咽喉片及止咳祛痰药物。

五、药物处方

1. 抗病毒药物

处方：利巴韦林（病毒唑）10～15mg/(kg·d)，口服或静滴，或 2mg 含服，每 2h 1 次，6 次/d，3～5 天为 1 个疗程。

【注意事项】

中性粒细胞减少或缺乏患者慎用。

2. 抗生素

处方：青霉素，5 万～10 万 U/kg。日龄＜7 天者，每 12h 1 次；日龄＞7 天者，每 8h 1 次。

【注意事项】

如证实为链球菌感染或既往有风湿热、肾炎病史者，疗程应为 10～14 天。

（曾立）

毛细支气管炎

毛细支气管炎是由多种病原感染引起的急性毛细支气管炎症，多见于 2～6 个月婴儿，以喘憋、三凹征和喘鸣为主要临床特点，主要由呼吸道合胞病毒引起，临床上较难发现未累及肺泡及肺泡间壁的纯粹毛细支气管炎，故也被认为是一种特殊类型的肺炎，有人称为喘憋性肺炎。

一、诊断要点

（1）多见于 2 岁以内的幼儿，尤其是 6 个月内的婴儿。

（2）有持续性干咳、发作性喘憋等症状，严重时呼吸暂停，伴低热或不发热。发作严重可并发心力衰竭、呼吸衰竭。

（3）肺部叩诊呈过清音，听诊呼气相呼吸音延长，呼气性哮鸣音，严重时呼吸音减低或消失，喘憋稍缓解时可闻及细湿啰音。

（4）胸部 X 线检查可见支气管周围炎或斑片状影，肺气肿。

（5）血中呼吸道合胞病毒 IgM 抗体阳性，或鼻咽分泌物中检出呼吸道合胞病毒抗原或核酸。

具有上述 (1)～(4) 项，可临床诊断为本病，同时具有第 (5) 项可做病原学诊断。

二、鉴别诊断

应与以下疾病相鉴别。

1. 支气管哮喘

婴儿的第一次感染性喘息发作，多为毛细支气管炎，若反复多次发作，亲属有变态反应病史，则有哮喘可能性。

2. 闭塞性细支气管炎

起病年龄不定，常用腺病毒、麻疹病毒、支原体等前驱感染病史，之后有持续或反复喘息或咳嗽、呼吸急促、运动不耐受，症状持续 6 周以上，支气管舒张剂效果不佳，高分辨率 CT（HRCT）提示马赛克征有助于诊断。

三、治疗原则

氧疗、控制喘憋、病原治疗及免疫疗法。

四、一般治疗

（1）吸氧。本病患儿均有不同程度低氧血症，重症患儿可给予鼻导管或面罩等不同方式吸氧。

（2）控制喘憋。雾化吸入支气管扩张药，严重者可给予糖皮质激素雾化吸入或静脉滴注，必要时给予镇静。

（3）抗病毒治疗。

（4）生物制品治疗可缓解临床症状，缩短病程。

（5）保证液体摄入、纠酸及处理并发症。

五、药物处方

1. 抗病毒药物

处方：α-干扰素，每次 1×10^5 U/kg，每日 1 次，肌内注射。或者，利巴韦林，每次 10～15mg/kg，每日 1～2 次，静脉滴注。

【注意事项】

中性粒细胞减少或缺乏患者慎用利巴韦林。

2. 扩张气管药物

处方：5% 沙丁胺醇，雾化吸入，每次 0.02mL/kg。

3. 糖皮质激素

处方①：琥珀酸氢化可的松，每日 5～10mg/kg，静脉滴注。

处方②：甲泼尼龙，每日 1～2mg/kg，静脉滴注。

【注意事项】

应用激素注意补充钙剂。

4. 控制喘憋

处方①：氯丙嗪，每次 1mg/kg，肌注或口服，必要时 4～6h 后重复使用。

处方②：异丙嗪，每次 1mg/kg，肌注或口服，必要时 4～6h 后重复使用。

【注意事项】

患有心血管疾病（如心力衰竭、心肌梗死、传导异常）慎用。

5. 生物制品

处方：免疫球蛋白，每日 400mg/kg，静脉滴注，连续 3～5 天。

【注意事项】

（1）该病高峰期为呼吸困难发作后的 48～72h，新生儿及未成熟儿或合并先天性心脏病者病死率较高，应及时发现和处理酸中毒、心力衰竭及呼吸衰竭等。

（2）发生心力衰竭时应及时应用强心药物。

（曾立）

支气管肺炎

支气管肺炎是小儿时期最常见的肺炎，多发于 2 岁以内儿童，病原体最常为细菌和病毒，也可为混合感染。

一、诊断要点

（1）主要症状有发热、咳嗽、气促及伴有精神不振、食欲减退、烦躁、轻度腹泻或呕吐等全身症状。

（2）体征有呼吸增快伴有鼻翼扇动和三凹征、发绀，早期肺部啰音不明显，以后可闻及较固定的中、细湿啰音。

（3）辅助检查细菌性肺炎时白细胞升高、中性粒细胞增多，并有核左移现象，胞浆内可见中毒颗粒；病毒性肺炎时白细胞大多正常或降低；细菌感染时血清 CRP 浓度上升，非细菌感染时上升不明显；X 线检查双肺下野、中内带可见点状或絮状影，或融合成片状阴影。

二、鉴别诊断

本病应与以下疾病相鉴别。

1. 急性支气管炎

以咳嗽为主，一般无发热或仅有低热，肺部听诊可闻及不固定的干湿啰音，随咳嗽而改变。胸部 X 线示肺纹理增多。若病情严重则按肺炎处理。

2. 支气管异物

有异物吸入史，突然出现呛咳，可有肺不张和肺气肿，且易继发感染引起肺炎，可行肺部透视或纤支镜检查鉴别。

3. 肺结核

一般有结核接触史，结核菌素试验阳性，胸部 X 线示肺部有结核病灶可予鉴别。婴幼儿肺结核与肺炎极为相似，但肺部啰音不明显，可行 T-spot TB 检测鉴别。

三、治疗原则

（1）控制炎症。

（2）改善通气功能，对症治疗。

（3）防止和治疗并发症。

四、一般治疗

（1）保持适宜的温度及湿度，保证空气流通及丰富的营养，进食困难的患儿可给予肠道外营养。

（2）经常变换体位，促进炎症吸收。

（3）积极抗感染治疗。

（4）对症治疗

① 有缺氧表现（如烦躁、口周发绀）时给予吸氧，鼻导管给氧，氧浓度不超过 40%，氧流量为 0.5～1L/min，面罩给氧，氧浓度为 50%～60%，氧流量 2～4L/min。

② 及时清除呼吸道分泌物，保持呼吸道通畅，雾化吸入有利于解除支气管痉挛和水肿，也有湿化气道有利于痰液排出的作用。严重病例可给予机械通气。

③ 高热患儿可用物理降温，口服对乙酰氨基酚或布洛芬等。如伴明显烦躁不安可给予适当镇静药物。

（5）并发症治疗，如发生感染脓毒症休克、脑水肿、心肌炎等应及时予以处理。

五、药物处方

1. 抗病毒药物

处方：利巴韦林（病毒唑），10～15mg/(kg·d)，肌注或静滴。

【注意事项】

中性粒细胞减少或缺乏患者慎用。

2. 抗生素

处方：肺炎链球菌感染时，可给予青霉素 5 万～10 万 U/kg。日龄<7 天者，每 12h 1 次；日龄>7 天者，每 8h 1 次。

【注意事项】

如证实为链球菌感染或既往有风湿热、肾炎病史者，疗程应为 10～14 天。

（曾立）

支原体肺炎

支原体肺炎又称原发性非典型肺炎，全年可发病，约占小儿肺炎的 10％～20％，病原体为肺炎支原体。

一、诊断要点

（1）发热热型不定，热程较长，可达 1～3 周。早期有剧烈刺激性咳嗽。

（2）肺部体征多不明显，婴幼儿双肺可闻及湿啰音。

（3）部分患儿有肺外表现，如心肌炎、心包炎、血小板减少、脑膜炎、消化道出血等。

（4）恢复期血清肺炎支原体抗体 4 倍以上升高可诊断。

（5）胸部 X 线多样，可有肺门影增浓、间质性肺炎等表现。

二、鉴别诊断

本病应与以下疾病相鉴别。

1. 细菌性肺炎

重症支原体肺炎患儿影像学表现为大叶实变伴胸腔积液，外周血中性粒细胞升高，CRP 明显升高，需注意与细菌性肺炎鉴别。支原体肺炎的 CT 常有小叶间隔增厚、支气管血管束增粗和树芽征等间质性改变，有别于细菌性肺炎。另外，支原体肺炎的胸腔积液检查常提示白细胞轻度升高，以淋巴细胞为主，病原分离可作为鉴别诊断依据。

2. 肺结核

支原体肺炎需注意与浸润性肺结核相鉴别，浸润性肺结核出现支气管播散表现病程相对较长，起病缓慢，浸润阴影有空洞形成。支原体肺炎支原体抗体阳性，但浸润性肺结核一般有结核接触史，PPD 阳性，T-spot TB 阳性，痰液分离抗酸杆菌可予鉴别。

三、治疗原则

（1）注意休息、饮食及护理。

（2）改善通气功能，对症治疗。

（3）防止和治疗并发症。

四、一般治疗

（1）保持适宜的温度及湿度，保证空气流通及丰富的营养，进食困难的患儿可给予肠道外营养。

（2）经常变换体位，促进炎症吸收。

（3）积极抗感染治疗。

（4）对症治疗

① 有缺氧表现（如烦躁、口周发绀）时给予吸氧，鼻导管给氧，氧浓度不超过 40％，氧流量为 0.5～1L/min，面罩给氧，氧浓度为 50％～60％，氧流量 2～4L/min。

② 及时清除呼吸道分泌物，保持呼吸道通畅，雾化吸入有利于解除支气管痉挛和水肿，也有湿化气道利于痰液排出的作用。严重病例可给予机械通气。

③ 高热患儿可用物理降温，口服对乙酰氨基酚或布洛芬等。如伴明显烦躁不安可适当给予镇静药物。

（5）并发症治疗，如发生感染脓毒症休克、脑水肿、心肌炎等应及时予以处理。

五、药物处方

处方：红霉素，30mg/(kg·d)，分 2～3 次口服或静脉滴注，疗程 2～3 周。

【注意事项】

重症患儿可加用肾上腺皮质激素。

（曾立）

幼年型特发性关节炎

幼年型特发性关节炎（juvenile idiopathic arthritis，JIA）是儿童时期常见的结缔组织病，以慢性关节炎为主要特征，典型表现是疼痛、肿胀和活动受限。除关节炎症和畸形外，常有皮疹、肝脾及淋巴结肿大、胸膜炎和心包炎等全身症状和内脏损害。病因尚不明确。本病临床表现差异很大，根据是否存在全身症状，如发热、皮疹、心包炎，以及受累关节的数量等因素将 JIA 分为全身型、多关节型（类风湿因子阴性、类风湿因子阳性）、少关节型、与附着点炎症相关的关节炎（enthesitis related arthritis，ERA）、银屑病性关节炎、未定类的幼年型特发性关节炎。国际风湿病学联盟将儿童时期不明原因的关节肿胀并持续 6 周以上的关节炎，定名为幼年型特发性关节炎。

一、诊断要点

（1）发热持续 2 周以上，弛张热是 JIA 全身型的特点，体温骤升骤降，常伴寒战，发热时一般情况尚好，可持续数周至数月，可自行缓解，但易复发。

（2）关节炎。除关节肿胀或有积液外，还合并有关节触痛、活动时疼痛和活动受限，病程持续 6 周以上。

二、鉴别诊断

1. 各种感染性疾病

病毒感染特别是 EB 病毒、巨细胞病毒（CMV）、人类微小病毒 B19 等的感染，典型的细菌感染包括脓毒血症，肺炎支原体、肺炎衣原体等非典型病原体的感染，以及结核、真菌感染、Q 热、猫抓病等。可通过相应的病原体检查进行鉴别。

2. 恶性肿瘤

白血病、淋巴瘤、神经母细胞瘤、恶性组织细胞病等。建议对所有疑诊全身型 JIA 的病例常规行外周血涂片、骨穿，必要时行淋巴结等组织活检，结合一些影像学检查如磁共振、CT 等判断。

3. 自身炎症性疾病

包括家族性地中海热、高 IgD 综合征、肿瘤坏死因子受体相关周期性发热综合征、婴儿慢性神经皮肤关节综合征、新生儿起病的多系统炎症性疾病及炎症性肠病等。

4. 其他疾病

风湿热、系统性红斑狼疮（SLE）、川崎病、幼年皮肌炎、贝赫切特综合征及各种血管炎等。

三、治疗原则

尽早采取综合治疗，注意休息，药物治疗。

四、一般治疗

（1）保证患儿适当休息和足够的营养。除急性发热外，不主张过多地卧床休息。宜鼓励患儿参加适当的运动，尽可能像正常儿童一样生活。

（2）采用医疗体育、理疗等措施可防止关节强直和软组织挛缩。

（3）心理治疗幼年型特发性关节炎也很重要，应克服患儿因患慢性疾病或残疾而造成的自卑心理，增强自信心，使其身心得以健康成长。

五、药物处方

处方①：非甾体抗炎药（NSAID），可选用下列之一：萘普生每日 15～20mg/kg，分 2 次口服；布洛芬每日 35～45mg/kg，分 2～3 次口服，双氯芬酸钠（扶他林）每日 2～3mg/kg，分 3 次口服。

【注意事项】

这类药能缓解症状，但不能阻止疾病进展，并要注意药物不良反应。

处方②：缓解病情：羟氯喹，每日 6mg/kg，每日 1～2 次，柳氮磺吡啶，每日 50mg/kg，每日 2 次，甲氨蝶呤，$10mg/m^2$，每周 1 次顿服。

处方③：糖皮质激素不作首选，应用于全身型和多关节型，症状控制后逐渐减量至停药。常用急性、重症患儿早期，小剂量应用泼尼松每日 1～2mg/kg，肿痛明显的大关节可于关节腔内局部注射长效激素如信他米松；有关节外表现可用甲泼尼龙冲击治疗。

处方④：细胞因子：抗肿瘤坏死因子（TNF）-α 单克隆抗体，详见药品说明书。

【注意事项】

关键在于早期积极而合理的治疗，对有关节外表现、RF 阳性、早期出现骨破坏的患儿应尽早联合治疗。

（曾立）

注意缺陷多动障碍

注意缺陷多动障碍（attention deficiency hyperactivity disorder，ADHD）又称小儿多动症，是儿童期最常见的行为障碍。以与年龄不相应的注意缺陷、多动冲动为主要特征，起病于 7 岁以前，症状可持续存在至青春期或成年期。常伴有学习困难、人际关系差、自我评价低下，共患其他精神障碍，影响学业成就及职业功能。

一、诊断要点

（1）起病于 7 岁以前，症状持续存在超过 6 个月。

（2）主要表现为注意缺陷和（或）活动过度，必须出现在学校、家庭等 1 个以上场合。

（3）学习困难，品行问题可以存在，但不是诊断之必需条件。

（4）排除症状是由情绪障碍、精神发育迟滞、儿童精神分裂症等其他障碍所致。

诊断主要依据详细的病史采集和心理行为评估，评估的方法包括直接观察和检查性交谈、评定量表及神经心理测验。除观察儿童的行为表现外，还需观察家庭亲子关系和互动方式。检查性交谈宜分别从患儿和家长处获得信息，有条件时尚需获得老师报告的信息，而使信息更全面可靠。常用的神经心理测验和行为评定量表如下：

1. 智力测验

韦克斯勒智力测验最为常用。注意缺陷多动障碍患儿的智力多在正常水平或处于边缘智力水平（总智商在 70～89）。部分患儿表现为言语智商和操作智商高发展不平衡，以操作智商高于言语智商为多。

2. 注意力测验

常用划消测验、持续操作测验（CPT）、威斯康辛卡片分类测验、Stroop 测验等，但需注意测验结果并不能作为诊断的直接依据，研究表明儿童在测验过程中的行为表现比测验结果与诊断的相关性更强。

3. 行为评定量表

应用较多的评定量表有康氏儿童行为量表、阿肯巴克儿童行为量表。前者又依据评定人不同分为 3 种：康氏父母用症状问卷（PSQ）、康氏教师用评定量表（TRS）和可共用的康氏简明症状问卷（ASQ）。阿肯巴克儿童行为量表由父母填写，适用于 4～16 岁儿童，可了解儿童多动及其他多种行为问题。

二、鉴别诊断

1. 正常活泼儿童

好动是儿童的天性，正常活泼儿童的好动与年龄发育水平、兴趣爱好和环境相符合，在需要安静的时候可以安静下来。注意缺陷多动障碍儿童从活动量上较正常儿童显著增多，且不分场合，行为具有冲动性，不计后果。

2. 品行障碍

表现为违反与年龄相应的社会规范和道德准则的行为，行为带有明显的破坏性和反社会性，如打架、说谎、偷盗、逃学、纵火、欺诈、破坏和攻击行为。单纯的注意缺陷多动障碍患儿的多动往往无明显破坏或攻击动机，但两者常常合并存在。品行障碍者，单纯兴奋药治疗无效。

3. 情绪障碍

注意力不集中和活动过多都可以作为焦虑或抑郁的一部分而存在，焦虑或抑郁时的坐立不安、易激惹、易分心，经认真细致的精神科检查可发现情绪障碍的体验，起病时间也往往较晚。

4. 学校技能发育障碍

主要表现为学习的基本技能获得障碍，在学习的初级阶段即在听、说、读、写、算中的一个方面或几个方面存在困难，难以完成最基本的学习任务。智力正常。在不涉及受损功能的活动中不存在困难，注意力正常。

5. 精神发育迟滞

有部分轻、中度精神发育的迟滞患儿表现为上课注意力不集中、学习成绩不佳。智能测验可作鉴别。

6. 精神分裂症

儿童精神分裂症早期也可出现注意力涣散、坐立不安、烦躁，但一般起病年龄在学龄期或更晚，深入的精神检查就会发现精神分裂症的特征性症状，各种幻觉、情感淡漠、行动怪异、妄想等，精神兴奋药治疗无效或可以加剧病情。

7. 睡眠呼吸暂停综合征

此症患儿白天可表现为注意力集中时间短，易分心，易与注意缺陷多动障碍儿童混淆，但详细询问儿童睡眠情况时可发现儿童存在睡眠中打鼾、呼吸暂停，多导睡眠监测仪可明确诊断。

三、治疗原则

主要采取综合治疗，包括药物治疗、父母培训、心理治疗、学校教育。

1. 药物治疗

常用中枢神经兴奋药哌甲酯和盐酸托莫西汀。影响药物治疗的最大问题在于治疗依从性，国内有研究报道不满 50％的患者接受药物治疗，而其中只有约 1/3 患者服药至少 1 年，且均为间歇性用药。患者停药的主要原因是担心药物不良反应，但因发生不良反应而停药的情况十分少见。

2. 父母培训

父母培训对于注意缺陷多动障碍的治疗至关重要。主要包括对注意缺陷多动障碍的正确认识，帮助父母正确关注儿童的行为，制订切实可行的行为目标，采用有效的管理策略，促进积极的亲子沟通，以提高治疗依从性。

3. 心理治疗

以认知行为治疗效果较好，对症状明显的儿童不推荐单纯的心理治疗。在进行治疗以前，要确定好治疗的靶症状，1 次不宜解决多个问题，在实施的过程中，综合采用阳性强化、自我指导等行为技术，结合认知疗法，逐步以适应良好行为取代症状行为。治疗目标的确定宜选择对患儿危害最明显、最急于解决的问题或从最容易解决的问题着手，并根据治疗情况适时改变治疗目标。

4. 学校教育

老师对注意缺陷多动障碍的正确理解和恰当的教育方式，有利于改善患儿症状，增强自信心和自尊心，提高学习成绩。

四、一般治疗

1. 治疗协作

注意缺陷多动障碍是一种慢性疾病，应按照与儿童期其他慢性疾病类似的方式治疗。除了定期监测治疗干预的效果，初级保健临床医师向儿童及其家长提供注意缺陷多动障碍相关信息，帮助其家庭制订具体的治疗目标。家长和老师之间定期交流很重要，可通过每日报告卡或每周交流簿的形式进行。患者及其家长应参与治疗选择的决策。患者及其家长必须与治疗医师共同评估各种治疗方法的风险与获益，以确定最佳治疗策略。

2. 共病治疗

多达 1/3 的 ADHD 儿童合并一种或多种疾病，如学习障碍、对立违抗性障碍（oppositional defiant disorder，ODD）、品行障碍（conduct disorder，CD）、焦虑障碍、心境障碍、抽动秽语综合征和睡眠障碍。共病与注意缺陷多动障碍同时治疗很重要，共病的治疗可能影响注意缺陷多动障碍的治疗。对于有共病的注意缺陷多动障碍儿童，其所有症状的治疗可能需要辅以行为和心理干预。

五、药物处方

处方①：哌甲酯速释片，5～40mg/d [0.3～1.0mg/(kg·d)]，分 2～3 次

顿服。用药宜从小剂量开始，根据疗效和不良反应调整用药剂量。

【注意事项】

(1) 一般用于 6 岁以上患儿，6 岁以下和有癫痫者慎用。

(2) 常见的药物不良反应有食欲减退、睡眠影响、腹痛、心率加快、嗜睡等；长期使用可对体重、身高有一定的影响。

处方②：哌甲酯控释片，18～54mg/d，早餐后 1 次吞服。用药宜从小剂量开始，根据疗效和不良反应调整用药剂量。

【注意事项】

(1) 一般用于 6 岁以上患儿，6 岁以下和有癫痫者慎用。

(2) 常见的药物不良反应有食欲减退、睡眠影响、腹痛、心率加快、嗜睡等；长期使用可对体重、身高有一定的影响。

(3) 本品禁用于有明显焦虑、紧张和激越症状的患者（可能会使这些症状加重）；已知对哌甲酯或本品其他成分过敏的患者；青光眼患者；有家族史或诊断有抽动秽语综合征的患者；正在或 14 天内使用过单胺氧化酶抑制剂治疗的患者（可能导致高血压）。

(4) 已有长期使用兴奋剂抑制儿童生长（例如：体重或身高）的报告，但尚未确立因果关系。因此应对需长期治疗的患者进行监测。如患者未按预期生长或增加体重，应停止治疗。

(5) 本品应整片用水送下，不能咀嚼、掰开或压碎。不被吸收的外膜将药物包裹以控制药物释放速率，药物外膜及片芯中的不溶成分最终被排出体外。如患者在大便中发现药片样东西不必担心。本品可于餐前或餐后服用。

(6) 因本品不可变形，在胃肠道中形状也不发生改变，所以不建议患有严重胃肠道狭窄者（病理性或医源性）、吞咽困难或吞咽药片有明显困难者使用本品。已有胃肠道狭窄患者服用不可变形的控释制剂出现梗阻性症状的罕见报告。作为控释片，本品应给那些能吞服整片药物的患者服用。

处方③：盐酸托莫西汀，0.8～1.2mg/(kg·d)，早餐后 1 次吞服。用药宜从 0.5mg/(kg·d) 开始，根据需要 7 天调整 1 次剂量，直至目标剂量。

【注意事项】

(1) 可用于 6 岁以上患者。

(2) 体重不足 70kg 的儿童和青少年用量：开始时，盐酸托莫西汀的每日总剂量应约为 0.5mg/kg，并且在 3 天的最低用量之后增加给药量，至每日总目标剂量，约为 1.2mg/kg，可每日早晨单次服药或早晨和傍晚平均分为两次服用。剂量超过 1.2mg/(kg·d) 未显示额外的益处。

(3) 对儿童和青少年，每日最大剂量不应超过 1.4mg/kg 或 10mg，选其中较小的一个剂量。

（4）体重超过 70kg 的儿童、青少年和成人用量：开始时，盐酸托莫西汀每日总剂量应为 40mg，并且在 3 天的最低用量之后增加给药量，至每日总目标剂量，约为 80mg，每日早晨单次服药或早晨和傍晚平均分为两次服用。再继续使用 2～4 周后，如仍未达到最佳疗效，每日总剂量最大可以增加到 100mg，没有数据支持在更高剂量下会增加疗效。

（5）对体重超过 70kg 的儿童和青少年以及成人，每日最大推荐总剂量为 100mg。

（6）常见的药物不良反应有食欲减退、睡眠影响、腹痛、心率加快、嗜睡等，长期使用可对体重、身高有一定的影响。

（叶明怡）

小儿腹痛

腹痛是小儿较常见的疾病，在耻骨上、脐两旁、胸骨下所发生的疼痛均被称为腹痛。发生腹痛的原因复杂，可涉及不同器官系统，包括内外科疾病，也分为功能性腹痛和器质性腹痛。腹内疾病引起的腹痛占腹痛的 2/3～3/4，以胃、十二指肠疾病最为常见。许多腹外疾病也可表现为腹痛，甚至可能是首发症状。这些疾病包括呼吸系统疾病（上呼吸道感染、扁桃体炎、大叶性肺炎、急性胸膜炎）、心血管疾病（急性心力衰竭、心包炎、心肌炎）、变态反应性疾病（过敏性紫癜、荨麻疹、血管神经性水肿）、神经系统疾病（肋间神经痛）、代谢性疾病（低血糖症、尿毒症、卟啉病）、传染病（伤寒、流行性脑脊髓膜炎）以及败血症、带状疱疹、铅中毒、肿瘤等。由于小儿很难对腹痛进行详细描述，为临床诊断增加了难度。

一、诊断要点

不同病因引起的腹痛可能出现不同的症状体征，详细询问病史后根据不同可能疾病类型选择合适的辅助检查。注意腹痛性质、腹痛持续时间、腹痛位置等。有无发热、咳嗽等呼吸道症状。有无进食污染食物、对胃有刺激的药物。有无排血便、烂便，有无尿频、尿痛，有无呕吐血性、咖啡渣样或黄绿色物质，有无头痛，有无外伤史，体重近期有无明显下降等。

根据伴随症状：伴恶心、呕吐、腹泻、呕血、便血，多为胃肠道病变；伴黄疸多为肝胆病变；伴膀胱刺激症状或血尿多为泌尿道病变。腹痛与发热的一般关系：先发热后腹痛多为内科性疾病；外科性疾病多为先腹痛后发热。急性腹痛伴休克多见于急性内出血、胃肠穿孔、急性坏死性出血性肠炎、胰腺炎、急性梗阻性化脓性胆管炎、肠或卵巢囊肿扭转。

器质性腹痛具有持续性、局限性、固定性的特点，即腹痛持续 6h 以上，腹部局部性体征为压痛、肌紧张、肿物、肠型，并具有固定位置、范围、性质，多次检查不变。而功能性腹痛具有间歇性、泛化性、非固定性的特点。

二、鉴别诊断

1. 急性胃炎和消化性溃疡

见"小儿胃炎"。

2. 过敏性紫癜（Henoch-Schönlein purpura，HSP）

腹型过敏性紫癜是常见的发作类型，以腹痛为主要临床表现，腹痛剧烈，部位不固定，反复发作，常合并消化道出血。腹痛的同时有皮肤紫癜，部分腹痛先于紫癜出血，结合胃镜检查有助于诊断，十二指肠或胃黏膜可见到散在糜烂、出血灶。腹部 B 超声可显示多发或单发的节段性肠壁水肿，对称或不对称性肠壁增厚，边界模糊不清，腹腔积液等。

三、治疗原则

对症处理；病因治疗；手术探查。

四、一般治疗

仅在 HSP 胃肠道损害时要控制饮食，以免加重胃肠道症状。无消化道活动性出血者可以进食少量少渣易消化食物。

五、药物处方

处方①：抗感染治疗，急性期呼吸道及胃肠道等感染可适当给予抗感染治疗。如急性胰腺炎，头孢曲松，$60\sim80$mg/（kg·d），每日 1 次，或甲硝唑每次 7.5mg/kg，每 8h 1 次。疗程为 $7\sim14$ 天。

处方②：皮质激素，有腹痛症状者推荐采用口服泼尼松治疗，$1\sim2$mg/kg（最大剂量 60mg）$1\sim2$ 周，后 $1\sim2$ 周减量。静脉短效糖皮质激素氢化可的松琥珀酸钠 $5\sim10$mg/（kg·次），根据病情可间断 $4\sim8$h 重复使用，也可使用中长效糖皮质激素甲泼尼龙 $5\sim10$mg/（kg·d）［急性器官血管炎病情严重者冲击治疗剂量可达 $15\sim30$mg/（kg·d）］，最大剂量小于 1000mg/d，连用 3 天，必要时 $1\sim2$ 周后重复冲击 3 天或地塞米松 0.3mg/（kg·d），严重症状控制后应改口服糖皮质激素，并逐渐减量，总疗程推荐 $2\sim4$ 周，注意疗程不宜过长。

【注意事项】

胃肠症状较重、不能口服激素、持续腹痛、消化道出血、肠系膜血管炎、胰腺炎、关节炎、血管神经性水肿及其他器官的急性血管炎病情较重者推荐静脉使用糖皮质激素。

处方③：静脉用丙种球蛋白（IVIG），IVIG 能明显改善 HSP 坏死性皮疹、严重胃肠道症状（包括腹痛、消化道出血、肠梗阻）、脑血管炎（包括抽搐、颅内出血）的症状，推荐剂量 1g/（kg·d），连用 2 天，或 2g/（kg·d），用 1 天，或 400mg/（kg·d），连用 4 天。

（许朝晖　周欣）

小儿腹胀

小儿腹胀即小儿腹部胀满，可由于肠腔、腹腔内积气、积液，腹内巨大肿物或肝脾大引起，小儿腹胀以气胀最为多见。一般肠道内气体主要来源为咽下的气体及消化道内产生的气体（特别是细菌发酵产气），肠道内液体的来源有唾液、胃液、胆汁、胰液、小肠液等。健康人的这些液体和气体经过正常消化过程均能重吸收或部分排出。腹胀是一种临床症状，在正常情况下，2 岁以上小儿与成人一样，除胃与结肠外，小肠内均无气体，新生儿小肠内正常均应充气，无积气则多为病理现象。特别是饱食后全腹膨胀，常高出剑突，饥饿时则腹部空瘪，如果持续膨胀不瘪，并有张力则可认为是腹胀。患儿多有急或慢性病容，腹部隆起高出于胸部，严重的腹胀可影响呼吸，不能平卧。

一、诊断要点

1. 望诊

望诊为腹胀患儿临床体格检查首先和重要的步骤。

（1）腹胀范围　需要确定是全腹胀、中腹胀、下腹胀，是偏左或是偏右侧，还是局限于某一区域的腹胀。

（2）腹胀程度　应根据各年龄组小儿的生理特点判断其腹胀程度。此外，各年龄组小儿均可于饱餐后出现腹胀，为一时性，应注意鉴别。

（3）胃肠道蠕动　蠕动增强可表现为胃型、肠型及蠕动波，说明其远端的消化道可能存在梗阻。需要注意的是新生儿及严重的营养不良儿因腹壁薄弱，在无消化道梗阻时也可能隐约出现肠型。

2. 触诊

通过中层触诊可能进一步确定腹胀的原因及性质，特别是对于腹部肿物的诊断有很大帮助，如了解囊性肿物的张力、实性肿物的质地及表面光滑程度等。还可了解肿物与某些脏器的关系，如能掌握对诊断有很大帮助。一般腹胀患儿很难做到深层触诊。

3. 叩诊

通过叩诊检查常可确定腹胀是由气体、液体还是实性物所引起的。

4. 听诊

对于确定消化道梗阻是机械性或麻痹性意义最大，还可结合其他体征及辅助检查估计机械性肠梗阻的程度。

5. 直肠指诊

当怀疑病变位于下腹部或盆腔时直肠指诊不能舍弃。通过直肠指诊还可得知直肠内是否存留大便或气体,以确定肠梗阻是否完全。

二、鉴别诊断

本病通过各种诊断、检查技术,可以确诊。

1. 常规放射科检查

(1)腹部平片 由于正常新生儿及小婴儿腹部存在着生理积气,无论气体增多或减少均提示可能存在病变,所以小儿腹部平片的诊断价值远远大于成人。并且年龄越小所能提供的信息越多。除提示不同部位的肠梗阻外,还可能提示腹部占位性病变的大小和位置。腹部平片还易于显示胎粪性腹膜炎及神经母细胞瘤不同特点的钙化及畸胎瘤的骨骼影而提示诊断。腹部平片应作为气腹诊断的首选检查项目。

(2)消化道造影 ①钡餐对诊断先天性肥厚性幽门狭窄及十二指肠梗阻有很大帮助,但除慢性不全性肠梗阻有时可通过钡餐确定梗阻位置外,一般低位肠梗阻不做钡餐。有时通过钡餐来确定腹腔内占位性病变的大小和位置。②怀疑结肠病变时常需做钡灌肠检查,如根据患儿结肠的痉挛、移行和扩张段诊断先天性巨结肠,根据"胎儿型结肠"诊断肠闭锁。

对肠梗阻患儿可通过钡灌肠观察结肠有无气体而确定梗阻是否为完全性。盆腔肿物及直肠病变也可能通过钡灌肠确诊。

(3)泌尿系造影 ①静脉肾盂造影(IVP)常用来诊断泌尿系统先天性畸形或肿瘤,如肾积水和肾母细胞瘤的诊断。IVP还可提示肾脏的分泌功能。当怀疑其他腹膜后肿物时也常通过IVP检查发现肾脏或输尿管受压移位而提示诊断。②逆行膀胱造影对于诊断尿道瓣膜、输尿管口囊肿和膀胱肿瘤意义最大。

2. CT检查

随着医疗仪器设备的更新,应用日益广泛,它对因腹部肿物或肿瘤引起的腹胀有时具有诊断意义。通过本项检查不仅可测量肿物的大小,还可确定肿物的实性、囊性,确定囊壁的厚度及囊内容物大概性状。CT检查还常可提示肿物源于某脏器或显示其与周围脏器的关系。但CT检查为静态图像,对于功能方面的显示常不如B超。此项检查价格也偏高,一些中、小医疗单位还难以装备,应用受到一定限制。此外,CT检查在儿科应用时间还短,诊断经验与资料积累还不足,确定诊断时应密切结合临床。

3. B超检查

B超检查易于显示软组织(如肝、脾)、液体(包括腹水)及肾积水、胆总管囊肿等囊性病变。彩色多普勒可显示脏器血液供应和脉管系统形态,并可提示血流方向及速度，与 CT 相比有独到之处。本项检查为无创性，可以动态观察或多次重复检查，且相对价廉。B 超检查目前已经取代了部分常规的放射科检查，如对于部分先天性肥厚性幽门狭窄的诊断、后尿道瓣膜的定位及肾积水的诊断等。B 超检查也逐渐在急腹症领域开展，如肠套叠与急性阑尾炎的诊断。当然，对于任何影像学检查结果都应该密切结合临床，并相互印证才能不断提高诊断符合率及应用价值。

三、治疗原则

积极治疗引起腹胀的原发病。预防喂养不当或消化不良引起的腹胀，提倡母乳喂养，积极防治胃肠道感染，防治便秘。

四、一般治疗

（1）少食易在肠胃部制造气体的食物，如土豆、面食、糖等都易在肠胃部制造气体，最后导致腹胀。

（2）不食不易消化的食物，如炒豆、硬煎饼等硬性食物不容易消化，在胃肠里滞留的时间也较长，可能产生较多气体引发腹胀。

（3）养成良好进食习惯，改变狼吞虎咽的习惯，因进食太快，或边走边吃，容易吞进不少空气；常用吸管喝饮料也会让大量空气潜入胃部，引起腹胀。

（4）防止不良情绪，因为焦躁、忧虑、悲伤、沮丧、抑郁等不良情绪都可能使消化功能减弱，或刺激胃部制造过多胃酸。

（5）注意锻炼身体，每天坚持适量室外运动，不仅有助于克服不良情绪，而且可帮助消化系统维持正常功能。

（6）适度补充纤维食物，因为高纤维食物有时有减轻腹胀之效，特别是在摄入高脂食物后，因为高脂食物难以被消化、吸收，因而在肠胃里逗留时间也往往较长，而一旦有纤维加入，受阻塞的消化系统很可能迅速得以疏通。

（7）预防胃肠道疾患，因为对某些疾患来说，腹胀或是先兆，或是症状之一，如过敏性肠炎、溃疡性结肠炎等。

五、药物处方

处方①：多潘立酮（吗丁啉），每次 0.3mg/kg，餐前 15～30min 口服，每天 3 次。

【注意事项】

（1）由于婴儿在出生后的前几个月内代谢和血脑屏障的功能尚未发育完全，其神经方面不良反应的发生率比小儿高，因此建议对新生儿、婴儿和幼儿应准确制订用药剂量，并严格遵循。药物过量可能会导致神经方面的不良反应，但也应考虑其他原因。

（2）与抗胆碱药合用会拮抗本品治疗消化不良的作用。

（3）抗酸剂和抑制胃酸分泌药物会降低本品的口服生物利用度，不宜与本品同时服用。

（4）由于多潘立酮具有胃动力药作用，因此理论上会影响合并使用的口服药品（尤其是缓释或肠衣制剂）的吸收，然而对于服用地高辛或对乙酰氨基酚血浆药物浓度已处于稳定水平的患者，合用多潘立酮不影响其血药浓度。

（5）多潘立酮不增强神经抑制剂的作用，会减少多巴胺能激动剂（如溴隐亭、左旋多巴）的周围神经不良反应，如消化道症状、恶心及呕吐，但不会拮抗其中枢神经作用。

处方②：酚妥拉明，每次 0.2～0.5mg/kg，加入小壶滴注，必需时 2～4h 1 次。对全身感染引起的中毒性麻痹性肠梗阻有较好效果。

【注意事项】

（1）应用期间应监护患者的血压、心率。发现心动过速或血压低于 10.7kPa 时应及时停药。冠心病、脑血管病患者应慎用，因酚妥拉明引起的低血压可导致心肌梗死和脑血栓形成。血容量不足者必须纠正后方可应用。血压过低、心肌梗死、心绞痛或其他显著的冠状动脉疾病患者，胃炎或胃溃疡患者及孕妇慎用。

（2）酚妥拉明与其他血管扩张剂合用会增加低血压危象。

（3）与多巴胺或多巴酚丁胺合用，可使心率增快更明显。

（4）可能增加其他抗高血压药物的降血压作用，与神经松弛剂（主要是镇静剂）合用可能增加 α 受体阻滞剂的降血压作用。

处方③：新斯的明，0.045～0.06mg/kg，皮下注射。抑制乙酰胆碱酯酶，增强肠道蠕动，促进排气。

【注意事项】

（1）大剂量引起的恶心、呕吐、腹泻、流泪和流涎等症状，可用阿托品对抗。

（2）癫痫、心绞痛、室性心动过速、机械性肠梗阻、尿路梗阻及支气管哮喘患者禁用。

处方④：双歧杆菌三联活菌胶囊（培菲康），口服，用温水冲服。0～1岁儿童，每次半包；1～5岁儿童，每次 1 包；6岁以上儿童及成人，每次 2 包；每日 3 次。

【注意事项】

（1）本品为活菌制剂，切勿将本品置于高温处，溶解时水温不宜超过 40℃。

（2）不能与抗菌药同服。

（3）对本品过敏者禁用，过敏体质者慎用。

（4）当本品性状发生改变时禁用。

（5）请将本品放在儿童不能接触的地方。

（6）儿童必须在成人监护下使用。

（7）如正在使用其他药品，使用本品前咨询医师或药师。

（8）开袋后应尽快服用。

处方⑤：四磨汤口服液，口服，成人每次 20mL，每日 3 次，疗程为一周；新生儿每次 3～5mL，每日 3 次，疗程 2 天；幼儿每次 10mL，每日 3 次，疗程为 3～5 天。

【注意事项】

（1）饮食宜清淡，忌烟、酒及辛辣、生冷、油腻食物。

（2）冬天服用时，可将药瓶放置温水中加温 5～8min 后服用。

（3）高血压、心脏病、肝病、糖尿病、肾病等慢性病严重者应在医师指导下服用。

（4）婴儿及年老体弱者应在医师指导下服用。

（5）患儿如腹胀、腹痛或哭闹不安较重，应及时去医院就诊。

（6）服药 3 天症状无缓解，应去医院就诊。

（7）对本品过敏者禁用，过敏体质者慎用。

（8）本品性状发生改变时禁止使用。

（9）儿童必须在成人的监护下使用。

（周欣　蔡文倩）

小儿胃炎

胃炎是指物理性、化学性、生物性有害因子侵入人体，引起胃黏膜发炎，临床上分为急性胃炎和慢性胃炎两种类型。急性胃炎一般发生在暴饮暴食，食用了污染食物，吃了对胃有刺激的药物，误服强酸强碱或误服异物后数小时至 24h 发病。急性胃炎起病急，病程短，表现为上腹饱胀、疼痛、嗳气、恶心及呕吐，呕吐物为胃内容物、水或黏液，严重的急性糜烂性胃炎呕吐物可呈咖啡渣样，较多出血时表现为呕血及黑粪。呕吐严重可引起脱水、电解质紊乱、酸中毒，失血可致休克、贫血。慢性胃炎分为慢性浅表性胃炎和慢性萎缩性胃炎两种。小儿以慢性浅表性胃炎为主，慢性萎缩性胃炎少见，原因至今尚未明确，多数学者公认的病因包括幽门螺杆菌（Hp）感染、十二指肠-胃反流、药物作用、饮食习惯、免疫因素等。临床症状与急性胃炎相似，如果合并消化性溃疡，严重者可出现呕血、血便等上消化道出血或梗阻表现。

一、诊断要点

1. 详细病史询问

有进食污染食物、服用对胃有刺激的药物、误服强酸强碱或误服异物。大小便情况，呕吐物性质，有无血性、咖啡渣或胆汁样物质。

2. 症状和体征

与胃炎有关的症状有腹痛、腹胀、呃逆、泛酸、恶心、呕吐、食欲缺乏、腹泻、无力、消瘦等。反复腹痛是最常见症状，年长儿多可指出上腹痛，多发生在餐后，幼儿和学龄前儿童多指脐周不适。慢性胃炎无明显特殊体征，部分患儿可表现面色苍黄、舌苔厚腻、腹胀、上腹和脐周轻压痛。

3. 辅助检查

（1）实验室检查　①胃酸，浅表性胃炎胃酸水平正常或偏低，萎缩性胃炎则明显降低，甚至缺酸；②胃蛋白酶原；③内因子；④胃泌素；⑤前列腺素，慢性胃炎的黏膜内前列腺素 E 含量降低；⑥Hp 检测，包括 13C-尿素呼气试验，大便 Hp 抗原检测，血 Hp 抗体检测及胃镜下取胃黏膜行快速尿素酶试验，黏膜组织切片染色找 Hp 及 Hp 培养等；⑦B 超、上消化道钡餐、胃镜等。目前诊断胃炎最好的方法是胃镜检查与黏膜组织活检相结合。

（2）胃镜诊断依据　①黏膜斑；②充血；③水肿；④微小结节；⑤糜烂；⑥花斑；⑦出血斑点。以上项①～⑤中符合一项即可诊断，⑥⑦二项应结合病理学诊断。此外，如发现幽门口收缩不良、反流增多、胆汁反流，常提示胃炎存在。

（3）病理组织学改变　①根据有无腺体萎缩诊断为慢性浅表性胃炎或慢性萎缩性胃炎。②根据炎症程度，慢性浅表性胃炎分为轻、中、重三级。轻度：炎症细胞浸润较轻，多限于黏膜的浅表 1/3，其他改变均不明显。中度：病变程度介于轻、重之间，炎症细胞累及黏膜全层的浅表 1/3～2/3。重度：黏膜上皮变性明显，且有坏死、胃小凹扩张、变长变深、可伴肠腺化生，炎症细胞浸润较重，超过黏膜 2/3，可见固有层内淋巴滤泡形成。③如固有层见中性粒细胞浸润，则为"活动性"。

二、鉴别诊断

本病应与以下疾病相鉴别。

1. 急性胆囊炎

本病的特点是右上腹持续性剧痛或绞痛，阵发性加重，可放射到右肩部，墨菲（Murphy）征阳性。腹部 B 超、CT 或 MRI 等影像学检查可确立诊断。

2. 急性胰腺炎

常有暴饮暴食史或胆道结石病史，突发性上腹部疼痛，重者呈刀割样疼痛，伴持续性腹胀和恶心呕吐；血尿淀粉酶在早期升高，重症患者腹水中淀粉酶含量明显增高。B 超、CT 等辅助检查可发现胰腺呈弥漫性或局限性肿大有利于诊断。

3. 空腔脏器穿孔

患者多起病急骤，表现为全腹剧烈疼痛，体检有压痛与反跳痛、腹肌紧张呈板样，叩诊肝浊音界缩小或消失。X线透视或平片可见膈下游离气体。

4. 肠梗阻

肠梗阻呈持续性腹痛，阵发性加剧，伴剧烈呕吐，肛门停止排便排气。早期腹部听诊可闻及高亢的肠鸣音或气过水声，晚期肠鸣音减弱或消失。腹部X线平片可见充气肠襻及多个液平面。

5. 肠套叠

早期可表现为呕吐，可有阵发性腹痛哭闹，排果酱样大便，体检腹部可触及腊肠样包块。X线透视下进行空气灌肠可诊断，B超可发现"同心圆"表现。

三、治疗原则

（1）首先排除引起腹痛的其他诱因，尤其是外科并发症，如肠梗阻、消化道出血、肠穿孔等。

（2）胃炎治疗为药物和饮食治疗相结合，养成良好的饮食习惯及生活规律，避免进食对胃黏膜有强刺激的食物和药品，对症治疗为主，与Hp感染相关性胃炎首先进行根除Hp治疗。

（3）营养管理 首诊时营养评估，合并营养不良者采取合适的肠内营养方式和营养制剂，制订合适的营养方案。

（4）疼痛管理 由护士对患者腹痛情况进行初始评估，疼痛评分在4分以上的，应在1h内报告医师，联系麻醉医师会诊。

（5）心理治疗 部分患儿有躯体化症状，完善心理评估和辅助治疗。

四、一般治疗

（1）为了预防胃病的发生，饮食要有规律，选择易消化、无刺激性食物，不要暴饮暴食，节制饮酒，少吃刺激性食物。

（2）鼓励患儿参加正常活动和上学，降低疼痛感觉阈。

（3）避免进食对胃黏膜有强刺激的食物和药品，如过硬、过冷、过酸、过甜、粗糙的食物；药品如非甾体抗炎药和肾上腺皮质激素等；注意饮食卫生。

五、药物处方

处方①：质子泵抑制剂（PPI）。

奥美拉唑，口服，$0.6 \sim 0.8 mg/(kg \cdot d)$，每日1次。静脉滴注，1个月至12岁，最初$0.5 mg/kg$，必要时增加至$2 mg/kg$；12~18岁，每次$40 mg$，每日1次。

兰索拉唑，口服，体重$<30 kg$，$0.5 \sim 1 mg/kg$（最大$15 mg$）；体重$>15 kg$，每次$15 \sim 30 mg$；每日1次。

【注意事项】

（1）最佳服药时间为早餐前半小时左右。

（2）最常见的不良反应为胃肠道症状和肝损害等。

（3）胃肠道反应如腹泻、腹胀、便秘；肝胆系统反应可见血清转氨酶、胆红素升高；血液系统可见粒细胞减少、血小板计数减少；其他系统的不良反应如偶有皮疹、荨麻疹等。

处方②：H_2 受体拮抗剂。

西咪替丁，口服，新生儿，每次 5mg/kg，每日 4 次；1 个月至 12 岁，每次 5～10mg/kg（最大量 400mg），每日 4 次；12～18 岁，每次 400mg，每日 2～4 次。静脉注射与滴注，每次 5～10mg/kg，每日 2～4 次，每日剂量不宜超过 2g。

雷尼替丁，口服，每日 3～5mg/kg，每 12h 1 次或睡前一次服用。缓慢静脉注射，新生儿，每次 0.5～1mg/kg，每 3～4h 1 次；6 个月至 18 岁，每次 1mg/kg（最大 50mg），每日 2 次或每 3～4h 1 次。

法莫替丁，口服，每次 0.6～0.8mg/kg（每日最大剂量 40mg），每 12h 1 次或睡前一次服用。静脉滴注，每次不能超过 20mg，每 12h 1 次。

【注意事项】

（1）H_2 受体拮抗剂的不良反应少见，常见不良反应包括过敏、胸闷、心动过速、精神障碍、男性乳房增大等。

（2）神经系统可见头痛、耳鸣，如西咪替丁可透过血脑屏障，8 岁以下禁用雷尼替丁。

处方③：抗酸药。

复方氢氧化铝片，口服，2～10 岁，每次 1/2～2 片；11 岁以上，每次 2～4 片；每日 3 次。

氢氧化铝片，口服，5～6 岁，每次 1/2～1 片；7～10 岁，每次 1 片；11 岁以上，每次 1～3 片；每日 3 次。

【注意事项】

（1）含铝抗酸药长期使用后常见的不良反应主要为便秘、血铝升高、磷吸收障碍等。

（2）含镁抗酸药可引起腹泻。

（3）碳酸氢钠中和胃酸时产生的二氧化碳可引起嗳气、继发性胃酸分泌增加。

（4）不建议长期使用抗酸药物。

处方④：乙酰胆碱受体拮抗剂。

阿托品，口服、静脉注射、肌内注射或皮下注射，每次 0.01mg/kg，每 4～6h 1 次，极量一次 0.3mg。

【注意事项】

高热者禁用，不宜用于支气管哮喘患者。常见不良反应为便秘、出汗减少、口干、皮肤潮红、视物模糊等。

处方⑤：多巴胺受体拮抗剂。

多潘立酮，每次 0.3mg/kg，每日 3～4 次，餐前 15～30min 服用。

【注意事项】

（1）有餐后腹痛、腹胀、恶心、呕吐者可使用。

（2）抗胆碱能药物可能对抗本品的抗消化不良作用，二者不宜合用。

（3）1 岁以下血脑屏障未发育完善，不排除对脑部的不良反应。

处方⑥：胃黏膜保护剂。

硫糖铝，口服，1 个月至 12 岁，每次 250～500mg，每 4～6h 1 次；12 岁以上，每次 1～2g，每 4～6h 1 次。

磷酸铝凝胶，口服，每次 10～20g，每日 2～4 次。

L-谷氨酰胺呱仑酸钠，口服，每次 1 袋（0.67g），每日 3 次，可根据年龄适当调整剂量。

复方谷氨酰胺，口服，每次 1 袋（0.66g），每日 3 次，可根据症状适当调整剂量。

【注意事项】

长期使用含铝抗酸药的常见不良反应主要为便秘、血铝升高、磷吸收障碍等。

处方⑦：抗 Hp 治疗。

以 PPI 为基础的三联治疗方案：PPI＋阿莫西林＋克拉霉素，每日 2 次，7～14 天。

10 天序贯疗法：前 5 天，PPI＋阿莫西林，每日 2 次；后 5 天，PPI＋克拉霉素＋甲硝唑，每日 2 次。青霉素过敏时选用甲硝唑替代阿莫西林。

PPI 剂量：奥美拉唑 1～2mg/(kg·d)（最大 40mg），分 2 次服用。克拉霉素 20mg/(kg·d)（最大 1g），阿莫西林 50mg/(kg·d)（最大 2g）；甲硝唑 30mg/(kg·d)（最大 1g），均分 2 次服用。

【注意事项】

大剂量抗生素可能会导致恶心呕吐、腹泻、皮疹、头晕、头痛等不良反应。

处方⑧：康复新，通利血脉，养阴生肌。口服，一次 10mL，每日 3 次。

【注意事项】

康复新为美洲大蠊干燥虫体分离提取物精制而成的一种生物制剂，因口味特殊，少数患儿不能接受。

（许朝晖　周欣）

病毒性心肌炎

病毒性心肌炎是指病毒感染后引起的心肌间质炎性浸润和邻近的心肌细胞坏死，导致心功能障碍和其他系统损害的疾病。

一、诊断要点

1. 临床诊断

（1）有心功能不全表现、心源性休克或心脑综合征。

（2）X线或超声心动图检查有心脏扩大表现。

（3）心电图改变：以R波为主的2个或2个以上主要导联的ST-T改变持续4天以上伴动态变化；窦房、房室传导阻滞；完全性右或左束支传导阻滞，成联律、多型、多源、成对或并行期前收缩；非房室结及房室折返引起的异位性心动过速；低电压及异常Q波。

（4）CK-MB升高或心肌肌钙蛋白阳性。

2. 病原学诊断

（1）确诊指标 心内膜、心包、心肌或心包穿刺液检查发现以下之一可确诊。

① 分离到病毒。

② 用病毒核酸探针查到病毒核酸。

③ 特异性病毒抗体阳性。

（2）参考依据 有以下之一者结合临床表现可考虑。

① 从粪便、咽拭子或血液中分离到病毒，且恢复期血清同型抗体滴度较急性期的升高4倍以上。

② 病程早期血中特异性IgM抗体阳性。

③ 用病毒核酸探针查到病毒核酸。

（3）确诊依据

① 具备临床诊断依据2项，可临床诊断。发病同时或发病前1～3周有病毒感染的依据可支持诊断。

② 同时具备病原学确诊依据之一，可确诊；具备病原学参考依据之一，可临床诊断。

二、鉴别诊断

1. 风湿性心肌炎

多见于5岁以后学龄前和学龄期儿童，有前驱感染史，除心肌损害外，病变常累及心包和心内膜，临床有发热、大关节肿痛、环形红斑和皮下小结，体检心脏增大，窦性心动过速，心尖二尖瓣区可听到收缩期反流性杂音，偶可听到心包摩擦音。ASO 增高，咽拭子培养 A 族链球菌生长，红细胞沉降率（血沉）增快，心电图可出现一度房室传导阻滞。

2. β 受体功能亢进症

系 β-肾上腺素能受体的反应性增高所引起的交感神经活动亢进的一系列临床表现及心电图非特异性 ST-T 改变。多见于 6～14 岁学龄女童，疾病的发作和加重常与情绪变化（如生气）和精神紧张（如考试前）有关，症状多样性，但都类似于交感神经兴奋性增高的表现。体检心音增强，心电图有 T 波低平倒置和 S-T 改变，普萘洛尔试验阳性。

3. 先天性房室传导阻滞

多为Ⅲ度房室传导阻滞，患儿病史中可有晕厥和阿-斯综合征发作，但多数患儿耐受性好，一般无胸闷、心悸、面色苍白等。心电图提示Ⅲ度房室传导阻滞，QRS 波窄，房室传导阻滞无动态变化。出生史及既往史有助于诊断。

4. 自身免疫性疾病

多见全身型幼年型类风湿关节炎和系统性红斑狼疮。全身型幼年型类风湿关节炎主要临床特点为发热、关节疼痛、淋巴结、肝脾肿大、充血性皮疹、血沉增快、C 反应蛋白增高、白细胞增多、贫血及相关脏器的损害。累及心脏可有心肌酶谱增高，心电图异常。对抗生素治疗无效而对激素和阿司匹林等药物治疗有效。系统性红斑狼疮多见于学龄女童，可有发热，皮疹，血白细胞、红细胞和血小板降低，血中可查找到狼疮细胞，抗核抗体阳性。

三、治疗原则

（1）卧床休息，减轻心脏负荷。
（2）抗病毒及营养心肌细胞治疗。
（3）必要时联合应用利尿药、洋地黄及血管活性药物。

四、一般治疗

（1）应尽早卧床休息，减轻心脏负荷。
（2）进易消化和富含蛋白质的食物。
（3）对症治疗。当出现心源性休克、心力衰竭、缓慢性心律失常和快速性心律失常时进行相应对症治疗。

五、药物处方

处方①：抗病毒治疗，利巴韦林，每日 10～15mg/kg，分 2 次，口服、静脉注射或肌内注射。

处方②：维生素 C，100～200mg/kg，缓慢静脉滴注，重症病例每 6～8h 1 次，病情好转后改为每日 1 次，2～4 周为 1 个疗程。

处方③：磷酸肌酸钠，0.5～1g，每日 1～2 次，视病情用 1～4 周。

处方④：果糖-1,6-二磷酸，100～200mg/kg，每日 1～2 次，15～20min 内静脉滴注，1～2 周为 1 个疗程。

【注意事项】

不良反应有口唇麻木、注射局部疼痛，偶有头晕、胸闷及皮疹等。

处方⑤：治疗心律失常，普罗帕酮，口服，5～8mg/kg，每 8h 1 次。

处方⑥：根据病情可联合应用利尿药、洋地黄和血管活性药物。

【注意事项】

心力衰竭时应用洋地黄时饱和量应较常规剂量减少，同时注意补充氯化钾，防止洋地黄中毒。

（曾立）

流行性腮腺炎

流行性腮腺炎是由腮腺炎病毒引起的急性呼吸道传染病，一次感染后可终身免疫，但个别抗体水平低下者可再次感染。潜伏期 14～25 天，平均 18 天，临床上以腮腺肿大及疼痛为特征，可同时伴各种腺体组织及器官受累。

一、诊断要点

（1）发病前有流行性腮腺炎接触史。

（2）有发热、腮腺和邻近腺体肿大的症状。

（3）发病早期血尿淀粉酶轻至中度增高，可疑病例可进行血清学检查及病毒分离以确诊。

二、鉴别诊断

1. 化脓性腮腺炎

常为一侧性，局部红肿压痛明显，晚期有波动感，挤压时有脓液自腮腺管流出，血象中白细胞总数和中性粒细胞明显增高，可反复发作。

2. 颈部及耳前淋巴结炎

肿大不以耳垂为中心，局限于颈部或耳前区，为核状体，较坚硬，边缘清楚，压痛明显，表浅者活动。可发现与颈部或耳前区淋巴结相关的组织有炎症，如咽峡炎、耳部疮疖等，白细胞总数及中性粒细胞增高。B超检查可明确部位。

3. 其他病毒所致的脑膜脑炎

腮腺炎所致的脑膜脑炎可发生在腮腺肿大之前（有的始终无腮腺肿大），难与其他病毒所致者相鉴别，可借助于血清学检查、病毒分离以及流行病学调查来确诊。

三、治疗原则

（1）对症治疗：高热、头痛者给予解热镇痛药物。

（2）保持口腔清洁，清淡饮食，多饮水。

四、一般治疗

（1）隔离患者使之卧床休息直至腮腺肿胀完全消退。

（2）注意口腔清洁，饮食以流质、软食为宜，避免酸性食物，保持液体摄入量。

（3）高热、头痛、呕吐等可给予对症治疗。

（4）并发症按病情处理。

五、药物处方

处方①：利巴韦林，发病早期可应用，每天 15mg/kg，疗程为 5～7 天。

处方②：中药治疗，应用逐瘀解毒、通络散结、消肿定痛方面的中药。

【注意事项】

应及早隔离患者直至腮腺肿胀完全消退。

（曾立）

急性肾小球肾炎

急性肾小球肾炎（简称急性肾炎），是一组病因不一，以急性肾炎综合征为主要临床表现的原发性肾小球肾炎，临床特点为急性起病，多有前驱感染，以血尿为主，伴不同程度蛋白尿，可有水肿、高血压或肾功能不全。本病多见于儿童和青少年，5～14 岁多见。

一、诊断要点

（1）有前驱链球菌感染史。

（2）急性起病，有血尿、蛋白尿和管型尿、水肿及高血压等临床表现。

（3）急性期血清 ASO 滴度升高，补体 C3 浓度降低。

（4）急进性肾炎或临床、实验室检查不典型或病情迁延者可考虑行肾穿刺活体组织检查明确诊断。

二、鉴别诊断

多种病原体可引起急性肾炎，如细菌、病毒、支原体、原虫等，可从原发感染灶及各自临床特点相区别。

1. IgA 肾病

以血尿为主要症状，表现为反复发作性肉眼血尿，多在上呼吸道感染后24～

48h 出现血尿，多无水肿、高血压，血清 C3 正常。

2. 慢性肾炎急性发作

既往肾炎史不详，无明显前期感染，除有肾炎症状外，常有贫血，肾功能异常，低比重尿或固定低比重尿，尿改变以白蛋白增多为主。

3. 特发性肾病综合征

具有肾病综合征表现的急性肾炎需与特发性肾病综合征相鉴别。若患儿呈急性起病，有明确的链球菌感染的证据，血清 C3 降低，活检病理学检查提示为毛细血管内增生性肾炎，有助于急性肾炎的诊断。

此外，还应与急进性肾炎或其他系统性疾病引起的肾炎如紫癜性肾炎、系统性红斑狼疮肾炎、乙肝肾炎等相鉴别。

三、治疗原则

（1）卧床休息。

（2）低钠饮食。

（3）抗感染。

（4）利尿、降血压等对症治疗。

四、一般治疗

（1）急性期卧床休息 2～3 周，直到肉眼血尿消失，水肿消退，血压正常。尿沉渣细胞绝对值计数正常后方可恢复体力活动。

（2）对有水肿、高血压者应限制食盐及水的摄入，有氮质血症者应限制蛋白摄入。

（3）治疗并发症，如有高血压脑病及急性肾衰竭等给予对症治疗。

五、药物处方

处方①：青霉素注射液，静脉给药，每日 5 万～10 万 U/kg，分 2～4 次，疗程 10～14 天。

处方②：氢氯噻嗪，控制水盐摄入后仍有水肿及少尿者，可给予氢氯噻嗪，每日 1～2mg/kg，分 2～3 次口服。

处方③：呋塞米，氢氯噻嗪无效者给予呋塞米，口服剂量每日 2～5mg/kg，注射剂量每次 1～2mg/kg，每日 1～2 次。

【注意事项】

静脉注射剂量过大时可有一过性耳聋。

处方④：硝苯地平，初始剂量为每日 0.25mg/kg，最大剂量为每日 1mg/kg，分 3 次口服。

【注意事项】

此药有增加心肌梗死发生率及死亡率的风险，一般不单独使用。

处方⑤：卡托普利，初始剂量为每日 0.3～0.5mg/kg，最大剂量为每日 5～6mg/kg，分 3 次口服，与硝苯地平交替使用降压效果更好。

处方⑥：硝普钠，有肺水肿者可加用硝普钠，5～20mg，加入 5% 葡萄糖注射液 100mL 中，以每分钟 1μg/kg 速度静滴，同时严密监测血压，以防发生低血压。

【注意事项】

滴注时输液管路须用黑纸覆盖，防止药物遇光分解。

（曾立）

支气管哮喘

支气管哮喘简称哮喘，是儿童时期常见的慢性呼吸道疾病。该病是由多种细胞及细胞组分共同参与的慢性气道炎症，引起气道反应性增高，引起广泛可逆性气流受阻，临床表现为反复发作性喘息、胸闷、咳嗽，甚至呼吸困难。

一、诊断要点

（1）婴幼儿哮喘 ①年龄＜3 岁，喘息发作≥3 次；②发作时双肺可闻及呼气相的哮鸣音，同时呼气相延长；③有特异性体质如过敏性鼻炎、湿疹等；④父母有过敏史；⑤排除其他引起喘息的疾病。具有①、②和⑤可确诊。

（2）儿童哮喘 ①年龄≥3 岁，喘息呈反复发作；②发作时双肺可闻及呼气相为主的哮鸣音，同时呼气相延长；③使用支气管舒张剂可明显改善；④排除其他引起喘息的疾病。

（3）咳嗽变异性哮喘 ①咳嗽持续或反复发作＞1 个月，抗生素治疗无效；②气管扩张剂可缓解症状；③有过敏史或过敏性家族史；④气道呈高反应性，支气管激发试验阳性；⑤排除其他引起慢性咳嗽的疾病。

二、鉴别诊断

应与以下疾病相鉴别。

1. 病毒性呼吸道感染

与成人不同的是，小儿患者在病毒性呼吸道感染时，会出现胸闷、气喘等症状，尤其是呼吸道合胞病毒感染，在儿童患者中容易导致毛细支气管炎，出现胸闷、喘息等症状。小儿支气管哮喘往往具有上述发作性特点，而病毒性呼吸道感染往往不具备。这是两者主要区别之一。儿童时期病毒性呼吸道感染，尤其是呼吸道合胞病毒感染、人偏肺病毒感染，有可能会导致小儿患者支气管哮喘发病率增加。

2. 肺结核等肺部感染

小儿得了肺结核或其他肺部感染，有可能导致支气管扩张。支气管扩张也会表现为胸闷、喘息、呼吸困难等症状，可通过做胸部 CT 进行鉴别。支气管哮喘患者胸部 CT 往往表现正常。支气管扩张患者胸部 CT 往往可以发现囊状或柱状的异常支气管扩张。

三、治疗原则

（1）长期用药。

（2）持续用药。

（3）规范用药。

（4）个体化用药。

四、一般治疗

（1）发作期治疗重点是抗炎、平喘、快速缓解症状。

（2）缓解期应坚持长期抗炎，控制症状，降低气道高反应性。

（3）避免触发因素，自我保健。

五、药物处方

1. 糖皮质激素

处方①：二丙酸倍氯松（必可酮），重度患儿每日 300～600μg，分 3 次吸入，3 岁以下患儿可用储物罐辅助吸入，每日剂量增至 600～800μg；中度患儿200～400μg(储物罐 400～600μg)；轻度患儿 200～300μg(储物罐 200～400μg)；间歇发作者 100～200μg(储物罐 200μg)。

处方②：布地奈德（普米克），剂量及用法同二丙酸倍氯松。

【注意事项】

（1）治疗疗程一般为 6 个月，每 1～3 个月评估疗效。哮喘控制达 3 个月后可降级治疗。如哮喘反复发作，则应立即升级治疗。

（2）为减轻糖皮质激素吸入治疗的局部不良反应，可于吸药后用清水漱口。

处方③：泼尼松，每日 1～2mg/kg，分 2～3 次，不主张长期使用。

处方④：琥珀酸氢化可的松，每次 5～10mg/kg。

处方⑤：甲泼尼龙，每日 2～6mg/kg，分 2～3 次输注。

【注意事项】

静脉应用糖皮质激素一般使用 1～7 天，症状缓解后停止静脉用药。

2. 支气管扩张剂

处方①：沙丁胺醇，每次吸入 2.5～5mg，第 1h 可间隔 20min 重复一次，以后根据病情每 1~4h 重复吸入。

【注意事项】

长期用药亦可形成耐受性，不仅疗效降低，且可能使哮喘加重。

处方②：特布他林，每次吸入 5~10mg，第 1h 可间隔 20min 重复一次，以后根据病情每 1~4h 重复吸入。

【注意事项】

少数人可出现口干、鼻塞、轻度胸闷、嗜睡及手指震颤等症状，个别人可有心悸、头痛等症状。

3. 白三烯调节药

处方：孟鲁司特，<6 岁，4mg，每日 1 次，睡前服用；>6 岁，5mg，每日 1 次，睡前服用。

【注意事项】

不应用本品突然取代吸入或口服皮质类固醇。

4. 肥大细胞膜稳定剂

处方：色甘酸钠，每次 4mg，每日 2~4 次。

【注意事项】

获得明显疗效后，可减少给药次数；如需停药，亦应逐步减量后再停；不能突然停药，以防哮喘复发。

哮喘持续状态的治疗：静脉注射甲泼尼龙，或静脉滴注氨茶碱、β_2 受体激动剂，吸入或静脉给药，保持患儿安静，必要时镇静，吸氧、补液、纠正酸中毒；如出现严重呼吸困难（吸入 40% 氧气后发绀无改善，$PaCO_2 \geq 65mmHg$），给予机械通气。

【注意事项】

（1）不同年龄儿童哮喘的诊断、鉴别、检查、治疗等方面存在不同特点。

（2）一般不主张长期口服糖皮质激素。

（3）如无明确细菌感染指征不使用抗生素。

（4）加强教育管理，预防哮喘复发。

（曾立）

风　湿　热

风湿热是 A 组乙型溶血性链球菌感染后发生的全身急性或慢性风湿性疾病，主要累及关节、心脏、皮肤及皮下组织，偶可累及中枢神经系统、肺、肾、血管及浆膜等脏器。临床表现以关节炎和心脏炎为主，可伴有发热、皮疹、皮下结节、舞蹈病等。该病急性发作时以关节炎为明显，呈自限性，发作后常遗留轻重不等的心脏损害，尤以瓣膜病变为著。发病可见于任何年龄，最常见于 5～15 岁，一年四季均可发病，以冬季多见，无性别差异。

一、诊断要点

风湿热的诊断主要依靠综合的临床表现，缺乏特殊的诊断方法。目前参照 1992 年 Jones 风湿热诊断标准。

1. 主要表现

①心脏炎，②关节炎，③舞蹈病，④皮下结节，⑤环形红斑。

2. 次要表现

发热、关节痛、既往有风湿热或风湿性心脏病史。

3. 链球菌感染的证据

在确定链球菌感染证据的前提下，有两项主要表现或一项主要表现和两项次要表现可诊断。

二、鉴别诊断

1. 发热方面

应注意与结核病或其他慢性感染性疾病相鉴别。在风湿性心瓣膜病患儿有不规则发热应注意鉴别是风湿热复发或并发感染性心内膜炎所致。

2. 心脏方面

(1) 心脏功能性杂音　多见于学龄儿童，位于胸骨左线第 3～4 肋间或心尖内侧，一般为Ⅱ级，个别可达Ⅲ级。特点为音调较高，偶可呈乐响性，只限于收缩早中期，传导不广泛。

(2) 先天性心脏畸形　如先天性二尖瓣关闭不全、部分房室通道等。一般都在婴幼儿时期即发现杂音，鉴别并不十分困难。

(3) 病毒性心包心肌炎　常有一明显的病毒性呼吸道感染史，很快即发现心脏方面的异常，但无明显杂音，而且心律失常较为多见。

(4) 左心房黏液瘤　可出现与风湿热及风湿性心脏病相类似的临床表现，但超声心动图检查可探得左心房异常回声团可资鉴别。乳头肌、腱索断裂，乳头肌功能不全和二尖瓣脱垂均可引起二尖瓣关闭不全，超声心动图可以鉴别。

3. 关节方面

(1) 幼年型特发性关节炎　不规则高热，常呈弛张热型，临床一般情况尚可，与体温不相称；侵犯小关节较多，很少呈游走性，经过一定时间可引起关节畸形，手指受累常呈梭状变形；很少侵犯心脏，心瓣膜病更为少见。

(2) 结核性风湿症　①有结核病灶，常为原发复合征或支气管淋巴结结核；②结核菌素试验强阳性；③皮肤改变以结节性红斑多见；④可伴有疱疹性角膜结膜炎。

三、治疗原则

（1）注意休息，合理饮食。

（2）清除链球菌感染。

（3）抗风湿热治疗。

（4）舞蹈病、心力衰竭等的治疗。

四、一般治疗

（1）风湿热活动期必须卧床休息。

（2）恢复期亦应适当控制活动量 3～6 个月。

（3）病程中宜进食易消化和富有营养的食物。

五、药物处方

处方①：青霉素，40 万 U，每日 2 次，肌内注射，疗程 10～14 天。或肌内注射苄星青霉素 G 120 万 U/次。青霉素过敏者可用红霉素，每日 30mg/kg，分 3～4 次口服，疗程 10 天。

处方②：水杨酸类药物，适用于无心脏炎者，常用阿司匹林，急性期 80～100mg/(kg·d)（最大 3g/d），体温正常、关节症状消失、实验室检查活动指标正常后可逐渐减量，疗程 4～8 周。

处方③：肾上腺皮质激素，风湿热心脏炎时首选。泼尼松 2mg/(kg·d)（≤60mg/d），分 3～4 次口服，重症心脏炎患儿可增至 100mg/d，开始用药 2～3 周，逐渐缓慢减量，至 12 周停药。也可在停泼尼松前 1 周口服阿司匹林替代，防止反跳。

处方④：舞蹈病的治疗，尽量避免环境刺激，氟哌啶醇 1mg 加等量盐酸苯海索（安坦），每日 2 次，口服。

处方⑤：复发的预防，苄星青霉素 G，120 万 U，每 4 周肌内注射一次。

【注意事项】

无心脏损害者预防注射至少 5 年（最好至 25 岁），有心脏损害者宜作终身药物预防，对青霉素过敏者可选用红霉素口服。

【注意事项】

（1）注重复发的预防。

（2）风湿热或风湿热心脏病患儿，当拔牙或手术时，术前术后应给予抗生素预防感染性心内膜炎。

（曾立）

过敏性紫癜

过敏性紫癜是一种侵犯皮肤和其他器官细小动脉和毛细血管的过敏性血管炎，临床表现为皮肤紫癜，同时可伴关节肿痛、腹痛、胃肠道出血以及肾炎，血小板不减少。该病可发生于任何年龄，以儿童及青少年为多见，尤以学龄前及学龄期儿童发病者多，一岁以内婴儿少见，男性多于女性［约（1.4～2.1)∶1］。

一、诊断要点

（1）发病前1～3周常有上呼吸道感染病史。

（2）皮肤紫癜呈紫红色斑丘疹，高出皮面，压之不褪色，多见于四肢及臀部，对称分布，分批出现，重症患儿紫癜可融合成大疱伴出血性坏死。部分患儿有荨麻疹和血管神经性水肿。

（3）可有胃肠道症状，包括阵发性剧烈腹痛，为脐周或下腹部痛，可伴呕吐，呕血少见，部分可有血便。

（4）可伴有关节症状，如出现大关节肿痛，活动受限。

（5）肾脏症状，包括血尿、蛋白尿、管型尿，血压增高、水肿，或表现为肾病综合征。

（6）血小板计数正常或增高。

（7）其他：红细胞沉降率轻度增加；血清IgA升高，IgG和IgM正常或轻度升高；补体C3、C4正常或升高，抗核抗体及类风湿因子阴性。

二、鉴别诊断

如果儿童患者出现可触性紫癜的典型体征，同时存在腹痛、关节炎、关节痛或肾脏受累中的一些组合，则过敏性紫癜的诊断通常简单明了。然而，如果过敏性紫癜的临床表现不完整，尤其是初始没有皮肤表现时，则诊断较困难。在这些情况下，需要考虑引起紫癜、关节炎、腹痛和肾脏病的其他原因。

1. 紫癜

瘀点和紫癜性皮疹可能与败血症、免疫性血小板减少症（immune thrombocytopenia，ITP）、溶血性尿毒综合征、白血病和凝血病（如血友病）有关。血小板计数以及凝血功能检查正常可区分HSP（IgAV）与这些疾病。但是，有几种其他情况可能表现为紫癜伴血小板计数和凝血功能检查正常。婴儿急性出血性水肿（acute hemorrhagic edema of infancy，AHEI）是一种发生于4个月到2岁儿童中的白细胞分裂性血管炎。这是一种自限性疾病，表现为发热、紫癜、瘀斑和四肢炎性水肿，在1～3周后消退。肾脏和胃肠道受累较少见，但如果发生，则与过敏性紫癜中的表现非常相似。皮肤活检显示白细胞分裂性血管炎偶尔伴IgA沉积。目前尚不清楚该疾病是一种真正与过敏性紫癜相独立的疾病，还是实际上与其有所重叠。超敏反应性血管炎是一种小血管炎症，发生于药物暴露或感染后，或发生于没有可识别的触发因素后，患者表现为发热、荨麻疹、淋巴结肿大和关节痛，但通常不会出现肾小球肾炎。组织病理学显示主要发生于毛细血管后微静脉的白细胞分裂性血管炎，但无 IgA 沉积。

2. 关节炎与关节痛

在约 15％的 HSP（IgAV）患者中，关节炎或关节痛为首发表现，通常仅比皮肤表现早 1 日出现。在患者发生 HSP（IgAV）的典型紫癜之前，必须考虑关节主诉的其他原因，包括自身免疫性疾病、化脓性或反应性关节炎等。自身免疫性疾病，如 SLE、幼年型特发性关节炎（juvenile idiopathic arthritis，JIA）和风湿热，可能出现过敏性紫癜类似的关节症状。过敏性紫癜患者的血清补体、抗核抗体、抗 dsDNA 抗体及类风湿因子检测结果通常正常。这些检查中任何一项的结果异常都可能有助于鉴别过敏性紫癜与 SLE 和 JIA，但至少 15％的过敏性紫癜患者还可能存在一过性低补体血症。近期 A 组乙型溶血性链球菌感染的证据（如，咽拭子培养结果为阳性、快速链球菌抗原检测结果为阳性或抗链球菌溶血素 O 滴度升高）以及临床病程可鉴别急性风湿热与过敏性紫癜，但需要说明的是相当大比例的过敏性紫癜病例是由链球菌感染触发的。反应性关节炎可能由多种泌尿生殖系统病原体和胃肠道病原体感染（包括乙型溶血性链球菌感染）触发。反应性关节炎可能引起疼痛性多关节炎和高热，但通过过敏性紫癜的特征性皮疹应该能够对这些疾病进行区分。

3. 腹痛

在紫癜出现以前，可能难以鉴别过敏性紫癜与急腹症（如阑尾炎）。虽然过敏性紫癜的皮疹通常先于胃肠道表现出现且很少滞后数日以上，但不能推迟潜在急腹症的评估。此外，在病程早期，过敏性紫癜皮疹可能为非特异性红斑性皮疹或荨麻疹性皮疹，或仅限于臀部或下肢皮损。因此，考虑该诊断时必须仔细对患儿全身进行连续检查。对于发生胃肠道并发症（如肠套叠、肠梗死或穿孔）的过敏性紫癜患者，还可使用于筛查腹痛外科病因的放射学检查。

4. 肾脏病

IgA 肾病患者表现出类似于过敏性紫癜患者的免疫学和组织病理学表现。与过敏性紫癜患者一样，必须具有典型的皮损才能诊断过敏性紫癜，而只有过敏性紫癜诊断成立，紫癜性肾炎才能诊断成立。IgA 肾病的临床表现从镜下血尿及蛋白尿、急进性肾炎综合征、慢性肾炎综合征、肾病综合征到急性肾衰竭不等，紫癜性肾炎患者的临床表现除了皮肤病损以外，其他临床表现均一样。但 IgA 肾病患者没有过敏性紫癜的其他临床特征。

三、治疗原则

主要是对症及支持治疗，预防及治疗并发症。

四、一般治疗

（1）卧床休息，去除致病因素（如控制感染等），补充维生素。

（2）对症治疗：有荨麻疹或血管神经性水肿时应用抗组胺药物和钙剂；腹痛时给予解痉，消化道出血时予禁食，必要时输血。

（3）重症患者给予糖皮质激素及免疫抑制剂。

（4）抗凝治疗等。

五、药物处方

处方①：控制感染：青霉素或其他敏感药物，青霉素过敏者可予红霉素。

处方②：抗组胺药：氯雷他定（开瑞坦），体重＞30kg者，每次10mg；体重＜30kg者，每次5mg，均为每日1次口服。或氯苯那敏（扑尔敏）0.35mg/（kg·d），分3次口服。

处方③：西咪替丁，20～40mg/（kg·d），分2次静滴，1～2周后改为口服，15～20mg/（kg·d），分3次服，继续应用1～2周。

处方④：抗血小板聚集药物：阿司匹林3～5mg/（kg·d），或25～50mg/d，每日1次口服；双嘧达莫（潘生丁）3～5mg/（kg·d），分次口服。

处方⑤：抗凝治疗：肝素钠120～150U/（kg·d），静脉滴注，每日1次，连用5天。也有推荐用尿激酶2500U/kg的。

处方⑥：糖皮质激素：消化道出血时，可用甲泼尼龙5～10mg/（kg·d）静滴，或泼尼松1～2mg/（kg·d）分次口服，症状缓解即可停用。肾病综合征者，泼尼松1～2mg/（kg·d），疗程不短于8周。急进性肾炎者给予甲泼尼龙冲击治疗，10～15mg/（kg·d）。

处方⑦：丙种球蛋白，400mg/（kg·d），连用2～3天。

【注意事项】

本病有反复发作倾向。急性期死因主要为消化道并发症；肾脏受累及程度是决定预后的关键，因此要注意监测尿常规。

（曾立）

川　崎　病

川崎病，又称皮肤黏膜淋巴结综合征，发病年龄多见于5岁以下，是一种以全身血管炎性病变为主要病理特点的急性发热性出疹性疾病，15%～20%未经治疗的患儿会发生冠状动脉损害。

一、诊断要点

发热＞5 天，伴下列 5 项临床表现中 4 项者，排除其他疾病后可诊断为川崎病。

（1）急性期掌跖红斑，手足硬性水肿，恢复期指、趾端膜样脱皮。

（2）皮肤多形性红斑。

（3）眼结合膜充血，非化脓性。

（4）口唇充血、皲裂，口腔黏膜弥漫充血，舌乳头充血、突起呈草莓舌。

（5）颈部淋巴结非化脓性肿大。

另：如 5 项临床表现中不足 4 项，但超声心动图提示已有冠状动脉损害的，可确诊为川崎病。

二、鉴别诊断

1. 猩红热

猩红热患者也可表现为发热、皮疹、杨梅舌等，猩红热常有流行病学接触史，表现为特征性的皮肤损害，其超声心动图检查缺乏典型的冠状动脉损害，咽拭子培养 A 组乙型链球菌阳性，对青霉素或 β 内酰胺类制剂有效。

2. EB 病毒感染

EB 病毒感染也可表现为发热、浅表淋巴结肿大、皮疹、超声显示冠状动脉病变，但是该病不伴有杨梅舌、口唇皲裂、手掌和足底的硬性水肿、红斑及皮肤脱皮等，血清 EB 病毒 IgM 抗体常呈阳性。

3. 麻疹

患者常有流行病学接触史，卡他症状明显，口腔黏膜呈现麻疹黏膜斑，不伴有杨梅舌及手掌和足底的硬性水肿，外周血白细胞正常或降低，血清麻疹病毒 IgM 升高。

4. 幼年型类风湿关节炎

该病也可表现为发热、皮疹、浅表淋巴结肿大、外周血白细胞升高，但是该病病程较长，常不伴有杨梅舌、口唇皲裂、手掌和足底的硬性水肿、红斑及皮肤脱皮等，超声心动图检查通常无冠状动脉损伤的典型表现，其血清类风湿因子可阳性。

5. 史-约（Stevens-Johnson）综合征

该病表现皮疹及眼球结膜炎，皮疹通常分布在脸、身躯、双臂和双脚及脚底，但通常不会在头皮，伴口腔和唇部溃疡，心脏彩超可鉴别。

三、治疗原则

（1）早期应用阿司匹林控制急性炎症过程，减轻冠状动脉病变。

（2）早期应用丙种球蛋白预防冠状动脉病变发生。

（3）注意休息，对症治疗如补液、退热等，治疗并发症，有心肌梗死时应及时进行溶栓治疗。

四、一般治疗

（1）根据病情给予对症和支持治疗，包括减轻血管炎症和对抗血小板凝集。

（2）有心肌损害者给予 ATP、辅酶 A 等。

（3）若发生心肌梗死、心源性休克等应及时进行心肺复苏术。

（4）抗生素仅用于控制继发感染；一般禁用肾上腺皮质激素。

（5）本病患儿须随访半年到 1 年，有冠状动脉损害者须长期随访，至少每半年做一次超声心动检查，直至冠状动脉损害消失。

五、药物处方

处方①：阿司匹林，每日 30～50mg/kg，分 2～3 次口服，热退后 3 天逐渐减量，2 周左右减至每日 3～5mg/kg，维持 6～8 周。

【注意事项】

如已有冠状动脉损害，应延长应用时间，直至冠状动脉恢复正常。

处方②：静脉注射丙种球蛋白，1～2g/kg，于 8～12h 静脉输入。部分疗效不好者，可重复使用 1～2 次。

【注意事项】

尽量在发病早期（10 天内）应用，且应用后 9 个月内不宜进行麻疹、风疹、腮腺炎等疫苗预防接种。

处方③：糖皮质激素，每日剂量 2mg/kg，疗程 2～4 周。

【注意事项】

丙种球蛋白治疗无效的患儿可考虑使用。

处方④：双嘧达莫，抗血小板聚集，每日 3～5mg/kg。

【注意事项】

可引起外周血管扩张，故低血压患者应慎用。

（曾立）

麻　疹

麻疹是由麻疹病毒引起的最具传染性的呼吸道疾病之一，病后大多患者可获得终身免疫。临床特征有发热、上呼吸道炎症、结膜炎、口腔麻疹黏膜斑、全身斑丘疹及疹退后遗留色素沉着伴有糠麸样脱屑。近年来由于疫苗的应用，麻疹的临床表现变得不十分规律，临床上可见典型麻疹及非典型麻疹等。

一、诊断要点

（1）有麻疹患者接触史。

（2）有急性发热、上呼吸道卡他症状、口腔麻疹黏膜斑、典型皮疹形态及出疹顺序、疹退后皮肤脱屑及色素沉着的特点。

（3）麻疹病毒血清 IgM 抗体阳性或分离到麻疹病毒可确诊。

二、鉴别诊断

1. 幼儿急疹

此病以高热、出疹为特点，鉴别点在于热退后出疹，皮疹是全身皮疹，一天内出完。多见于婴幼儿期。

2. 猩红热

有高热，出疹，皮疹消退脱屑。猩红热是皮肤弥漫性充血，疹间皮肤潮红。咽充血尤为明显，可伴扁桃体渗出，有杨梅舌。白细胞增高。

3. 风疹

前驱期短，淡红色斑丘疹，较麻疹小，分散，1 天内皮疹遍布。耳后枕部淋巴结肿大是其特征。

三、治疗原则

（1）对症治疗：高热时退热治疗，避免急骤退热；烦躁时给予镇静；必要时给予止咳药物；继发细菌感染时给予抗生素。

（2）加强护理。

（3）预防并发症。

四、一般治疗

（1）卧床休息。

（2）保持室内适当的温度及湿度，避免强光刺激，保持皮肤清洁。

（3）多饮水，加强营养。

五、药物处方

处方①：抗病毒治疗：利巴韦林，每日 10～15mg/kg，分 2 次，口服、静脉注射或肌内注射。

处方②：退热治疗：对乙酰氨基酚，每次 10～15mg/kg，口服，间隔 4～6h重复使用。

【注意事项】

（1）加强麻疹减毒活疫苗接种，减少麻疹易感人群是消除麻疹的关键。

（2）对麻疹患者要做到早发现、早报告、早隔离、早治疗，一般隔离至出疹后 5 天，合并肺炎者延长至出疹后 10 天。

（曾立）

水　痘

水痘是一种传染性极强的儿童期出疹性疾病。水痘为原发感染，通过飞沫或接触传播，感染后可获得持久免疫力。临床特点为皮肤黏膜相继出现并同时存在斑疹、丘疹、疱疹和结痂等不同类型皮疹，全身症状轻微。冬春季多发。

一、诊断要点

（1）发病前 2 周有水痘或带状疱疹患者接触史。

（2）有发热症状，随后出现皮疹，呈向心性分布，首发于头、面部和躯干，然后扩展到四肢，末端稀少；皮疹分批出现，疾病高峰期可见到斑疹、丘疹、疱疹和结痂同时存在。

（3）外周白细胞计数正常或稍低，血清水痘病毒特异性 IgM 抗体阳性可早期诊断；双份血清特异性 IgG 抗体滴度 4 倍以上增高也有助于诊断。

二、鉴别诊断

应与以下疾病相鉴别。

1. 脓疱疮

好发于鼻唇周围或四肢暴露部位，初为疱疹，继成脓疱，然后结痂。无分批出现的特点，黏膜处不常见，无全身症状。

2. 丘疹样荨麻疹

系梭形水肿性红色丘疹，丘疹中心有针尖或粟粒大小的丘疱疹或水疱，扪之较硬。分布于四肢或躯干，不累及头部或口腔，不结痂，但有奇痒感。

3. 单纯疱疹病毒感染

可引起水痘样皮损，多发于口唇，这类播散性的单纯疱疹病毒感染常继发于异位皮炎或湿疹等皮肤病，确诊有赖于病毒分离结果。

4. 手足口病

常伴有咽痛、口腔疱疹溃疡，皮疹较小，质稍硬，以手掌和足底部为多，这一点有助于与水痘鉴别。

三、治疗原则

本病为自限性疾病，无合并症时主要以一般治疗和对症治疗为主。

四、一般治疗

（1）加强护理，剪短指甲防止抓伤，减少继发感染。

（2）保持空气流通，供给足够营养。

（3）对症治疗：炉甘石外擦止痒，镇静等。

（4）继发细菌感染时使用抗生素。

五、药物处方

处方①：抗病毒首选阿昔洛韦，尽早使用，口服，每次 20mg/kg，每日 4 次，重症患者需静脉给药，每次 10～20mg/kg，每 8h 1 次。

处方②：重症病例可予干扰素，每日 1×10^6 U，每日 1 次，静脉滴注或肌内注射，疗程 3～5 天。

【注意事项】

（1）糖皮质激素可导致病毒播散，不宜使用。

（2）隔离患儿至皮疹全部结痂为止，已接触的易感患儿，应检疫 3 周。

（曾立）

手足口病

手足口病是由肠道病毒引起的传染性疾病，好发于儿童，尤其是 3 岁以下幼儿发病率最高。临床表现主要为发热、口腔及四肢末端的斑丘疹、疱疹，重者可出现脑膜炎、脑炎、脑脊髓炎、肺水肿和循环障碍等。由于病毒传染性很强，常在幼托机构造成流行。

一、诊断要点

（1）发病前有手足口病患者接触史。

（2）急性起病，发热（部分可不伴发热）伴手、足、口腔及臀部典型皮疹。

（3）少数重症病例皮疹不典型，临床诊断困难，需结合病原学或血清学检查明确诊断。

（4）具有以下表现者（尤其是 3 岁以下的患儿），有可能在短期内迅速发展成危重病例，需警惕。

① 持续高热不退。

② 精神差、呕吐、无力、烦躁、易惊。

③ 呼吸及心率增快。

④ 末梢循环不良。

⑤ 高血压。

⑥ 外周血白细胞计数、血小板计数明显增高。

⑦ 高血糖等。

二、鉴别诊断

应与龈口炎、湿疹、丘疹性荨麻疹、水痘等疾病相鉴别。

（1）当缺乏皮疹仅表现为口腔疱疹时，需与单纯疱疹病毒引起的龈口炎相鉴别。后者也伴有发热及口腔溃疡及疱疹，但疱疹主要分布于牙龈、舌面、唇内、舌及颊黏膜，可伴有明显牙龈红肿，通过病原学可鉴别。

（2）湿疹多发生于手背、颜面，手心、脚心少见，无伴发热、口腔溃疡疱疹，结合病原学结果可排除。

（3）丘疹性荨麻疹是纺锤形样的红色丘疹或斑丘疹，顶端有水疱，周围无红晕，以四肢躯干部为主，不累及口腔黏膜，无发热。

（4）水痘是由水痘-带状疱疹病毒引起，也可累及口腔，但皮疹呈向心性分布，以颜面、躯干为主，可有斑疹、丘疹、水疱、结痂同时出现，而其中疱疹壁薄，容易破溃、结痂。

（5）当以神经系统受累为主要表现时，需与其他病毒感染所致的脑炎及脑膜炎相鉴别，通过流行病原学史及病原学检查来鉴别。

（6）神经性肺水肿时，需与重症肺炎相鉴别，后者无血性泡沫痰或粉红色痰，一般不伴口腔溃疡、疱疹及手足皮疹，且有肺炎基础，通过病原学检查鉴别。

（7）当以循环系统受累为主要表现时，需与心肌炎相鉴别，后者生化检查可提示心肌酶受损，心脏彩超可有心室腔扩大等表现，而无口腔溃疡、疱疹及手足皮疹，通过病原学检查鉴别。

三、治疗原则

（1）普通病例主要为对症治疗，注意隔离，避免交叉感染，注意休息，合理饮食。

（2）重症病例主要为对各受累系统的对症治疗。

四、一般治疗

本病如无并发症，预后一般良好，多在一周内痊愈。主要为对症治疗。

（1）首先隔离患儿，接触者应注意消毒隔离，避免交叉感染。

（2）对症治疗，做好口腔护理。口腔内疱疹及溃疡严重者，用康复新液含漱或涂患处。

（3）衣服、被褥要清洁。

（4）随时清理其大小便，保持臀部清洁干燥。

（5）可服用抗病毒药物及清热解毒中草药，补充B族维生素、维生素C等。

五、药物处方

处方①：重症病例有神经系统受累时予降颅压治疗，甘露醇，每次 0.5～1g/kg，4～8h 1 次，快速静滴，必要时加呋塞米。

处方②：酌情给予糖皮质激素，甲泼尼龙每日 1～2mg/kg；氢化可的松每日 3～5mg/kg；或地塞米松每日 0.2～0.5mg/kg。

处方③：严重病例可给予静脉注射免疫球蛋白，总量 2g/kg，分 2～5 天给予。

【注意事项】

（1）本病流行期间不宜带儿童到人群聚集、空气流通差的公共场所，注意保持家庭环境卫生，注意通风。

（2）儿童出现相关症状要及时到医疗机构就诊。患儿不要接触其他儿童，父母要及时对患儿的衣物进行晾晒或消毒，对患儿粪便及时进行消毒处理；轻症患儿宜居家治疗、休息，以减少交叉感染。

（3）患儿迅速增多时，要及时向卫生和教育部门报告。根据疫情控制需要，当地教育和卫生部门可采取托幼机构或小学放假措施。

（曾立）

缺铁性贫血

缺铁性贫血是由于体内铁元素缺乏导致血红蛋白合成减少，从而引起的贫血症。特点为小细胞低色素性贫血、血清铁蛋白减少、铁剂治疗有效。该病婴幼儿发病率较高，严重危害小儿健康。

一、诊断要点

（1）有不合理喂养史、儿童挑食、偏食等病因。

（2）临床表现：皮肤、黏膜苍白，易疲乏，食欲减退，不爱活动，精神不集中，记忆力减退，年长儿可有头晕、耳鸣等症状，常伴有肝脾肿大等。

（3）实验室检查如下。

① 平均红细胞体积（MCV）＜80fL，平均红细胞血红蛋白量（MCH）＜26pg，平均红细胞血红蛋白浓度（MCHC）＜0.31，网织红细胞数正常或轻度降低，血红蛋白降低比红细胞数降低明显，呈小细胞低色素性贫血。

② 骨髓象呈增生活跃，以中、晚幼红细胞增生为主。

③ 血清铁蛋白（SF），＜3月婴儿为194～238μg/L，3月后为18～91μg/L，低于12μg/L提示缺铁；红细胞游离原卟啉（FEP）＞0.9mol/L提示细胞内缺铁；血清铁（SI）和转铁蛋白饱和度（TS）降低，总铁结合力（TIBC）升高。

二、鉴别诊断

根据病史与以下小细胞低色素性贫血相鉴别。

1. 地中海贫血

有家族史，特殊面容，肝脾大，血涂片见靶形红细胞增多，确诊应做血红蛋白分析、地中海贫血基因检测。

2. 肺含铁血黄素沉着症

临床表现为咳嗽、气促、反复咯血痰，常反复合并呼吸道感染。大多数病例有贫血、肝脾大、网织红细胞增高，红细胞呈低色素性贫血表现，血清铁常降低，总铁结合力增高，骨髓以红系增生，细胞内、外铁均减少，部分病例嗜酸性粒细胞增高。胸部 X 线片提示肺呈毛玻璃样，有絮片状阴影，慢性反复出血者可呈粟粒样或细网点状阴影。痰涂片或胃液检查见大量含铁血黄素细胞是重要的诊断依据。

3. 铁粒幼红细胞性贫血

由于各种原因引起血红素合成障碍，铁不能被利用，以贫血为主要表现的一种综合征。其特点是低色素性贫血，骨髓中铁粒幼细胞增多，并出现环形铁粒幼细胞；血清铁及铁饱和度增高，铁剂治疗无效。本病多见于中老年人，小儿少见。目前已发现多种发病相关基因。

4. 慢性感染性贫血

贫血多为轻或中度，红细胞呈正细胞正色素或轻度小细胞低色素性表现，网织红细胞正常或减低，血清铁明显降低，总铁结合力降低，运铁蛋白饱和度降低，铁蛋白和红细胞游离原卟啉常增高，骨髓正常或粒红比例增大，粒细胞出现中毒颗粒、空泡等改变，细胞外铁常增加，但铁粒幼细胞减少。

三、治疗原则

（1）去除病因。

（2）补充铁剂。

四、一般治疗

（1）加强护理，避免感染。

（2）重度贫血者保护心脏功能。

（3）适当增加含铁质丰富的食物，注意食物合理搭配，促进铁的吸收。

五、药物处方

处方①：铁剂治疗，口服铁剂有硫酸亚铁、富马酸亚铁、葡萄糖酸亚铁、琥珀酸亚铁等，剂量为元素铁每日 4～6mg/kg，分 3 次服。

处方②：有严重贫血、合并感染及急需外科手术者，如 Hb 在 30～60g/L，可输注浓缩红细胞 4～6mL/kg 每次，Hb 在 30g/L 以下者，可采用等量换血方法。

【注意事项】

早产儿尤其是极低出生体重的早产儿宜在 2 个月左右给予铁剂预防缺铁性贫血。

（曾立）

癫　痫

癫痫是一种由多种已知的或未知的病因所引起的慢性脑部疾病，以脑部神经元过度放电导致的反复性、发作性、短暂性和刻板性的中枢神经系统功能失常为特征。癫痫发作是指脑神经元异常和过度超同步化放电而造成一系列临床现象。癫痫发作可表现为惊厥性发作和非惊厥性发作，前者指伴有骨骼肌强烈收缩的痫性发作，后者发作过程中不伴有骨骼肌收缩，如典型失神、感觉性发作等。长期、频繁或严重的发作会导致进一步的脑损伤，影响智能发育。

一、诊断要点

（1）详细询问病史，判断是否为癫痫。

（2）如果是癫痫，需要进一步明确发作类型。

（3）明确癫痫的病因。

（4）有助于诊断的辅助检查

① 脑电图提示有癫痫样波（棘波、尖波、棘慢复合波）发放，可作为癫痫的诊断依据，但必须结合临床。必要时做 24h 脑电图监测。

② 影像学检查，包括 CT、MRI、MRA，可有助于发现癫痫的病因，尤其是有局灶性症状和体征者，更应行颅脑影像学检查。

③ 其他实验室检查，根据需要选做遗传代谢筛查、染色体检查、血生化、脑脊液检查、基因分析等。

二、鉴别诊断

本病应与以下疾病相鉴别。

1. 屏气发作（或称呼吸暂停症）

多在 6~18 个月起病，1~2 岁最频繁，5 岁前停止。一种是患儿受到刺激后大哭一声或几声，然后呼吸停止于呼气相，并逐渐出现发绀，严重者可有意识丧失甚至抽搐，1~3min 后呼吸恢复，发绀消失，意识恢复。另一种是患儿因疼痛或惊恐，大哭一声后出现面色苍白发灰，数秒钟后意识丧失，呈角弓反张，然后很快恢复正常。患儿脑电图正常。

2. 睡眠障碍

如睡惊症（夜惊症）、睡行症（梦游症）、发作性睡病、夜间拍头、磨牙、夜间肌阵挛等。

3. 晕厥

各种原因引起脑供血不足而突然发生的短暂意识丧失。晕厥发生前可有恶心、头晕、无力、黑暗等症状，脑电图无痫性放电。心源性晕厥可通过动态心电图监测鉴别。

4. 偏头痛

以偏侧剧烈头痛为主要临床症状，无意识障碍，脑电图少数患者可出现局灶性慢波，癫痫脑电图常有棘波或棘慢复合波。

5. 习惯性摩擦综合征

女孩多见，多在卧床准备入睡或在醒后不久时发作，发作时双下肢交叉内收，上下摩擦，面色发红、出汗、呼吸粗大、眼发直，发作受意识支配，可持续几分钟或更长时间，发作过程中意识清醒。脑电图正常。

三、治疗原则

（1）针对病因积极治疗。

（2）合理使用抗癫痫药物

① 一旦确诊，应尽早使用抗癫痫药物控制癫痫发作。

② 根据发作类型选择抗癫痫药（表3-2），选药时应考虑到药物的不良反应。

表 3-2　抗癫痫药物的选择

发作类型	传统抗癫痫药	抗癫痫新药
局灶性发作	CBZ、VPA、PB、PHT	OXC、TPM、ZNS、LTG
强直-阵挛发作	CBZ、VPA、PB、PHT	OXC、TPM、ZNS、LTG、LEV
失神发作	VPA、ESM	LTG、ZNS、TPM
肌阵挛、失张力发作	VPA、CZP、NZP	TPM、LTG、ZNS、LEV
强直发作	CBZ、PB、NZP	TPM、LTG、ZNS、LEV
婴儿痉挛症	ACTH、VPA、CZP	VGB、TPM、LTG、ZNS
Lennox-Gastaut综合征	VPA、CZP、NZP	LTG、TPM、VGB、ZNS

注：VPA—丙戊酸；TPM—托吡酯；LTG—拉莫三嗪；LEV—左乙拉西坦；ZNS—唑尼沙胺；CZP—氯硝西泮；NZP—硝西泮；PB—苯巴比妥；CBZ—卡马西平；OXC—奥卡西平；PHT—苯妥英钠；ACTH—促肾上腺皮质激素；VGB—氨己烯酸；ESM—乙琥胺。

③ 尽量采用单药治疗，但如经2～3种单药合理治疗无效，应考虑联合使用2～3种作用机制互补的药物。

④ 用药剂量个体化。

⑤ 坚持长期规则服药。

⑥ 定期复查，密切观察疗效及不良反应。

（3）有适应证者可考虑手术治疗。

四、一般治疗

（1）除部分患者能针对病因进行治疗外，大多数均需要长期使用抗癫痫药物治疗。

（2）对全身性强直-阵挛发作患者，注意防止跌倒和碰伤。

（3）保持呼吸道通畅。癫痫大发作时呼吸道分泌物较多，易造成呼吸道阻塞或吸入性肺炎。自大发作开始，应将患者头侧向一方，以便分泌物自然流出。

（4）不能采用任何措施企图弄醒患者。

五、药物处方

处方①：苯巴比妥，治疗癫痫持续状态时应采用静脉注射负荷量给药方法，首次15～40mg/kg，12～24h后给予维持剂量，为每日 3～5mg/kg。

【注意事项】

（1）最常见的不良反应为嗜睡，其次是反常的兴奋、多动及行为异常。

（2）有依赖性，长期服用后不可突然停药，以免诱发撤药综合征。

处方②：苯妥英钠，治疗癫痫持续状态负荷量为 15～20mg/kg，12h后给维持量，每日 3～5mg/kg。

【注意事项】

（1）禁止肌内注射。

（2）静脉注射可产生低血压，注射速度过快可发生心律失常。

处方③：卡马西平，一般不用负荷量，先给预计量的 1/3，及每日 5～10mg/kg，每1～2周增加 1/3，或每周增加 5～10mg/(kg·d)，1～4周内加至维持量 10～30mg/(kg·d)。

【注意事项】

（1）最常见的不良反应是嗜睡、共济失调、粒细胞下降、视力障碍、肝功能异常、皮疹。

（2）注意监测血药浓度，了解药物清除能力，以及时调整药物剂量。

处方④：丙戊酸钠，从每日 5～15mg/kg 小剂量开始，逐渐加量每日 5～10mg/kg，直至有效或不能耐受。

【注意事项】

（1）肝功能异常及有酸中毒患儿禁用。

（2）监测血药浓度，及时调整用量。

处方⑤：地西泮，开始剂量每日 0.2～0.3mg/kg，一次用量不超过 10mg，必要时15～30min 后可重复使用。

【注意事项】

不良反应有呼吸暂停、低血压、心搏骤停等，与其他镇静药合用时更易发生。

处方⑥：硝西泮，每日 1mg/kg，最大量为每日 3mg/kg，每日 1 次，从小剂量开始。

【注意事项】

不良反应与剂量有关，有中枢抑制、嗜睡、肌张力低下、共济失调、唾液及呼吸道分泌物增多等，年龄越小越明显。

处方⑦：氯硝西泮，每日 1mg/kg，最大量为每日 3mg/kg，每日 1 次，从小剂量开始。

【注意事项】

不良反应较轻，多与剂量有关，有嗜睡、乏力、肌张力低下等，肝肾毒性较小。

处方⑧：拉莫三嗪，单药治疗时初始剂量为每日 2mg/kg，分 2 次服用，2 周后增至每日 5mg/kg，维持量为每日 5～15mg/kg。与丙戊酸钠合用时初始剂量为每日 0.2mg/kg，每日 1 次，每 2 周增加 0.5mg/(kg·d)，维持量为每日 1～5mg/kg。

【注意事项】

不良反应有困倦、皮疹、呕吐等。

处方⑨：托吡酯（妥泰），初始剂量为每日 0.5～1mg/kg，每 1～2 周增加 0.5～1mg/(kg·d) 至 2mg/(kg·d)，再每 1～2 周增加 1mg/(kg·d)，至每日 4～8mg/kg。

【注意事项】

最常见的不良反应是疲劳、注意力不集中、厌食。

处方⑩：奥卡西平，维持量为每日 30～50mg/kg。

【注意事项】

与卡马西平有同等抗癫痫作用，肝酶诱导作用和过敏反应比卡马西平少。

(曾立)

热性惊厥

热性惊厥是指发病年龄为 3 个月至 5 岁，体温大于 38℃时突然出现惊厥，但无颅内感染等特定原因，凡是过去发生过无热惊厥者其伴有发热的惊厥应排除在热性惊厥之外。本病应与癫痫相鉴别，后者以反复发作的无热惊厥为特征。热性惊厥是小儿时期最常见的惊厥性疾病，18～22 月龄为发病高峰期。其发作的典型临床表现是意识突然丧失，多伴有双眼球上翻、凝视或斜视、面肌或四肢肌强直、痉挛或不停地抽动。发作时间可由数秒至几分钟，有时反复发作，甚至呈持续状态。严重的热性惊厥可遗留神经系统的后遗症。

一、诊断要点

单纯性热性惊厥的诊断要点如下。

（1）见于 6 个月到 5 岁的婴幼儿。

（2）典型发作多在体温突然升高时，体温多在 39～40℃。

（3）发作形式多为强直-阵挛发作，少数为强直、阵挛或失神发作，无先兆，一般在 1 次发热中仅发作 1 次，少数可发作多次，大多在数分钟清醒，不遗留任何神经系统体征。

（4）脑电图检查，在发作 1 周内有 20%～60%患儿脑电图可见非特异性慢活动增多，1 周后恢复正常。

二、鉴别诊断

1. 寒战

患儿的不自主运动可能与癫痫发作混淆。寒战通常易与癫痫发作区分，前者较常见，表现为关节周围的节律性细微振动，很少累及面部肌肉或呼吸肌，这两种肌在热性惊厥中常受累。此外，与全身性发作患儿不同，寒战常同时累及身体双侧，且不伴意识丧失。因此，双侧表现但无明显意识障碍强烈提示为非痫性运动。

2. 中枢神经系统感染

对于存在发热和抽搐的患儿，主要的考虑是脑膜炎或脑炎引起的癫痫发作。多达 40%（尤其是较年幼婴儿）以抽搐为脑膜炎初始表现的患者并无脑膜刺激征。脑膜炎存在强烈提示正确诊断的其他症状和表现（如意识改变、瘀点）。细菌性脑膜炎极少能在单纯性热性惊厥发作后，通常脑脊液（cerebrospinal fluid，CSF）"常规"评估被发现。当行腰椎穿刺的唯一指征是癫痫发作时，将发现存在脑膜炎的患者不足 1%，且其中细菌性脑膜炎不到一半。随着肺炎链球菌和 B 型流感嗜血杆菌疫苗的广泛接种，脑膜炎已越来越少见。

3. 遗传性癫痫伴热性惊厥

在一些患者中，易发热性惊厥是全面性癫痫伴热性惊厥附加症（generali epilepsy with febrile seizures plus，GEFS＋）的早期表现，GEFS＋是一种遗传性癫痫，现已确定了多种致病突变。最常见的 GEFS＋表型是儿童早期出现发热伴抽搐，不同于典型热性惊厥的是，患儿 6 岁后仍会发作，或出现无发热的强直-阵挛性发作及其他发作类型。癫痫通常到青春期中期消退，但也可持续到成年期。

三、治疗原则

（1）对单纯性热性惊厥，主要针对原发病处理，包括退热及其他物理降温措施。

（2）对有复发倾向者，可于发病开始即给予口服地西泮，1mg/(kg·d)，分3次，预防惊厥。

（3）对复杂性热性惊厥或总发作次数＞5者，如临时口服地西泮未能阻止发作，可长期口服丙戊酸钠或苯巴比妥，疗程为1～2年。

四、一般治疗

（1）保持呼吸道通畅、吸氧，侧卧位，避免呕吐物误吸。

（2）退热等对症治疗，维持内环境稳定。

（3）止惊治疗。

五、药物处方

处方①：地西泮，0.3～0.5mg/kg，缓慢静脉推注，最大剂量不超过10mg/kg。

【注意事项】

不良反应有呼吸抑制、心搏骤停、低血压等，静脉注射要缓慢，注意监测呼吸、心率、血压等。

处方②：10％水合氯醛，0.5mL/kg灌肠。

【注意事项】

久用可产生耐受性或成瘾；心脏病及肝、肾疾病，消化性溃疡和胃肠炎患者慎用或禁用。

处方③：苯巴比妥，热性惊厥反复发作及持续状态时可给予负荷量15～20mg/kg，第2天起给予维持量，每日3～5mg/kg。

【注意事项】

严重肺功能不全、支气管哮喘、颅脑损伤、呼吸中枢受抑制者及肝、肾功能不良者慎用。

处方④：咪达唑仑，首次予0.1～0.3mg/kg静脉注射，之后以1μg/(kg·min)持续静脉滴注，如未缓解，每15min按1μg/(kg·min)加量，直至抽搐缓解，最大剂量8μg/(kg·min)。发作控制24h后减量至停药，减量时每2h减1μg/(kg·min)直至减完。

【注意事项】

对发作持续时间长的患儿及复发次数多，或有高热惊厥家族史者可预防性使用抗惊厥药物。

（曾立）

先天性甲状腺功能减退症

先天性甲状腺功能减退症是由于甲状腺激素合成不足或其受体缺陷所致的一种疾病，是儿科最常见的内分泌疾病之一。其特征为智力发育障碍、生长发育迟缓和生理功能低下。

一、诊断要点

（1）新生儿期症状和体征无特异性，多数患儿在出生半年后出现典型症状。

① 特殊面容和体态：头大、颈短、面部及眼睑水肿、眼距宽、鼻梁低平、伸舌、毛发稀疏等，身材矮小，上部量/下部量＞1.5，腹部膨隆，部分有脐疝。

② 智能发育低下，表情淡漠，神经反射迟钝，运动发育障碍。

③ 生理功能低下，表现为精神差、嗜睡、纳差、体温低、心音低钝、肌张力低、肠蠕动慢等。

（2）实验室检查如下。

① 新生儿筛查。

② 血清 T_4、T_3、TSH 测定，T_4 降低、TSH 明显升高可确诊，血清 T_3 浓度可降低或正常。

③ X 线检查示骨龄落后于实际年龄。

④ 核素检查可检测患儿甲状腺发育情况及甲状腺大小、形状及位置。

二、鉴别诊断

1. 唐氏综合征（21-三体综合征）

亦称先天愚型。患儿智能、骨骼和运动发育均迟缓，有特殊面容：眼距宽、外眼角上斜、鼻梁低、舌外伸，关节松弛，皮肤和毛发正常，无黏液水肿。染色体核型分析呈 21-三体型。

2. 先天性软骨发育不良

主要表现四肢短，尤其上臂和股部，直立位时手指尖摸不到股骨大粗隆，头大，囟门大，额前突，鼻凹，常呈鸡胸和肋骨外翻，指短分开，腹膨隆，臀后翘，X 线检查有全部长骨变短，增粗，密度增高，干骺端向两侧膨出可资鉴别。

3. 先天性巨结肠

患儿出生后即开始便秘，腹胀，可有脐疝，但其面容、精神反应和哭声等均正常，血 T_3、T_4、TSH 检查均正常。

4. 黏多糖贮积症

本病是由于在黏多糖降解过程中缺乏溶酶体酶，造成过多黏多糖积聚于组织器官而致病。出生时大多正常，不久便可出现临床症状。头大，鼻梁低平，丑陋面容，毛发增多，肝脾大，X 线检查可见特征性肋骨飘带状、椎体前部呈楔状，长骨骨骺增宽，掌骨和指骨较短。

三、治疗原则

（1）早期确诊、尽早治疗，避免对脑发育的损害。

（2）一旦确诊，终身服用甲状腺制剂，不可中断。

（3）饮食合理，摄入足够的蛋白质、维生素及无机盐。

四、一般治疗

（1）保暖、防止感染。

（2）保证营养供应。经病因治疗后，患儿代谢增强，生长发育加速，故必须供给高蛋白、高维生素、富含钙及铁剂的易消化食物，保证生长发育需要。

（3）保持大便通畅，适当引导患儿增加活动量，促进先天性甲状腺功能减退症的防护。

（4）患儿智力发育差，缺乏生活自理能力，应当加强训练，促进生长发育，做好日常生活护理。

（5）坚持终身服药，注意观察药物的反应。

五、药物处方

处方①：L-甲状腺素钠，起始剂量每日 8～9μg/kg，大剂量为每日 10～15μg/kg。

【注意事项】

甲状腺素替代治疗参考剂量如表 3-3 所示。

表 3-3　甲状腺素替代治疗参考剂量

参考剂量	年龄				
	0～6 个月	6～12 个月	1～6 岁	6～12 岁	12 岁～成人
μg/d	25～50	50～100	75～100	100～150	100～200
μg/(kg·d)	8～10	5～8	5～6	4～5	2～3

处方②：甲状腺片，每片 40mg，含 T_3、T_4，如长期服用可使血清 T_3 升高，现已基本不用。

【注意事项】

（1）用药量应根据甲状腺功能及临床表现进行适当调整，使 TSH 浓度正常，血 T_4 正常或偏高，以备部分 T_4 转变为 T_3。

（2）监测药物浓度，预防药物过量。

（曾立）

中枢性性早熟

中枢性性早熟（central precocious puberty，CPP）是指由于下丘脑-垂体-性腺轴功能提前启动而导致男孩在 9 岁前、女孩在 8 岁前内外生殖器官快速发育及呈现第二性征的一种常见儿科内分泌疾病，可能带来心理问题和社会异常行为。发病率约为 1/10000～1/5000，女孩约为男孩的 5～10 倍，男孩性早熟有 25％～90％的患儿具有器质性原因，2/3 的患儿有神经系统异常，50％左右存在中枢神经系统肿瘤。主要临床表现是第二性征与正常发育程序相似，但在正常青春发育年龄前出现，女孩首先出现乳房发育，可一侧先增大，数月后另一侧增大，继乳房发育后出现身高增长加速，其后阴毛呈现，一般在乳房发育至少 2 年后初潮出现。男孩首先为睾丸增大（≥4mL），然后阴茎增大，约在睾丸达 8～10mL 时出现身高增长加速，阴毛呈现，一般在睾丸开始增大至少 2 年后出现变声和遗精。

一、诊断要点

（1）第二性征提前出现 女孩 8 岁前，男孩 9 岁前，以女孩出现乳房结节、男孩睾丸容积增大为首发表现。

（2）线性生长加速 年生长速率高于正常儿童。

（3）骨龄超前 骨龄超过生理年龄 1 岁或 1 岁以上。

（4）性腺发育 女孩盆腔 B 超示子宫、卵巢容积增大，并可见多个直径≥4mm 的卵泡，男孩睾丸容积≥4mL。

（5）下丘脑-垂体-性腺轴功能启动 血清促性腺激素及性激素（雌二醇或睾酮）升高达青春期水平。

二、鉴别诊断

本病应与以下疾病相鉴别。

1. 先天性肾上腺皮质增生症

多见于 21-羟化酶缺陷，11-羟化酶缺陷次之。未经治疗的男孩可因酶的缺陷导致肾上腺皮质合成过多的雄激素致第二性征早现，阴茎增大但睾丸不增大，阴毛早生伴体毛增多，生长加速，骨龄提前，当骨龄发展到 8～10 岁时可继发中枢性性早熟，此时睾丸增大，病程呈中枢性性早熟进展。未经治疗的女孩表现为阴毛早现、体毛多、阴蒂肥大甚至形似小阴茎、痤疮等。这两种酶缺陷均有血清 17-羟孕酮、ACTH 升高，皮质醇低下或正常（不完全缺陷时）。

2. McCune-Albright 综合征

女孩多见，典型者可同时或逐渐出现经典的三联征，皮肤色素沉着（牛奶咖啡斑)、多发性骨纤维性发育不良和性早熟。可伴有甲亢、甲状旁腺腺瘤、皮质醇增多症、肾上腺多发性结节性增生、生长激素分泌增多及抗维生素 D 性低磷血症。女孩做盆腔 B 超可发现卵巢囊肿或大滤泡。男孩可有睾丸增大和（或）有睾丸内微结石。血清雌激素水平增高但促性腺激素水平低下。随病程发展部分可转化为 CPP。

3. 家族性男性限性性早熟

本病呈常染色体显性遗传，患儿 2～3 岁时开始睾丸增大，睾酮水平明显增高，骨龄明显增速，但黄体生成素（luteinizing hormone，LH）对促性腺激素释放激素（gonadotropin-releasing hormone，GnRH）刺激无反应。随病程进展转变为 CPP。

4. 分泌绒毛膜促性腺激素肿瘤

男性患儿表现为阴茎增大，可伴睾丸轻度增大（与阴茎大小不对称），血清甲胎蛋白和人绒毛膜促性腺激素水平增高，睾酮水平增高。

5. 肾上腺皮质肿瘤

分泌雄激素为主时，男性化体征明显，分泌雌激素为主时有乳房发育。

6. 原发性甲状腺功能减退症

患儿临床出现性早熟表现，但不伴有线性生长加速及骨龄增长加速，严重并且长期未经治疗者可转变为 CPP。

7. 睾丸肿瘤

单侧睾丸不同程度增大，B 超可探及高或低回声块，边界清晰或不清楚。

8. 外源性激素摄入

摄入外源性雌激素，可发生乳房发育，女孩外阴水肿和阴道分泌物增多，可有撤退性阴道出血；摄入外源性雄激素，可发生体毛增多等男性化体征。

三、治疗原则

（1）对快进展型 CPP、预测成人身高受损者及快进展型青春期，可使用促性腺激素释放激素激动剂（GnRHa）抑制过早或过快的性发育。

（2）防止或缓解患儿因性早熟导致的相关社会或心理问题。

（3）对于 GnRHa 治疗中患儿生长减速明显或未治疗前已身材矮小可联合重组人生长激素治疗，改善成年终身高。

（4）对继发性 CPP，强调同时进行病因治疗。有中枢神经系统病变的 CPP 可考虑手术或放疗，但对非进行性损害的颅内肿瘤或先天异常宜谨慎处理，对继发于其他疾病的 CPP 应同时针对原发病治疗。

四、一般治疗

（1）避免食用含激素或具有类似激素功能物质的食物。

（2）注意早期性教育。

五、药物处方

处方①：曲普瑞林，首剂 3.75mg，此后 80～100μg/kg，4 周 1 次。

【注意事项】

（1）第一次注射后女孩可出现少量阴道出血。

（2）可出现过敏反应，如荨麻疹、瘙痒。

（3）恶心、呕吐、体重增加、高血压、情绪紊乱、发热、视觉异常、注射处疼痛。

（4）不能与升高泌乳素浓度的药物同时使用。

处方②：亮丙瑞林，首剂 3.75mg，此后 30～90μg/kg，4 周 1 次。

【注意事项】

（1）第一次注射后女孩可出现少量阴道出血。

（2）偶见肝功能异常（血氨基转移酶和乳酸脱氢酶升高）。

（3）胃肠道反应有恶心、呕吐、食欲缺乏等。

（4）偶有贫血、白细胞减少等，可见面部多毛或脱发、痤疮、皮疹、瘙痒以及心电图异常、心胸比例增大等。

（5）用药局部可见疼痛、硬结、发红、发冷等。

（6）皮下注射，不得静注。

（冯帼）

猩　红　热

猩红热（scarlet fever）是由 A 组乙型溶血性链球菌感染引起的一种急性呼吸道传染病，多发生于冬末春初，春季的 4～5 月、冬季的 11～12 月多见，多发生于 3 岁以上儿童，以 4～5 岁多见，多有猩红热接触史，以患者及带菌者为主要传染源，通过飞沫、鼻咽分泌物及密切接触传染。临床以高热、中毒症状重、咽峡炎、杨梅舌、环口苍白圈、扁桃体炎（可有脓苔）为主要表现。后期可因感染后变态反应引起急性肾小球肾炎、风湿热及关节炎等。

一、诊断要点

1. 符合下述症状之一

（1）具有猩红热的流行病学特征，有发热、猩红热样皮疹、咽峡炎等临床表现，排除其他可致猩红热样皮疹的疾病。

（2）具有发热、猩红热样皮疹、咽峡炎等猩红热样临床表现，且咽拭子A 组乙型溶血性链球菌培养阳性。

2. 实验室检查

（1）外周血常规　白细胞及中性粒细胞升高有助于诊断。

（2）细菌培养　咽拭子或脓性分泌物培养出 A 组乙型溶血性链球菌，为确诊依据。

二、鉴别诊断

1. 急性咽峡炎

可有发热、咽痛，不伴皮疹，病原学检查阴性。

2. 麻疹

发热 3 天左右起皮疹，为红色斑丘疹，疹间皮肤正常，可伴有结膜炎、咳嗽等呼吸道卡他症状、科氏斑等表现，退疹后有色素沉着及细小脱屑，可检测到血清 IgM 抗体阳性。

3. 风疹

热退后半天至 1 天出疹，全身症状轻，头面部-躯干-四肢，斑丘疹，疹间正常皮肤，皮疹持续 3 天，退疹后无色素沉着及脱屑，疹退时体温下降，伴有耳后、枕部淋巴结肿大并触痛，结合病原学结果可鉴别。

4. 药疹

出疹前有服药史或接触史，皮疹痒感，摩擦及受压部位多，与用药有关，可表现为猩红热样皮疹，荨麻疹及多形性皮疹，但无咽峡炎及草莓舌，停药后症状减轻。

5. 川崎病

多见于 4 岁以下，可出现草莓舌、猩红热样皮疹，但发热时间长，眼红，伴手足指趾末端硬性肿胀及膜状脱皮，血常规提示血小板增多，心脏彩超可见异常改变，但抗生素治疗效果欠佳。

6. 金黄色葡萄球菌感染

可伴发热、猩红热样皮疹等表现，但疹退后中毒症状无减轻，临床进展快，预后差，病原学可鉴别。

三、治疗原则

1. 隔离患者

隔离患者至少 7 日（自治疗开始），且至少 3 次咽拭子培养阴性，无并发症时，方可解除隔离。对于咽拭子培养持续阳性者需延长隔离期。检疫期为 1 周。

2. 病原学治疗

常选青霉素，可静滴青霉素或口服阿莫西林类药物，疗程为 10～14 天。而青霉素过敏者，可选用头孢菌素类静滴或口服，疗程为 10 天。对青霉素及头孢菌素过敏者可选用红霉素，疗程为 7～10 天。国内敏感菌素试验提示，

GAS 一般对大环内酯药物耐药率高，一般不推荐使用。对带菌者可常规青霉素治疗，疗程 1 周。

3. 对症治疗

包括物理或药物降温，积极治疗脓毒症休克、中耳炎、鼻窦炎、心肌炎等并发症。

四、一般治疗

卧床休息，清淡食物，保持口腔及皮肤卫生。

五、药物处方

处方①：青霉素 G，10 万～20 万 U/(kg·d)，每 4～6h 一次，静脉滴注。

【注意事项】

需做皮试，对青霉素过敏者禁用；对头孢菌素类药过敏者、有荨麻疹等过敏性疾病史者及严重肾功能损害者慎用。

处方②：阿莫西林，50mg/(kg·d)，最大剂量 1g，口服，每天 2 次。

【注意事项】

对青霉素过敏者禁用；肾功能不全者慎用。

处方③：头孢氨苄，40mg/(kg·d)，最大剂量 1g，口服，每日 2 次。

【注意事项】

对头孢菌素过敏者禁用；对青霉素过敏者慎用；肾功能减退者应适当减量：肌酐清除率＞50mL/min，10～50mL/min 和低于 10mL/min 者用药间隔分别为 6h、8～12h 和 24～48h。

处方④：头孢呋辛酯片，20mg/(kg·d)，每日剂量不超过 0.5g，口服，每日 2 次。

【注意事项】

过敏者禁用；警惕发热、皮疹等过敏反应；长期用药可发生二重感染。

处方⑤：头孢曲松，50～75mg/(kg·d)，每日一次，静脉滴注。

【注意事项】

过敏者禁用；严重肝肾功能损害及胃肠道疾病者慎用；新生儿特别是有黄疸者应慎用或不用。

处方⑥：红霉素，30～50mg/(kg·d)，分 3～4 次口服。

【注意事项】

可出现呕吐、腹泻、腹部不适等消化道症状，应用红霉素酯化物可出现肝脏损伤。

处方⑦：克林霉素，肌内注射或静脉滴注 25～40mg/(kg·d)，分 3～4 次。

口服10～30mg/(kg•d)，分3～4次。最大剂量1.8g/d。

【注意事项】

（1）相互作用。与庆大霉素合用，对链球菌有协同抗菌作用；与神经肌肉阻滞药合用，可增强神经肌肉阻滞作用；与阿片类镇痛药同用时，可有呼吸抑制延长或引起呼吸肌麻痹（呼吸暂停）的可能；与抗蠕动止泻药、含白陶土止泻药同用，有引起假膜性肠炎的可能，且本药与含白陶土止泻药同用，后者的吸收将显著减少；与氯霉素、红霉素同用时，有相互拮抗作用。

（2）消化道反应。长期用药时偶可致假膜性小肠结肠炎（伴发热、水样或血样便的严重腹泻）；少数患者用药后可出现剥脱性皮炎、瘙痒性皮疹、痤疮；偶致药物热、面部水肿、斑丘疹和瘙痒等过敏反应症状；肌内注射或静脉给药时可出现局部红肿、硬结，严重者可致血栓性静脉炎。

（3）对本药及其他林可霉素类药物过敏者禁用；胃肠疾病者，特别是有溃疡性结肠炎、局限性肠炎或抗生素相关性结肠炎者慎用。

（徐翼　余兰辉）

儿童孤独症

孤独症谱系障碍（autism spectrum disorder，ASD）是一种有生物学根据的神经发育障碍，特征为以下两个重要方面的缺陷：①社会交流与社交互动缺陷；②受限、重复的行为、兴趣和活动模式。ASD包含多种疾病，它们之前被称为孤独性障碍（典型孤独症，有时称为早期婴幼儿孤独症、儿童期孤独症或Kanner孤独症）、儿童期瓦解障碍、待分类的广泛性发育障碍以及Asperger障碍（也称为Asperger综合征）。本节重点介绍孤独症，也称自闭症。社会交往障碍、言语和非言语交流、狭隘兴趣和刻板行为是孤独症的3个主要症状，患者同时在智力、感知觉和情绪等方面也有相应的特征。最早从出生6个月起，多数在2岁左右，家长逐渐发现患儿与同龄正常儿童存在不同。大多数孤独症儿童存在感知觉异常，有些儿童对某些声音特别恐惧或喜好；有些表现为对某些视觉图像的恐惧，或是喜欢用特殊方式注视某些物品；很多患儿不喜欢被人拥抱；常见痛觉迟钝现象；本体感觉方面也显得特别，例如喜欢长时间坐车或摇晃，特别惧怕乘坐电梯等。这些异常与一些异常情绪表现可能存在密切关系。

一、诊断要点

根据第Ⅴ版《精神障碍诊断与统计手册》（DSM-Ⅴ）中关于ASD的诊断标准，ASD的诊断应满足以下所有情况：

（1）在多种情况下持续存在的社会沟通和社会交往缺陷，表现为以下所有3种能力存在缺陷（当前存在或在病史中提及）：①社会—情感互动（如：不能进行互动对话；对兴趣和情感的分享减少）；②用于社会交往的非言语性交流行为（如：言语和非言语性交流整合不良、眼神接触或肢体语言异常、对手势的理解能力较差）；③发展、维持和理解关系（如：难以调整自身行为以适应社会环境；交友困难；对同龄人缺乏兴趣）。

（2）行为、兴趣或活动的内容有限、重复，表现为以下情况至少满足 2 项（当前存在或在病史中提及）：①动作、使用物品或言语表现出刻板性或重复性（如：刻板动作、模仿言语、排列玩具等）；②坚持千篇一律，完全固守常规，或仪式化的行为模式（言语性的或非言语性的）；③兴趣具有高度局限性和固定性，且在强度或专注度方面存在异常（如：专注于某些物体；持续性感兴趣）；④对感觉刺激的反应增加或降低，或对环境中的感觉刺激有异常的兴趣（如：对特定声音的不良反应、对温度明显不敏感、过度嗅闻或触摸某些物体）。

（3）症状必须损害了功能（如：损害社会能力或学习能力）。

（4）症状必须存在于早期发育阶段。然而，这些症状可能仅在社交需求超过患儿有限的能力后才变得明显；患儿年龄较大后，这些症状可能因患儿学会了应对技能，从而被掩盖。

（5）智力障碍或整体发育迟缓不能更好地解释这些症状。

诊断评估还应包括使用一种对 ASD 至少呈中度敏感和高度特异的诊断性工具。在现有工具中，由美国儿童与青少年精神病学会、美国神经病学学会（american academy of neurology，AAN）和美国儿科学会（american academy of pediatrics，AAP）推荐的诊断工具包括：依靠父母来报告结果的检测工具——孤独症行为评定量表（autism behavior checklist，ABC）、吉列姆孤独症评定量表第二版（Gilliam autism rating scale，2nd edition，GARS-2）以及孤独症诊断性访谈量表修订版（autism diagnostic interview-revised，ADI-R）。

采用直接观察得到结果的测量工具：儿童期孤独症评定量表（childhood autism rating scale，CARS）和孤独症诊断性观察量表第二版（autism diagnostic observation schedule，2nd edition，ADOS-2）。

二、鉴别诊断

1. 特殊性语言发育延迟

孤独症早期被关注的主要问题往往是语言障碍，比较容易与特殊性语言发育延迟相混淆，鉴别要点在于孤独症儿童同时合并有非语言交流的障碍和刻板行为，而后者除语言障碍外，其他基本正常。

2. 儿童精神发育迟滞（MR）

10%MR 儿童可以表现有孤独症样症状，50%孤独症儿童亦表现有 MR 症状。两种障碍可以共存。可以根据孤独症儿童的社交障碍、行为特征以及部分特别认知能力加以鉴别。此外典型孤独症儿童外观正常，动作发育正常甚至表现为灵活，而很多 MR 儿童往往存在早期运动发育迟滞，有些有特殊（痴呆）面容。

3. 儿童精神分裂症

孤独症儿童多数在 2～3 岁出现行为症状，而精神分裂 5 岁前起病少见，有人甚至指出，5 岁前不存在精神分裂症。此外尽管孤独症某些行为方式类似精神分裂症，但是不存在妄想和幻觉，鉴别不难。

4. 儿童多动症

大多数孤独症儿童多动明显，甚至成为家长关注的核心问题，因而常常被误诊为多动症，但是多动症儿童不存在明显的交流障碍和刻板行为，可以鉴别。

5. 聋哑儿童

较多孤独症儿童被疑诊为聋哑，而事实上孤独症儿童听力通常过度敏感，通过细心观察或听力检查可以鉴别。

6. 其他

脆性 X 染色体综合征、结节性硬化、未恰当治疗的苯丙酮尿症、威廉姆斯综合征等疾病均可能存在不同程度的孤独症样行为，这些疾病均有本身的特征，例如脆性 X 染色体综合征的特殊面容和巨大睾丸；威廉姆斯综合征的声音嘶哑、开朗性格及先天性心脏病（主动脉瓣上狭窄）；结节性硬化存在皮肤特殊斑纹和 CT 特征性改变；苯丙酮尿症的特殊尿味和皮肤白皙等，通过检查可以鉴别。现代 ASD 的概念中将这些疾病均纳入谱系障碍范畴中。

三、治疗原则

（1）孤独症的治疗以教育训练为主，精神药物治疗为辅。

（2）教育训练的目的在于改善核心症状，即促进社会交往能力、言语和非言语交流能力的发展，减少刻板重复行为。同时，促进智力发展，培养生活自理和独立生活能力，减少不适应行为，减轻残疾程度，改善生活质量，缓解家庭和社会的精神、经济和照顾方面的压力。力争使部分患儿在成年后具有独立学习、工作和生活的能力。孤独症儿童存在着多方面的发展障碍，因此在治疗中应该根据患儿的个体情况，将行为矫正、教育训练、结构化教学等相应课程训练与药物治疗等手段结合起来形成综合干预治疗。教育干预原则：

① 早期干预。尽可能实现早期诊断、早期干预，对可疑的患儿也应及时进行教育干预。

② 科学性。使用有循证医学证据的有效方法进行干预。

③ 系统性。干预应该是全方位的，既包括对孤独症核心症状的干预训练，也要同时促进儿童身体发育、防治疾病、智能提高、生活自理能力提高、滋扰行为减少和行为适应性方面的改善。

④ 个体化。针对孤独症患儿在症状、智力、行为、运动、身体等诸多方面的不同，在充分评估疾病和各项功能的基础上开展有计划的个体化训练，小组训

练也应该由具有类似能力的患儿组成。

⑤ 长期高强度。保证每天有干预，每周的干预时间在 20h 以上，干预的整个时间以年计算。训练机构的师生应该以 1∶1 配置。

⑥ 家庭参与。医师应该对家长全方位支持和教育，提高家庭在干预中的参与程度；帮助家庭评估当下可供选择的教育服务的适当性和可行性，指导家庭采用获得证据支持的干预方法。家庭的社会经济状况以及父母心态、环境或社会的支持和资源均对孩子的训练和预后产生明显影响。父母需要接受事实，克服心理不平衡状况，妥善处理孩子的教育训练与父母生活工作的关系。

⑦ 社区化。有关部门应该逐步建设社区训练中心，使孤独症儿童可以就近训练，实现以社区为基地、家庭积极参与的干预模式。在我国社会资源开办的日间训练和教育机构众多，需要加强对这些机构的支持和规范管理。

（3）药物治疗　由于多数孤独症病因学和生化异常改变没有完全阐明，到目前为止，孤独症没有特异性药物治疗，尤其对于核心的语言和交流障碍缺乏有效药物。但在其他的行为控制方面，药物治疗取得了进展，这些药物的合理运用可以显著改善孤独症儿童的训练和教育效果，保证儿童正常生活和学习。须指出，尚无证据表明神经营养药物对孤独症有效。

① 注意缺陷多动。可使用哌甲酯，但是可能加重刻板行为、自伤行为、退缩行为和导致过度激惹；近来 FDA 批准使用利培酮（维思通）治疗孤独症，对儿童的多动兴奋攻击行为有明显疗效，剂量从 0.25mg/d 开始，最大剂量一般不超过 2mg/d。

② 攻击自伤行为。利培酮对减少攻击行为也有明显效果，不良反应较氟哌啶醇明显减少，可以长期使用。其他治疗攻击行为的药物还有卡马西平、丙戊酸钠和锂剂。

③ 刻板行为。5-羟色胺再摄取抑制剂氟西汀可治疗孤独症的重复刻板行为，三环类抗抑郁药氯米帕明也可治疗共患抑郁障碍。

④ 惊厥可以考虑使用卡马西平和丙戊酸钠。

⑤ 睡眠障碍可以首先使用褪黑素，每晚 5mg。其他包括丙米嗪、水合氯醛、可乐定。

四、一般治疗

国内外孤独症干预方法众多，很多干预方法尽管理论基础有很大的差别，但在具体操作方面有互相重叠之处，一些干预方法有互相学习和融合的趋势。一些方法的疗效也存在夸大之嫌，需要注意。以下简单介绍目前国内外主要运用的干预方法。

1. 应用行为分析法（applied behavioral analysis，ABA）

ABA 采用行为主义原理，以正性强化、负性强化、消退、惩罚等技术为主矫正孤独症儿童的各类问题和异常行为，同时促进孤独症儿童各项能力发展。对各类 ASD 均可采用。主要步骤：①对行为进行分析；②分解任务并逐步强化训练，即在一定的时间内只进行某分解任务的训练；③奖励（正性强化）任务的完成，每完成一个分解任务都必须给予强化，强化物主要是食品、玩具和口头或身体姿势表扬，强化随着进步逐渐隐退；④在训练中应该充分运用提示和渐隐技术，即根据儿童的发展情况给予不同程度的提示或帮助，随着所学内容的熟练又逐渐减少提示和帮助。现代 ABA 技术逐渐融合其他技术强调情感人际发展。ABA 适合在孤独症早期训练中开展。

2. 孤独症以及相关障碍儿童治疗教育课程（treatment and education of autistic and related communication handicapped children，TEACCH）

TEACCH 是由美国北卡罗来纳大学建立的一套主要针对孤独症及其相关障碍儿童的结构化教育方法。该方法针对孤独症儿童在语言、交流以及感知觉运动等各方面所存在的缺陷开展干预和教育，核心是增进孤独症儿童对环境、教育和训练内容的理解和服从。必须根据孤独症儿童能力和行为的特点设计个体化的训练内容。训练内容包含儿童模仿、粗细运动、知觉能力、认知、手眼协调、语言理解和表达、生活自理、社交以及情绪情感等各个方面。强调干预的结构化和视觉提示，即训练场地或家庭家具的特别布置、玩具及其有关物品的特别摆放；注重程序化，即训练程序的安排和视觉提示；在教学方法上要求充分运用语言、身体姿势、提示、标签、图表、文字等各种方法增进儿童对训练内容的理解和掌握；同时运用行为强化原理和其他行为矫正技术帮助儿童克服异常行为，增加良好行为。课程适合在医院、康复、训练机构开展，也适合在家庭中进行。各类孤独症均要求采用一定的结构化方法进行训练。

3. 人际关系发展干预疗法、地板时光、社交故事、共同注意训练等方法

随着对孤独症神经心理学机制研究的深入，心理理论（theory of mind）缺陷逐渐被认为是孤独症的核心缺陷之一，所谓心理理论缺陷主要指孤独症儿童缺乏对他人心理的推测能力。患儿因此表现为缺乏目光接触、不能形成共同注意、不能分辨别人的面部表情，因而不能形成社会参照能力、不能和他人分享感觉和经验，因此不能形成与亲人之间的感情连接和友谊等。鉴于此，应该在患儿获得一定程度的配合能力的基础上开展以"提高患儿对他人心理理解能力"的人际关系训练，依照正常儿童人际关系发展的规律和次序：目光注视—社会参照—互动—协调—情感经验分享—享受友情，为孤独症儿童设计循序渐进的、多样化的训练项目，活动可由父母或训练者主导，内容包括各种互动游戏，例如目光对视、表情辨别、捉迷藏、抛接球等，训练中要求训练师或父母表情丰富夸张但不失真实，语调抑扬顿挫。人际关系训练法、地板时光训练法、SCERTS 模式和社交故事等均是以上述理念为基础建立的教育训练课程。这些课程适合在孤独症儿童获得一定配合能力的基础上开展。

4. 感觉统合治疗

目前无明确循证医学证据支持感觉统合训练、听觉统合训练、拥抱疗法、挤压疗法、捏脊疗法、音乐疗法、海豚疗法、宠物疗法和沙盘疗法等对孤独症有效，但是鉴于这些疗法在国内外均普遍开展，因此，建议家长在选择这些疗法时需要慎重，并充分考虑时间、经济等方面的不利因素。

五、药物处方

处方①：哌甲酯速释片，5～40mg/d[0.3～1.0mg/(kg·d)]，分2～3次服。用药宜从小剂量开始，根据疗效和不良反应调整用药剂量。

【注意事项】

（1）一般用于6岁以上患儿，6岁以下和有癫痫者慎用。

（2）常见的药物不良反应有食欲减退、睡眠影响、腹痛、心率加快、嗜睡等；长期使用可对体重、身高有一定的影响。

处方②：哌甲酯控释片，18～54mg/d，早餐后1次吞服。用药宜从小剂量开始，根据疗效和不良反应调整用药剂量。

【注意事项】

（1）一般用于6岁以上患儿，6岁以下和有癫痫者慎用。

（2）常见的药物不良反应有食欲减退、睡眠影响、腹痛、心率加快、嗜睡等；长期使用可对体重、身高有一定的影响。

（3）本品禁用于：有明显焦虑、紧张和激越症状的患者（可能会使这些症状加重）；已知对哌甲酯或本品其他成分过敏的患者；青光眼患者；有家族史或诊断有抽动秽语综合征的患者；正在或14天内使用过单胺氧化酶抑制剂治疗的患者（可能导致高血压）。

（4）已有长期使用兴奋剂抑制儿童生长（如体重或身高）的报告，但尚未确立因果关系。因此应对需长期治疗的患者进行监测。如患者未按预期生长或增加体重，应停止治疗。

（5）本品应整片用水送下，不能咀嚼、掰开或压碎。不被吸收的外膜将药物包裹以控制药物释放速率，药物外膜及片芯中的不溶成分最终被排出体外。如患者在大便中发现药片样东西不必担心。本品可于餐前或餐后服用。

（6）因本品不可变形，在胃肠道中形状也不发生改变，所以不建议患有严重胃肠道狭窄者（病理性或医源性）、吞咽困难或吞咽药片有明显困难者使用本品。已有胃肠道狭窄患者服用不可变形的控释制剂出现梗阻性症状的罕见报告。作为控释片，本品应给那些能吞服整片药物的患者服用。

（叶明怡）

儿童肥胖症

儿童肥胖症是指多种原因造成的儿童体内过多能量以脂肪的形式储存，身体脂肪重量超标并与高脂血症、高血压、糖尿病以及心血管疾病患病风险增高相关的一种疾病。肥胖症可分为单纯性肥胖和病理性肥胖两类。单纯性肥胖无明显原因引起，可与遗传、饮食、环境、神经内分泌和能量代谢相关，约占儿童肥胖总数的99％；而病理性肥胖是由明确病因所引起的，占肥胖症的极少数。肥胖不仅影响人的形象、心理和生理发育，还成为远期成人高脂血症、糖尿病等代谢性疾病以及高血压、冠心病等心血管疾病的高危发生风险因素。主要临床表现为食欲极佳，进食快，进食量大，喜吃肉食、甜食，懒动，喜卧，体脂分布均匀，皮肤有紫纹或白纹，可见黑棘皮，男孩阴茎因埋于脂肪组织中而表现为阴茎过小。严重肥胖症有活动后气促、心悸或腿痛的症状。

一、诊断要点

1. 体重指数（body mass index，BMI）

BMI＝体重(kg)/身高的平方(m^2)，BMI≥同年龄、同性别第95百分位数（P95）为肥胖，≥85百分位数（P85）为超重。

2. 腰-髋（臀）围比值（waist-hip ratio，WHR）

腰围是以肋缘与髂嵴中点为水平的周径（cm）。髋（臀）围是以臀部最突出点为水平周径（cm）。WHR＜0.8为周围性肥胖；＞0.8为中心性肥胖。

3. 腰围身高比（waist to-height ratio，WHtR）

女童≥0.46，男童≥0.48为中心性肥胖。

二、鉴别诊断

1. 单纯性肥胖

无明显原因，可发生在任何年龄阶段，一般1岁内，5～6岁和青春前期好发，患儿食欲佳，喜食油腻荤食、甜食、零食，体脂分布均匀，女孩乳房脂肪堆积，男孩阴茎陷于阴阜组织，可见黑棘皮，智力和性发育正常。

2. 皮质醇增多症

又称库欣综合征，以向心性肥胖、满月脸、多血质面容为特征性表现，常伴有高血压、皮肤紫纹。女性可因肾上腺皮质产生过多雄激素出现多毛、痤疮和不同程度男性化，血清皮质醇增高，肾上腺B超和CT可发现肾上腺皮质增生、腺瘤、腺癌。

3. 多囊卵巢综合征

女孩肥胖，月经量少，周期长，闭经，无排卵，多毛，血清睾酮增高，B超示卵巢增大、多囊。

4. 普拉德-威利综合征

又称 Prader-Labhar-Willi 综合征，患儿在新生儿期和婴儿期即出现中枢性肌张力低下，吸吮力差，喂养困难，12 个月至 6 岁期间，体重迅速增加（大于两个标准差），有如下特征性面容：长颅、窄脸、杏仁眼、小嘴、薄上唇、口角向下（应含上述特征≥3 点），男性阴囊发育不良，隐睾、小阴茎和（或）小睾丸（小于同龄人第 5 百分位），女性生殖器官缺如或严重发育不良，小阴唇和（或）小阴蒂。患儿轻度到中度的神经发育延迟和学习障碍，婴儿期后摄食过度。具有糖尿病倾向。

5. 弗勒赫利希综合征

又称 Frohlich 综合征、肥胖生殖无能综合征，以肥胖、性发育障碍为主要表现，脂肪分布不均，以乳房、下腹部和阴阜明显。第二性征延迟或不发育，可有颅内高压症状，血浆促性腺激素和性激素水平低下。

6. 劳-穆-比综合征

又称 Laurence-Moon-Biedl 综合征，为常染色体隐性遗传病，以肥胖、视网膜色素变性、智能障碍、性发育不良（男性小睾丸或隐睾）和多指（趾）畸形为五个基本症状，部分患儿仅 1～2 个症状，还可伴有肾脏疾病、心血管疾病或神经性耳聋等。

7. Albright 遗传性骨营养不良

又称假性甲状旁腺功能减退。女性多见，肥胖、身材矮粗、颈粗短、指（趾）短小畸形，有低血钙、高血磷，尿钙、尿磷降低，手足搐搦，血清甲状旁腺激素高于正常。

8. 药物影响

长期大剂量使用糖皮质激素造成向心性肥胖，赛庚啶、2-丙基戊酸钠和孕酮有增加体重可能。

三、治疗原则

（1）对于单纯性肥胖，主要是生活方式的干预，在不影响基本热量和营养需求的前提下，对患儿饮食、运动和日常行为进行干预，使体重逐渐下降到不超过正常身高体重标准的 20% 以内。①控制总热量摄入，采用低脂肪、低糖、高蛋白质饮食，限制饱和脂肪酸、反式脂肪及胆固醇的摄入，多吃含纤维素的蔬菜水果，保证维生素和矿物质的摄入。热量分配应加强早中二餐，减少晚餐量。②增加运动，以低强度、持续时间较长的有氧代谢运动为主，限制久坐，控制看电视、玩电脑时间。

（2）减肥药不适用于儿童，对于伴有胰岛素抵抗、糖耐量异常、2 型糖尿病的肥胖患儿，可使用二甲双胍治疗。

（3）对超重和肥胖患儿应进行针对糖尿病、高脂血症、高血压等可能的并发症的定期筛查。

(4) 对病理性肥胖，应针对相应的病因进行治疗，配合生活方式干预。

四、一般治疗

(1) 控制饮食，尤其是油腻和高热量饮食。

(2) 增加运动量。

五、药物处方

处方：二甲双胍，每次 500mg，每天 2～3 次，最大剂量每天 2000mg。

【注意事项】

以下情况不能使用二甲双胍：糖尿病酮症酸中毒、肝及肾功能不全（血清肌酐超过 1.5mg/dL）、肺功能不全、心力衰竭、严重感染和外伤、重大手术以及临床有低血压和缺氧情况者，维生素 B_{12}、叶酸缺乏，合并严重糖尿病肾、糖尿病眼底病变，接受放射造影剂，嗜酒等。

（冯恂）

蛋白质-能量营养不良

蛋白质-能量营养不良是一种因缺乏能量和（或）蛋白质所致的慢性营养缺乏症，主要见于 3 岁以下的婴幼儿。主要表现为体重明显减轻、皮下脂肪减少、皮下水肿，常伴有各器官、系统的功能紊乱和营养素缺乏。临床常见 3 种类型：消瘦型、水肿型和混合型。

一、诊断要点

根据患儿年龄及喂养史、体重下降、皮下脂肪减少、各系统功能紊乱及其他营养素缺乏的症状及体征，可诊断。5 岁以下营养不良的体格测量指标的分型和分度如下：

(1) 体重低下　体重低于同年龄、同性别参照人群值的中位数－2SD，如在中位数－2SD 至－3SD 为中度，在中位数－3SD 以下为重度。

(2) 生长迟缓　身长低于同年龄、同性别参照人群值的中位数－2SD，如在中位数－2SD 至－3SD 为中度，在中位数－3SD 以下为重度。

(3) 消瘦　体重低于同性别、同身高参照人群值的中位数－2SD，如在中位数－2SD 至－3SD 为中度，在中位数－3SD 以下为重度。

上述三项指标可同时存在，也可仅符合其中一项。符合其中一项即可诊断。

二、鉴别诊断

应与以下疾病相鉴别。

1. 继发性生长发育不良

继发性生长发育不良是由吸收障碍、先天性缺陷、肾衰竭、内分泌疾病或情感剥夺等因素引起。蛋白质-能量营养不良是由能量、蛋白质缺乏引起。

2. 糙皮病

糙皮病皮肤变化呈对称性，主要发生在阳光暴露部位。蛋白质-能量营养不良患者有时会出现皮肤暗红、增厚、脱皮等现象。

三、治疗原则

（1）积极处理危及生命的并发症。

（2）去除病因，治疗原发病及合并症。

（3）加强护理，合理喂养，调整饮食。

（4）促进消化功能。

四、一般治疗

（1）合理喂养，加强护理，监测体重。

（2）防治感染性疾病，排查先天畸形。

（3）监测血压、心率、电解质、肝肾功能等。

五、药物处方

处方①：给予消化酶（如胃蛋白酶、胰酶），适当应用蛋白质同化类固醇制剂如苯丙酸诺龙，$10\sim20$mg/次肌注，每周 $1\sim2$ 次，连续 $2\sim3$ 周。食欲差者还可皮下注射胰岛素 $2\sim3$U/次。

处方②：纠正低血糖、纠正贫血，严重贫血（如血红蛋白<60g/L）可输血，一般为 $10\sim20$mL/kg；轻、中度贫血可予铁剂治疗，$2\sim3$mg/（kg·d），持续 3 个月。

【注意事项】

（1）合理喂养，加强护理，检测体重。

（2）防治感染性疾病，排查先天畸形。

（3）监测血压、心率、电解质、肝肾功能等。

处方③：维持水、电解质平衡，尿量正常时给钾 $6\sim8$mmol/（kg·d），至少维持5 天。镁 $2\sim3$mmol/（kg·d），钙 $3\sim5$mg/（kg·d）。

处方④：肠道外营养。一般液体给予 100mL/（kg·d），蛋白质 2g/（kg·d）。

【注意事项】

（1）应用肠道外营养时应监测血糖，防止高血糖症发生。

（2）定期监测肝功能。

（曾立）

维生素 D 缺乏性佝偻病

维生素 D 缺乏性佝偻病是由于体内维生素 D 不足使钙、磷代谢紊乱，从而产生的主要以骨骼病变为特征的全身慢性营养疾病。

一、诊断要点

（1）有维生素 D 缺乏的病因如摄入不足或日光照射缺乏。

（2）3 岁以下小儿，有烦闹、易激惹、睡眠不实、多汗等表现，及有颅骨软化、方颅、肋串珠、鸡胸样畸形等不同的骨骼改变。

（3）血生化及骨骼 X 线检查异常。

二、鉴别诊断

1. 与佝偻病的体征的鉴别

（1）脑积水 出生后数月起病者，头围与前囟进行性增大。因颅内压增高，可见前囟扩大隆起，颅缝分离，颅骨叩诊有破壶声，严重时两眼向下呈落日状。头颅 B 超、CT 检查可做出诊断。

（2）黏多糖贮积症 一种较罕见的遗传代谢病，大多在周岁左右发病，病程都是进行性的，并且累及多个系统，可出现多发性骨发育不全，如头大、头型异常、脊柱畸形、胸廓扁平等体征。根据临床特殊面容和体征（包括 X 线表现以及尿黏多糖阳性），可以做出临床诊断，酶学分析可分型和确定诊断。

（3）软骨营养不良 一遗传性软骨发育障碍，可表现为四肢短、头大、前额突出、胸部串珠、腰椎前突、臀部后凸。根据特殊的体态（短肢型矮小）及骨骼 X 线做出诊断。

2. 与佝偻病体征相同而病因不同的鉴别

（1）维生素 D 依赖性佝偻病 为常染色体隐性遗传病，可分两型：Ⅰ 型为肾脏 1-羟化酶缺陷，使 $25\text{-}(OH)D_3$ 转变为 $1,25\text{-}(OH)_2D_3$ 发生障碍，血 $25\text{-}(OH)D_3$ 浓度正常；Ⅱ 型为靶器官 $1,25\text{-}(OH)_2D_3$ 受体缺陷，血 $1,25\text{-}(OH)_2D_3$ 浓度增高。两型临床均有严重的佝偻病体征，低钙血症、低磷血症，碱性磷酸酶明显升高及继发性甲状旁腺功能亢进，Ⅰ 型患儿可有高氨基酸尿症；Ⅱ 型患儿可有脱发。

（2）低血磷抗生素 D 佝偻病 本病为肾小管重吸收磷及肠道吸收磷的原发性缺陷所致。佝偻病的症状多发生于 1 岁以后，因而 2～3 岁后仍有活动性佝偻病表现；血钙多正常，血磷明显降低，尿磷增加。对用一般治疗剂量维生素 D 治疗佝偻病无效时应与本病鉴别。

（3）肾性佝偻病　由于先天或后天原因所致的慢性肾功能障碍，导致钙磷代谢紊乱，血钙低，血磷高，甲状旁腺继发性功能亢进，骨质普遍脱钙，骨骼呈佝偻病改变。多于幼儿后期症状逐渐明显，形成侏儒状态。

（4）远端肾小管性酸中毒　为远端肾小管泌氢障碍，从尿中丢失大量钠、钾、钙，继发甲状旁腺功能亢进，骨质脱钙，出现佝偻病体征。患儿骨骼畸形显著，身材矮小，有代谢性酸中毒，多尿，碱性尿，除低钙血症、低磷血症之外，血钾亦低，血氨增高，并常有低钾血症症状。

（5）肝性佝偻病　肝功能异常可能使 25-(OH)D_3 生成障碍。若伴有胆道阻塞，不仅影响维生素 D 吸收，而且由于钙皂形成，进一步抑制钙的吸收。急性肝炎、先天性肝外胆管缺乏或其他肝脏疾病时，循环中 25-(OH)D_3 可明显降低，出现低钙血症、抽搐和佝偻病的体征。

三、治疗原则

（1）主要是控制活动期，防止骨骼畸形。

（2）加强营养，及时添加富含维生素 D 的辅食，坚持户外活动。

四、一般治疗

（1）补充维生素 D。

（2）补充钙剂，加强营养。

（3）加强户外活动，增加日光照射，已有活动性佝偻病的患儿勿久坐、久站或早走。

五、药物处方

处方①：维生素 D，每日 2000～5000IU（50～125μg），持续 4～6 周，之后 <1 岁改为 400IU/d，>1 岁改为 600IU/d，治疗 1 个月后复查。

【注意事项】

需长期大量应用维生素 D 制剂时，不宜用鱼肝油，以防维生素 A 中毒。

处方②：钙剂，在给维生素 D 的同时应给钙剂，每次 0.5～1.0g，2～3 次/d，连续2～3 个月。

【注意事项】

（1）早期诊断及治疗，尽早控制佝偻病活动期，防止骨骼畸形的发生。

（2）每日确保获得维生素 D 400U 是治疗和预防本病的关键。

（3）患儿不能久坐、久立、久走，以免发生骨骼畸形。

（4）持续数周至数月过量可出现中毒症状，表现为烦躁不安、四肢疼痛、脱屑、食欲减退、多饮多尿，应立即停用维生素 D。

（曾立）

维生素 A 缺乏症

维生素 A 缺乏症是由于体内缺乏维生素 A 而引起的以眼和皮肤黏膜病变为主的全身性疾病，其临床表现有皮肤黏膜改变（如毛囊角化、角膜软化等）和夜盲，以及在此之前出现免疫功能损伤，导致易感性上升。

一、诊断要点

（1）有维生素 A 缺乏病史，如患各种消化道疾病或慢性消耗性疾病史等应高度警惕该病。

（2）出现夜盲或角结膜干燥症等眼部特异性表现，同时合并皮肤的病变。

（3）实验室检查血清维生素 A 浓度 $<200\mu g/L$ 及血浆视黄醇结合蛋白（RBP）低于正常水平可诊断。

二、鉴别诊断

参见维生素 D 缺乏性佝偻病。

三、治疗原则

（1）调整饮食去除病因。

（2）应用维生素 A 制剂。

（3）眼局部治疗。

四、一般治疗

（1）积极治疗肠道感染，肝、胆病和其他全身性疾病等原发疾病，使体内代谢恢复正常，以便正常吸收和利用胡萝卜素和维生素 A。

（2）改善饮食，多吃牛乳、卵黄、肝类以及富有胡萝卜素的食物。

（3）维生素 A 缺乏症常伴有营养不良、贫血、佝偻病、呼吸道感染及泌尿系感染等，应及时进行治疗。

五、药物处方

1. 急性期治疗

处方①：轻症维生素 A 缺乏症的患儿及消化吸收功能良好的患儿每日口服维生素 A 制剂 $(2.5\sim5)\times10^4$ U，分 2～3 次服用，2 天后减量为每天 4500U。有慢性腹泻或肠道吸收障碍的患儿或重症患者可先深部肌注维生素 AD 注射剂（每支含维生素 A $7500\mu g$ 和维生素 D $62.5\mu g$)0.5～1mL，每日 1 次，3～5 天后病情好转即改口服。

【注意事项】

过量应用会导致维生素 A 中毒。

处方②：眼部治疗，局部可给 0.5％红霉素或金霉素软膏或 0.25％氯霉素眼药水，每日 3～4 次。如角膜出现软化及溃疡时可采用抗生素眼药水与消毒鱼肝油交替滴眼，约 1h 一次，每日不少于 20 次。

2. 慢性期治疗

维生素 A 缺乏症常伴有营养不良、贫血、佝偻病、呼吸道感染及泌尿系统感染等，应及时进行治疗。

（曾立）

锌缺乏症

锌缺乏症是由于锌摄入不足或代谢性障碍导致体内锌元素缺乏。儿童缺锌主要表现为纳差、生长发育减慢、免疫功能低下等，青春期缺锌可导致性成熟障碍。

一、诊断要点

（1）出现食欲下降、皮炎、异食癖、夜盲、反复口腔溃疡、腹泻、脱发等表现。

（2）免疫功能降低，易反复发生感染。

（3）生长发育迟缓、性发育延迟、智能发育迟缓。

（4）血清锌＜11.47μmol/L（75μg/dL），餐后血清锌浓度反应试验（PICR）＞15％及锌剂治疗有效可协助诊断。

二、鉴别诊断

本病应与以下疾病相鉴别。

1. 矮小症

身高低于同地区、同性别正常儿童平均身高 2 个标准差。可通过骨龄和生长激素水平测定进一步鉴别。

2. 营养缺乏性疾病

主要表现为消瘦、生长发育迟滞、皮下脂肪减少等，同时缺锌者可有贫血、肝脾大、身材矮小、第二性征发育不良等各种表现。

3. 特异性皮炎

多有家族史，主要表现为剧烈的瘙痒、明显的湿疹样改变和皮肤干燥。

三、治疗原则

（1）治疗原发病。

（2）饮食治疗。进食含锌丰富的动物性食物，如肝脏、瘦肉、鱼、甲壳类动物、全谷物等。

（3）补充锌剂。

四、一般治疗

（1）去除病因，积极治疗原发病。

（2）补锌。

五、药物处方

处方①：葡萄糖酸锌，每日 3.5～7mg/kg，相当于元素锌 0.5～1.0mg/kg，疗程 2～3 个月。长期静脉输入高能量者，每日锌用量：早产儿 0.3mg/kg，足月儿至5 岁0.1mg/kg，>5 岁 2.5～4mg/d。

【注意事项】

（1）糖尿病患者慎用。

（2）本品与铝盐、钙盐、锶盐、碳酸盐、氢氧化物等不可同用。

（3）适宜餐后服。

处方②：赖氨葡锌颗粒，每包葡萄糖酸锌 35mg。1～6 个月新生儿每日半包；7～12 个月小儿每日 1 包；1～10 岁小儿每日 2 包；10 岁以上儿童及成人每日 3 包；孕妇每日 4 包，哺乳期妇女每日 5 包。

【注意事项】

（1）应餐后服用，可减少胃肠道刺激。

（2）高氯血症、酸中毒及肾功能不全者慎用。

（3）对本品过敏者禁用，过敏体质者慎用。

（4）本品不可与铝盐、钙盐、碳酸盐等同用。

（5）本品可降低青霉胺及四环素类药物的作用。

处方③：四维葡锌，每次 1～2 粒，每日 3 次。小儿：1～6 个月每日元素锌 3mg；7～12 个月每日元素锌 5mg。1～10 岁每日元素锌 10mg；>10 岁至成人每日元素锌 15mg。

【注意事项】

（1）急性消化性溃疡患者禁用。

（2）餐后服用，可减少锌剂的胃肠道刺激。

（3）本品可减少铜、铁、诺氟沙星、环丙沙星等的吸收。

处方④：枸橼酸锌片，1～3 岁，体重 10～15kg，每次 1 片，每日 2 次，饭后服用。4～6 岁，体重 16～21kg，每次 1.5 片，每日 2 次，饭后服用。7～9 岁，体重22～27kg，每次 2 片，每日 2 次，饭后服用。10～12 岁，体重 28～32kg，每次 2.5 片，每日 2 次，饭后服用。

【注意事项】

（1）急性或活动性消化性溃疡者禁用。

（2）应在确诊为缺锌症时使用，如需长期服用，必须在医师指导下使用。

（3）心肾功能不全和高血压患者慎用。

（4）本品宜餐后服用以减少胃肠道刺激。

（5）如服用过量或出现严重不良反应，应立即就医。

（6）对本品过敏者禁用，过敏体质者慎用。

（7）本品勿与牛奶同服。

（8）本品勿与铝盐、钙盐、碳酸盐、鞣酸等同时使用。

（9）本品可降低青霉胺、四环素类药品的作用。

处方⑤：硫酸锌口服溶液，10岁以上儿童及成人每日30mL，1~10岁儿童每日20mL。

【注意事项】

（1）消化性溃疡患者禁用。

（2）本品宜餐后服用以减少胃肠道刺激。

（3）对本品过敏者禁用，过敏体质者慎用。

（4）本品勿与牛奶同服。

（5）本品勿与铝盐、钙盐、碳酸盐、鞣酸等同时使用。

（6）本品可降低青霉胺、四环素类药物的作用。

处方⑥：甘草锌颗粒，每日按体重0.5~1.5mg/kg元素锌计算，分3次服用。也可按照年龄确定剂量，1~5岁，每次0.75g，每日2~3次；6~10岁，每次1.5g，每日2~3次；11~15岁，每次2.5g，每日2~3次，开水冲服。保健营养性补锌：每次1.5g，每日2~3次。

【注意事项】

（1）心肾功能不全和高血压患者慎用或遵医嘱。

（2）请在医师指导下使用，防止补锌过量。

处方⑦：葡萄糖酸钙锌，婴幼儿每日5~10mL，成人每日20~30mL，分2~3次，饭后服。

【注意事项】

（1）肾功能不全或糖尿病患者慎用。

（2）对本品过敏者禁用，过敏体质者慎用。

（曾立 刘慧燕 林穗方）

附录 A 合理用药与注意事项

药物是用于治疗、预防和诊断疾病的化学物质，对人体具有双重性，既有治疗疾病的一面，也有对人体产生不良反应和毒副作用的一面，临床应用时要综合权衡。临床用药是否合理涉及患者健康，合理用药是提高医疗质量整体水平的重要保证。合理用药是以当代药物及疾病的系统知识和理论为基础，安全、有效、经济、适当地使用药物，需要遵守一些原则，了解一些注意事项。

一、药物不良反应(ADR)分类及特点

分类依据	类型	特点
基于对药物不良反应的分类法，根据与剂量有无关联分类(1977 年 Rawlins 和 Thompson 设计)	① A 型药物不良反应,包括副作用、毒性反应、过度效应、首剂效应、撤药反应、继发反应等	常与剂量有关,药理作用增强所致,可以预测,发生率高而病死率低,如抗凝血药引起的出血等
	② B 型药物不良反应,包括变态反应和异质反应等	一般与剂量无关,是一种与正常药理作用无关的异常反应,难以预测,发生率低(据国外数据,占药物不良反应的 20%～25%)而病死率高,如青霉素引起的过敏性休克
基于药品不良反应的新的分类法,包括活性成分和赋形剂引起的不良反应,以机制为基础	① A 类(扩大反应)	药物对人体呈剂量相关的反应,可根据药物或赋形剂的药理学和作用模式来预知,停药或减量可部分或完全改善。是不良反应中最常见的类型,常由各种药动学和药效学因素决定
	② B 类(微生物反应)	由促进某些微生物生长引起的 ADR,在药理学上可预测。如含糖药物引起的龋齿、抗生素引起的肠道内耐药菌群的过度生长、广谱抗生素引起的鹅口疮、过度使用某种可产生耐药菌的药物而使之再次使用时无效等。应注意,药物致免疫抑制而产生的感染不属于 B 类反应
	③ C 类(化学反应)	取决于药物或赋形剂的化学性质而不是药理学性质,基本形式是化学刺激,这类反应的严重程度主要取决于药物浓度而不是剂量,可随已了解的药物化学特性进行预测。如外渗性反应、静脉炎、药物或赋形剂刺激而致的注射部位疼痛、酸碱灼烧、接触性("刺激物")皮炎和局部刺激引起的胃肠黏膜损伤等
	④ D 类(给药反应)	反应由特定给药方式引起。这些反应不依赖于制剂成分的化学或药理性质,而是因剂型的物理性质和(或)给药方式而发生。这些反应不是单一的,给药方式不同,ADR 特性也不同。共同特点是,如果改变给药方式,ADR 即消失。如植入药物周围的炎症或纤维化、注射液中微粒引起的血栓形成或血管栓塞、片剂停留在咽喉部、用干粉吸入剂后的咳嗽、注射液经微生物污染引起的感染等。应注意,与注射相关的感染属 D 类,不是 B 类。这些感染的发生与给药方式等有关,与所用药物无关。B 类反应则为药物与微生物之间的直接相互作用

分类依据	类型	特点
基于药品不良反应的新的分类法,包括活性成分和赋形剂引起的不良反应,以机制为基础	⑤ E 类(撤药反应)	生理依赖的表现,只发生在停药或剂量减少后,再次用药症状改善后。虽然这些反应一定程度上是药理学可预知的,但撤药反应发生也不是普遍的,许多患者虽然持续大剂量使用也不一定会发生此类反应。常见引起撤药反应的药物有阿片类、二环类抗抑郁药、β受体阻滞剂、可乐定、尼古丁等
	⑥ F 类(家族性反应)	仅发生在遗传因子决定的代谢障碍敏感个体,必须与人体对某种药物代谢能力正常差异而引起的 ADR 相鉴别。一些较常见的家族性障碍有苯丙酮酸尿、葡萄糖 6-磷酸脱氢酶(G6PD)缺陷、Cl 酯酶抑制剂缺陷、卟啉症和镰状细胞性贫血等。此类反应不可混淆于人体对某种药物代谢能力的正常差异而发生的反应。如西方人群 10% 以上细胞缺乏色素 P450 2D6,与其他人群相比,他们更易发生受 2D6 代谢的药物的已知的 A 类反应,因为他们对这些药物的消除能力较低。有上述代谢障碍的人群易发生的不良反应,在无此障碍的其他人群中,不管剂量多大也不会发生,如有 G6PD 缺陷的患者,使用奎宁时可能会出现溶血,而其他个体即使奎宁用量很大也不会发生
	⑦ G 类(基因毒性反应)	能引起人类基因损伤的 ADR,如致畸、致癌等
	⑧ H 类(过敏反应)	可能是继 A 类反应后最常见的不良反应。类别很多,均涉及免疫应答的活化。不是药理学可预测的,且与剂量无关。减少剂量通常不会改善症状,必须停药。如过敏反应、过敏性皮疹、斯-约综合征、光变应性、急性血管性水肿、过敏性胆汁阻塞等
	⑨ U 类(未分类反应)	指机制不明的反应,如药源性味觉障碍、辛伐他汀的肌肉不良反应、气体全麻药物的恶心呕吐等
WHO 分类法	① A 类不良反应	可以预防。发生率高,病死率低。反应的发生与剂量、常规药理作用有关。如副作用、毒性作用、后遗症、继发反应等
	② B 类不良反应	难以预测,常规毒理学不能发现。发生率低,病死率高。反应的发生与剂量、常规药理作用无关。对不同个体来说剂量与不良反应的发生率无关,但对同一敏感个体来说药物的量与反应强度相关。分为药物异常性和患者异常性。具有特应性,即一个人所具有的特性,特有的易感性,奇特的反应
	③ C 类不良反应	背景发生率高,非特异性(指药物)。潜伏期长,用药与反应发生没有明确的时间关系,如妊娠期用己烯雌酚,子代女婴至青春期后患阴道腺癌。C 类不良反应如某些基因突变致癌、畸胎的发生,不可不重视。有些机制不清,尚在探讨中

注:药物不良反应(ADR)是指合格药品在正常用法用量下出现的与用药目的无关的或意外的有害反应。

二、合理用药原则

原则	注意事项
①科学用药	首先熟悉和了解所用药物的种类、特性、药理作用、药代动力学、剂型、剂量、用量、适应证、不良反应、禁忌证、使用方法、疗程以及药物的相互作用和配伍禁忌等,这是科学用药的前提。其次对病因、病种、病情、机体功能状态和个人特点等情况进行综合分析,找出问题的主要方面,权衡利弊,合理决策。此外,还要注意观察用药后的疗效与不良反应,通过周密细致的临床观察和反复验证来总结用药经验,使临床用药科学、有根据
②个体化用药	药物特性需要与患者个体化统一,做到因人、因地、因时具体用药。临床上有许多因素可影响药物选择和作用,比如患者年龄、性别、个体差异与特异体质和机体所处不同生理、病理状态等。一般而言,老年人与儿童用药剂量要较成年人小,尤其是婴幼儿用药必须按千克体重进行计算;不同体质的个体对药物反应不同,有些人对某些药物具有较高耐受性,有些人对某些药物特别敏感,可产生过敏反应甚至过敏性休克。对于这些个体,临床用药时需特别谨慎小心。孕妇与哺乳期妇女由于处在特殊生理状态下,故对胎儿和婴幼儿有影响的药物都要慎用或禁用。还有肝、肾等重要脏器功能不全者,凡一切对肝、肾有不良影响或增加肝、肾负担的药物均应忌用,如果临床需要使用,则应减少药物用量,并在使用过程中密切观察肝、肾功能变化
③最佳用药	就是要把药物有利因素发挥到最大,把不利因素限制在最小,以实现疗效最好、副作用最小的目标。这就需要明确诊断,对症用药,不能只根据表面现象随便下药,也不能无原则地使用或合用多种药物,从而减少药源性疾病,减轻患者经济负担。临床必需的一定要用,可用可不用的坚决不用。当药物治疗作用与副作用发生矛盾时,权衡利弊,若利大于弊,临床又必须,一定的副作用也是允许的,但需要加强对毒副作用的临床观察,采取适当措施以防止或减少毒副作用的发生。相反,若弊大于利,则禁忌使用。临床用药不仅考虑疗效,也要考虑成本与效益的关系,优先选择简单、价格便宜、疗效好、副作用小的药物。需要特别强调的是:①新药不等于疗效好,贵药不一定就是好药,反之,老药不等于疗效不好,药物价格便宜也不等于疗效差,关键是对症下药、合理用药;②禁食生冷、油腻、辛辣等刺激性食物,不应与酒、茶、牛奶同服,以免影响药物的疗效;③严禁使用会降低治疗作用的过期失效药品;④重视药物配伍禁忌,提高药效,减少副作用;⑤熟悉药物与药物之间、药物与食物之间的相互作用,尽量减少用药品种;⑥不能将针剂改为内服、外用,不能将舌下含片改为口服,不能将口服片改为阴道塞药,不能将包衣片分割后服用,不能将胶囊剂改为冲剂服用;⑦慎重使用新药,确保用药安全

三、老年人用药

原则	注意事项	护理
①了解病史、药物过敏史及用药情况	给老年患者用药前必须了解患者病史、药物过敏史、体征及相关辅助检查结果,了解既往和现在用药情况,要仔细分析症状,明确用药指征,现用药的作用与不良反应,选择合理药物	①了解老年患者的自我用药能力、用药史和各脏器功能状况,设计科学用药护理程序,减少药物不良反应

续表

原则	注意事项	护理
② 科学用药	熟悉和了解所用药物的种类、特性、药理作用、药代动力学、剂型、剂量、用量、适应证、不良反应、禁忌证、使用方法、疗程以及药物的相互作用和配伍禁忌等,再结合患者的病因、病情、病种、机体的功能状态和老年人的特点等进行综合分析比较,找出问题的主要方面,权衡利弊,科学决策,使用合适的药物和剂量。遵循"先理疗、食疗,后药物治疗""先外用,后内服""先口服,次肌注,后静脉""先老药,后新药""先中药,后西药"的用药原则。老年患者除急症和器质性病变外,一般情况下尽量少用药,如失眠、多梦的老年人,可通过避免晚间过度兴奋的因素包括抽烟、喝浓茶等措施来改善。凡是理疗、食疗能解决的老年性疾病,尽量不用药物	② 护理人员应熟练掌握患者常用药物不良反应及对策,如:a. 抗高血压药,需经常观察血压,做好记录,防止血压降得过快或过低,造成脑血流量的不足而引起头晕或诱发脑梗死;b. 解热镇痛药,应掌握好剂量,以免造成大量出汗而发生虚脱;c. 降血糖药,老年人对降血糖药敏感,使用降血糖药时应掌握好剂量,避免出现低血糖,住院患者注射胰岛素后应加强巡视,密切观察用药后反应;d. 强心剂、利尿药,老年人对洋地黄耐受性差,易发生中毒反应,要注意控制药剂量。对长期应用利尿药的患者应注意监测血钾的变化,防止发生水、电解质紊乱。在服药期间应密切注意肝、肾功能情况,发现异常及时处理,尽量减少药物对肝、肾的损害 ③ 依据病情选择给药方法,轻者选用口服制剂,病情严重者选用静脉滴注,但要注意输液反应和静脉炎的发生。静脉用药应现配现用,应特别注意输液总量及滴速,以免心脏负荷过重而出现危险
③ 受益用药	老年人用药要有明确的适应证。用药的受益和风险的比值大于 1。只有治疗好处大于风险的情况下才可用药,有适应证而用药的受益和风险比值小于 1 时,一般不主张用药,或选择疗效确切而毒副作用小的药物	
④ 5 种以下药物	许多老年人多病共存,常常多药合用,过多使用药物不仅增加经济负担、减少依从性,还增加药物相互作用。联合用药品种越多,药物不良反应发生的可能性越大。用药品种要少,最好 5 种以下,治疗时应分轻重缓急。注意:a. 了解药物的局限性,许多老年性疾病无相应有效的药物治疗,若用药过多,药物不良反应的危害反而大于疾病本身;b. 抓主要矛盾,选主要药物治疗,对于治疗效果不明显、耐受性差、未按医嘱服用的药物应考虑终止,病情稳定时可以服用多种药物,但不应超过 5 种;c. 选用具有兼顾治疗作用的药物,如高血压合并心绞痛者,可选用 β 受体阻滞剂及钙拮抗剂,高血压合并前列腺增生者,可用 α 受体阻滞剂;d. 重视非药物治疗,如心理治疗、物理治疗等;e. 减少和控制服用补药,老年人并非所有自觉症状、慢性病都需药物治疗,如轻度消化不良、睡眠欠佳等,只要注意饮食卫生,避免情绪波动均可避免用药;f. 治疗过程中若病情好转、治愈或达到疗程时应及时减量或停药	
⑤ 小剂量	老年人用药量在中国药典规定为成人量的 3/4;一般开始时用成人量的 1/4~1/3,然后根据临床反应调整剂量,直至出现满意疗效而无药物不良反应为止。剂量要准确适宜,老年人用药要遵循从小剂量开始,逐渐达到适宜于个体的最佳剂量。有学者提出,从 50 岁开始,每增加 1 岁,剂量应比成人药量减少 1%,60~80 岁为成人量的 3/4~4/5,80 岁以上为成人量的 1/2~2/3 即可。最低有效量才是老年人的最佳用药剂量。老年人用药剂量的确定,要遵守剂量个体化原则,主要根据老年人年龄、健康状况、体重、肝肾功能、临床情况、治疗反应进行综合考虑。注意严格控制老年人输液量,一般每天输液量控制在 1500mL 以内为宜。输 0.9% 氯化钠注射液每天不超过 500mL。在输葡萄糖注射液时要警惕患者有无糖尿病	

原则	注意事项	护理
⑥ 择时用药	选择最佳时间服药,如健胃药、收敛药、胃肠解痉药等要求饭前服。根据时间生物学和时间药理学的原理,选择最合适的用药时间进行治疗,以提高疗效和减少毒副作用。因为许多疾病的发作、加重与缓解都具有昼夜节律的变化。如夜间容易发生变异性心绞痛、脑血栓和哮喘,类风湿关节炎常在清晨出现关节僵硬;药代动力学也有昼夜节律的变化。进行择时治疗时,主要根据疾病的发作、药代动力学和药效学的昼夜节律变化来确定最佳用药时间	④ 使用新药时需观察疗效和药物的不良反应,有疑问时及时询问 ⑤ 对于肝肾功能障碍的老年患者,尽量不选用影响肝肾功能的药物,有条件的要进行血药浓度测定,并监测肝功能 ⑥ 应用催眠药物时,应予监护,切勿任其自行用药,避免产生药物依赖性 ⑦ 应用抗高血压药后应嘱其平卧,以免引起体位性低血压 ⑧ 输液时应注意量不宜过多,速度不宜过快,以免引起肺水肿
⑦ 暂停用药	在老年人用药期间应密切观察,一旦出现新的临床表现应考虑可能是药物的不良反应或病情进展。如果是药物不良反应的结果应立即停止用药,如果是由于病情的进展应及时咨询医师适当增加药量。对于服药的老年人出现新的临床表现,停药受益可能多于加药受益。暂停用药是现代老年病学中最简单、有效的干预措施之一	
⑧ 中西药不要重复使用	需中西药结合治疗者,服用中药后最好隔 2h 以上再服用西药,也不可随意合用,避免药物产生拮抗作用。用药时应考虑生物利用率高,易被老年人吸收的药物,安全有效的剂量,宜从小剂量开始	
⑨ 严格控制应用抗生素、滋补药和延缓衰老药	滥用抗生素可使体内细菌产生耐药性,老年人机体抵抗力低下,容易出现二重感染。滋补药有辅助治疗的作用,但应遵循"缺什么补什么"的原则,切勿滥用,避免产生不良反应。延缓衰老药能改善代谢和营养,调节免疫功能,但也不宜滥用	
⑩ 勿依赖药物	鼓励老年人多锻炼身体,保持健康应以预防为主,用药要根据主要疾病,提倡个体用药。慎选治疗指数低、安全系数小的药物。对一些慢性病需要长期服者,要注意观察疗效及用药后水电解质平衡和副作用等	
⑪ 不要长时间使用一种药物	长期使用一种药物,不仅容易产生耐药性,使药效降低,而且会对药物产生依赖性或成瘾性。同时,老年人肾功能减退,药物排泄减慢,用药时间越长越容易发生药物的蓄积中毒,加上老年人机体功能衰退,反应迟钝,致使一些药物的不良反应不能被早期发现。老年人用药疗程(时间)宜短不宜长,临床上应根据病情及医嘱及时减量或停药,只有这样,才能有效避免因长期服药造成的肝脏功能损害、蓄积中毒等不良反应的发生	

原则	注意事项	护理
⑫ 重视药物配伍禁忌	甲氧氯普胺为老年人胃肠用药,它可加速胃肠蠕动而影响某些药物(如B族维生素和地高辛)吸收,降低这些药物疗效。巴比妥类镇静催眠药可促进一些药物代谢酶活性,如西咪替丁、皮质激素、普萘洛尔(心得安)、苯妥英钠等,使这些药物迅速降解,降低疗效。肝药酶抑制剂如异烟肼、氯霉素、香豆素等可抑制苯妥英钠的代谢,合并使用时,如不减少苯妥英钠的剂量,易引起中毒。竞争肾小球排泄的药物都是从肾小球滤过后随尿排出,但经肾小球滤过有难易,排泄易者又使难者排泄减少,增强疗效或出现毒性反应,如丙磺舒与青霉素合用,就可使青霉素血药浓度增加,增强后者疗效。与血浆蛋白结合型药物药理活性小,只有游离的药物分子才呈现作用,如乙酰水杨酸、苯妥英钠可将双香豆素从蛋白质结合部位置换出来,使其游离型增加而可能引起出血。互相结合妨碍吸收的药物,如钙制剂与四环素类药物形成难以吸收的络合物	⑨用药期间应加强监护,多种药物应用时一定要注意用药相互作用而致毒副作用 ⑩加强药物治疗的健康指导,应向患者解释用药的目的、时间、方法、作用、不良反应等,并训练自我服药能力 ⑪鼓励老年患者多锻炼身体,勿依赖药物、滥用药物,树立以预防为主的健康观念
⑬用药期间患者应定期检查	老年人体内器官功能减退,在用对肝、肾、骨髓、眼睛、听力有损害的药物时要定期检查肝功能、肾功能、视力、听力的变化,以确保用药安全	

四、儿童用药

原则	注意事项
婴幼儿(28天至3周岁)用药	
① 慎重选择药物品种	年龄对药物吸收、分布和消除具有很大影响,婴幼儿禁用、慎用的药物一定要慎重 抗生素类:喹诺酮类不宜用于骨骼系统尚未发育完善的小儿,如诺氟沙星禁用于<13岁的小儿,甲磺酸培氟沙星不宜用于<18岁的小儿和青少年;四环素类可使婴幼儿牙齿发黄、牙釉质(珐琅质)缺损,8岁以下儿童禁用;氨基糖苷类可导致患儿听力减退,6岁以下患儿禁用,6岁以上患儿慎用,必须使用时需检测血药浓度和听力;磺胺类药禁用于早产儿、新生儿,若必须使用应大量饮水,防止引起结晶尿;乙胺丁醇禁用于婴幼儿等 止泻类:洛哌丁胺1岁以下婴儿禁用,严重脱水的小儿不宜使用;药用炭可影响吸收,婴幼儿如长期腹泻或腹胀应禁用 驱虫类:此类药宜空腹或半空腹时服用,以利于药物与虫体接触。服药当天饮食宜清淡。阿苯达唑广谱驱虫药,对肝肾功能有一定损害,2岁以下儿童禁用,2~12岁用量应减半;甲苯达唑,4岁以下用量减半 激素类:尽量避免使用肾上腺皮质激素。婴幼儿长期应用肾上腺皮质激素可导致骨骼脱钙和生长发育障碍。长期使用雄激素常使骨骺闭合过早,影响小儿生长发育 镇静催眠类:30日以内的新生儿禁用地西泮静脉注射,6个月以下婴儿禁口服。苯巴比妥类药物,对中枢神经系统有广泛的抑制作用,12岁以下儿童禁用 吗啡类:婴幼儿血脑屏障发育不完全,对吗啡类药物特别敏感,易致呼吸中枢抑制,一般禁用于婴幼儿 外用类:由于婴幼儿皮肤、黏膜面积相对较大,吸收功能强,使用应注意剂量。萘甲唑啉(鼻眼净)治疗婴幼儿鼻炎,能引起昏迷、呼吸暂停、体温过低,慎用;皮质激素软膏大面积外用,可引起全身水肿;阿托品滴眼液,婴幼儿用此药易中毒,滴药时应压迫泪囊,以防止经鼻腔吸收而中毒,应慎用

续表

原则	注意事项
②使用药物种类应少而精	婴幼儿服药种类不宜过多,可用可不用的药物尽量不用,特别要谨慎使用抗生素药物。抗生素药物的滥用已经让其由"治病药"变成了"致病药"。如果需要同时服用几种药物,要严格遵守医嘱将服用时间错开,以免药物在体内相互作用而产生毒副作用或降低药效
③适当的给药途径	许多家长带孩子看病总要求医师注射给药。但一般来说,能吸奶和耐受鼻饲给药的婴幼儿,经胃肠道给药较安全,应尽量采用口服给药。新生儿皮下注射容量很小,给药可损害周围组织且吸收不良,故不适于新生儿。较大的婴幼儿,循环较好,可用肌内注射。婴幼儿静脉给药,一定要按规定速度给药,切不可过急过快,要防止药物渗入引起组织坏死。注射用药对药品的质量、护士的注射技术和医院的消毒设施要求较高,容易发生一定的局部损伤,还有可能出现输液反应。尽量选择口服给药,口服给药最安全、方便和经济
④适当的剂量	婴幼儿是生长发育迅速的群体,不同年龄段对药物的吸收、分布、代谢、排泄及药物反应亦有差异,服用药物应根据婴幼儿的年龄、体重、体表面积等计算合理的给药剂量。剂量不足会延误病情,还易产生抗药性;剂量过大又会引起不良反应。如婴幼儿生长发育较快,普遍存在缺钙现象,需要补钙。但要是补钙过量也会带来危害,引起高钙血症,钙沉积在眼角膜周边将影响视力,沉积在心脏瓣膜上将影响心脏功能,沉积在血管壁上将加重血管硬化等。同时婴幼儿补钙过量还可能限制大脑发育,影响生长。维生素在儿童生长发育中起重要作用,但也不能过量。脂溶性维生素(维生素 A、维生素 D、维生素 E 等),用量过大或用药时间过长会导致蓄积中毒,如鱼肝油(含维生素 A 与维生素 D)服用多了可引起发热、厌食、烦躁、肝功能受损;维生素 A 过量会对软骨细胞造成不可逆的破坏;维生素 D 大量久服可引起高血钙、食欲缺乏、呕吐、腹泻,甚至软组织异位骨化等。水溶性维生素(B 族维生素、维生素 C 等)虽较安全,但也不能多服,如维生素 C 服用过多可能引起胃肠道反应及肾和膀胱结石。选择适当的剂量,才能达到治疗效果

儿童(3 周岁至青春期)用药

原则	注意事项
①正确诊断	明确诊断,对症下药,保证药物选择的准确性
②合理用药	使用有效药物,注意用药安全,可用一种药物治疗的就不用两种药物。喹诺酮类药物影响软骨发育,可导致小儿骨关节损害,18 岁前不能使用
③剂量准确	许多药品没有小儿专用剂量,通常做法是用成人剂量换算,多数按年龄、体重或体表面积来计算小儿剂量,这些方法各有优缺点,需要根据具体情况及临床经验选用。在联合用药时,要注意药物浓度较单一用药时有无改变,及时调整用量
④用法合适	选择合适的给药途径和剂型。给药途径由病情轻重缓急、用药目的及药物本身性质决定。正确的给药途径对保证药物吸收、发挥作用至关重要。合适的剂型能提高小儿用药的依从性。一般要求能够口服给药的就不需要进行注射治疗,婴儿多选用颗粒剂、口服液等,还要特别注意选择适合小儿的口味和颜色,尽量选择半衰期长的药物,减少用药次数。需静脉给药的可留置套管针,减少穿刺次数,调整适当的输液速度,减少治疗过程给儿童造成的不适

原则	注意事项
⑤切忌滥用药	**抗生素类**:喹诺酮类抗生素,可影响小儿骨骼发育;四环素类药,容易引起小儿牙齿变黄并使牙釉质发育不良;链霉素、庆大霉素等氨基糖苷类抗生素,会对听神经造成影响,引起眩晕、耳鸣,甚至耳聋;使用氯霉素可能引起再生障碍性贫血。这些药需要禁用或慎用
	解热镇痛类药:适用于小儿的解热镇痛药品种和剂型相对较多,各种退热药成分不同,但其药理作用基本相同,只要一种足量即有效,没有联合用药的必要。对乙酰氨基酚(扑热息痛)、布洛芬制剂因疗效好、副作用小、口服吸收迅速完全,是目前应用最广的解热镇痛药。阿司匹林易诱发儿童哮喘,诱发瑞氏综合征、胃肠道黏膜损害,剂量过大引起出汗过多而导致患儿体温不升或虚脱,应慎用。有些退热药含有非那西丁,易使小儿血红蛋白变为高铁血红蛋白,降低携氧能力,造成全身组织器官低氧。安痛定、去痛片含有氨基比林,此种成分易使小儿白细胞数量迅速下降,有致命之险。感冒通含有双氯芬酸钠,既抑制血小板凝集,又损害肝功能,皆在禁用之列
	激素类:肾上腺糖皮质激素(如可的松、泼尼松、地塞米松等)可降低炎症反应,掩盖炎症和疾病原有症状,引起内分泌紊乱,影响小儿生长发育,应慎用。此类药能使免疫力下降,引起水痘病毒在体内繁殖、扩散而造成严重的毒血症,患水痘的小儿要忌用
	维生素及其他营养素类:维生素供应不足会影响儿童健康成长,但多用或过量会给儿童造成严重损害,甚至影响生长发育。如维生素 A、维生素 D 过量会出现厌食、发热、烦躁、哭闹、肝大及肾脏损害、高钙血症等。一些生活较富裕的家庭或独生子女家庭,为使宝宝快快长大,长期给孩子吃补药、保健品,导致严重的内分泌紊乱,使孩子出现肥胖或性早熟等不良反应,危害孩子的健康,影响儿童的正常生长发育
	小儿药品"禁用""慎用""不宜"的区分:①"禁用"是对用药的最严厉警告,指某些药物有一定的毒副作用,单独或与其他药物配伍使用时可产生严重不良后果甚至影响婴幼儿生长发育,禁止使用,如四环素、土霉素等对婴幼儿第一次出牙期影响甚大,也可引起婴幼儿骨发育不良,因此 8 岁以下婴幼儿禁用;②"慎用"是指某些药物的毒副作用可对婴幼儿机体、功能造成一定的损害,需慎重使用,提醒服药人在服用时小心谨慎,服用后要细心观察有无不良反应出现,有就必须立即停止服用,没有可继续服用,如属于氨基糖苷类药物的庆大霉素、妥布霉素等,不良反应表现为肾脏和神经方面的损害,必须在医师指导下慎重使用,严格掌握剂量、疗程,特别提示婴幼儿应慎重使用;③"不宜"是指某些药物具有一定的毒副作用,单独使用或与其他药物配伍使用时,会对婴幼儿产生不利于治疗的不良反应,不适合小儿使用,如氟喹诺酮类药诺氟沙星、氧氟沙星等有报道可引起未成年动物的软骨组织损害,导致软骨病变,不宜对婴幼儿使用,必要时应在医师指导下严格剂量、短期使用

五、孕产妇用药

原则	注意事项
妊娠期用药: ①孕前体检,确保在健康状态下妊娠 ②用药前,医师应仔细询问患者月经史、是否怀孕、孕期多长等,根据具体病情指导用药	**抗癌药物**:氨甲蝶呤可致胎儿颅骨和面部畸形、腭裂等;环磷酰胺、马利兰(白消安)、阿糖胞苷、柔红霉素、6-巯基嘌呤等,在妊娠早期可引起指(趾)畸形、脑积水、腭裂、外耳缺损、肾发育不全或多发畸形
	激素类药物:妊娠早期使用孕激素、睾酮及其衍生物后,常引起胎儿发育异常,使女婴男性化;使用雌激素使男婴睾丸发育不良。己烯雌酚用于治疗先兆流产,母亲孕期服用可使所生女婴患阴道癌,这种不良反应往往要在几年、几十年后在下一代身上暴露。沙利度胺(反应停、酞胺哌啶酮)为治疗妊娠恶心、呕吐等反应的抗早孕药,孕期服用可致胎儿海豹肢畸形,该药已禁用于抗早孕反应,只用于麻风病。糖皮质激素在妊娠早期大量应用可引起死胎、流产、腭裂、无脑儿、独眼、骨畸形等。口服避孕药可致染色体畸变、断裂率高

原则	注意事项
③孕妇若患有急慢性病，应明确诊断，评估孕妇用何种药，考虑较安全的替代治疗 ④妊娠12周内是药物致畸最敏感的时期，尽量不用药，也不用保健品 ⑤只有药物对母亲益处多于胎儿的危险时，才考虑孕期用药，但妊娠前3个月尽量避免使用任何药物 ⑥不联合用药，用结论比较肯定的药，当新药与老药同时有效，应用老药，中药与西药同时有效，应用西药 ⑦切忌随意用药或听信偏方、秘方，以防发生意外 ⑧不用广告药或不了解的药 ⑨用药时应注意包装袋上的"孕妇慎用、忌用、禁用"的字样 ⑩必须用药时，应选择对胎儿无损害或影响小的药，如因治疗需要而必须长期使用某种可致畸的药物，应终止妊娠 ⑪孕妇误服致畸或可能致畸药物后，应在医师指导下，根据妊娠时间、用药量、用药时间等综合考虑是否终止妊娠	镇静催眠药：苯巴比妥、戊巴比妥、地西泮、氯氮卓(利眠宁)、甲丙氨酯(眠尔通)都可导致畸形，其中地西泮和利眠宁可致多种畸形 抗精神病药：氟哌啶醇可导致胎儿四肢畸形、卷曲指、宫内生长延缓和胃肠功能不全。氯丙嗪可导致脑发育不全、无脑畸形、脑积水、腭裂、小头畸形、卷曲指等，长期应用可致胎儿锥体外系发育不全、婴儿视网膜病变。妊娠中、后期可导致胎儿和新生儿中枢抑制、呼吸困难、肌无力、吸吮困难等 抗癫痫药：妊娠期应用苯妥英钠者出生缺陷的发生率高达30%。妊娠早期应用丙戊酸钠可致胎儿神经管缺损、畸形耳、脑积水、眼巨宽等，其发生率约1% 抗疟疾药：乙胺嘧啶及氯喹可致耳聋、脑积水和四肢缺陷等畸形。妊娠早期应用奎宁可致死胎、早产、流产、听神经缺损、心脏畸形、生殖泌尿道畸形等 解热镇痛抗炎药：阿司匹林等水杨酸类药物，在妊娠早期可致胎儿心脏血管畸形、肾缺损、尿道下裂、唇裂、腭裂、神经系统损伤等。孕妇长期应用阿司匹林可导致胎儿严重出血，甚至死胎。吲哚美辛在妊娠早期可致唇裂、腭裂等多种畸形 心血管系统药：奎尼丁、可乐定、甲基多巴、哌唑嗪等在妊娠早期可致死胎或畸胎，妊娠中、后期可影响胎儿心脏功能 血液系统药：双香豆素、华法林可致胎儿出血、死胎或鼻骨发育不全、软骨发育不全、视神经萎缩、小脑儿等 降血糖药：妊娠早期应用胰岛素可致胎儿骨骼异常。甲苯磺丁脲、氯磺丙脲可致死胎、多发性畸形、流产、早产等 抗微生物药：利福平致畸发生率为4%～5%，可致死胎、无脑儿、脑积水及肢体、耳道、泌尿道畸形。四环素类药物在妊娠早期可致胎儿白内障、四肢发育不良、手指和四肢短小，中期可致死胎、肾发育不全，也可使胎儿出生后牙齿黄染、牙釉质发育不全、骨生长障碍等，妊娠后期用药可致胎儿及新生儿发生溶血性贫血、暴发性肝衰竭，严重者可致母婴死亡。氯霉素在妊娠早期用药可致胎儿腭裂、唇裂，妊娠后期可致新生儿骨髓抑制或胎儿死亡，分娩前应用氯霉素可引起新生儿循环障碍和灰婴综合征。氨基糖苷类抗生素在妊娠早期或大量应用，可致胎儿听神经及肾脏损害，出生的婴儿轻者听力下降，重者可致完全性耳聋，以链霉素、庆大霉素、卡那霉素发生率较高。四环素可致胎儿骨生长障碍、牙釉质发育不全、心脏畸形、先天性白内障、肢体短小或缺损(如缺四指)。磺胺嘧啶在妊娠早期可致胎儿多种畸形。甲氧苄啶可导致胎儿畸形，影响新生儿安全。诺氟沙星有致畸作用，可抑制胎儿及新生儿软骨关节及肢体的生长发育。芬氟拉明在妊娠早期也可致胎儿多种畸形 抗肥胖药：右苯丙胺可致胎儿心脏缺损、大血管异位、唇裂、四肢畸形 全身麻醉药：妊娠早、中期应用氟烷可影响胎儿的听觉功能。甲氧氟烷易致胎儿骨骼畸形。产程中孕妇应用乙醚或三氯甲烷(氯仿)等麻醉剂、吗啡、盐酸哌替啶(杜冷丁)、地西泮可引起胎儿中枢神经抑制和神经系统损害，娩出的新生儿表现为不吃、不哭、低体温、呼吸抑制或循环衰竭等 中枢兴奋药：妊娠早期连续应用咖啡因可致胎儿缺肢性畸形、成骨发育不全

续表

原则	注意事项
⑫中成药说明书大多比较简单,许多说明书中未设"孕妇用药"项,应谨慎用药,确保用药安全	镇咳药:可待因可致唇裂、腭裂、死胎 抗甲状腺药:硫脲嘧啶、他巴唑(甲硫咪唑)、碘剂可影响胎儿甲状腺功能,导致死胎、先天性甲状腺功能低下或甲状腺肿大,甚至引起窒息 酒精:致小头畸形等 咖啡因(咖啡碱):引起唇腭裂等
分娩期用药: ① 分娩应是生理过程,尽量减少不必要的干预 ② 用药要考虑新生儿近远期影响	尽量避免缩宫素催产、常规静脉滴注等。推荐非药物性分娩镇痛,减少麻醉剂、镇痛药对胎儿影响。掌握好用药时间、剂量,以减少对新生儿的影响。避免在新生儿血药浓度高时娩出,以免抑制新生儿呼吸。许多药物常量使用无危害,但过量使用时可有副作用,如宫缩剂、镇静剂、麻醉剂等 氨基糖苷类抗生素可影响新生儿听神经及前庭功能;喹诺酮类可影响软骨发育;氯霉素可抑制骨髓,致灰婴综合征;磺胺类可致血小板减少、溶血性贫血。大剂量缩宫素、氢氯噻嗪(双氢克尿噻)、维生素K可致新生儿黄疸。母亲使用麻醉剂产生过敏反应或中毒时可致胎儿、新生儿缺氧
哺乳期及新生儿用药: ①几乎能通过胎盘屏障的药物均能通过乳腺进入乳汁,孕期不适宜用的药物,哺乳期及新生儿期也不宜使用 ②哺乳期用药时,哺乳时间应避开血药浓度高峰期,减少乳汁中的药物浓度 ③新生儿皮肤薄,皮下毛细血管丰富,体表面积大,皮肤对药物吸收作用强,应注意外用药物中毒问题 ④新生儿肝、肾功能尚不健全,药物解毒及排泄功能差,应注意药物蓄积中毒问题 ⑤要严格掌握新生儿用药适应证,减少不必要的用药,包括氧气吸入等 ⑥新生儿用药要掌握好剂量,根据体重、年龄、病情进行调整,以病情决定疗程长短,不可一直用不停,也不要疗程不足使病情反复	乳汁中浓度较高的药物有:抗甲状腺制剂、碘制剂、溴制剂、抗凝剂、放射性药物、麦角制剂、通便药、阿托品、四环素、异烟肼、汞剂等。乳汁中浓度较低、对婴儿影响不大的药物有:胰岛素、肾上腺素、甲状腺素、地西泮、地高辛等。乳汁中浓度不高、对婴儿有害的药物有:类固醇激素、避孕药、利尿药、磺胺类药物、碳酸锂、巴比妥类药物、苯妥英钠、抗组胺类药物、利血平、水合氯醛、咖啡因、水杨酸盐、丙咪嗪等

六、不同剂型的用药方法

剂型	用药方法	注意事项
气雾剂	使用前充分摇匀储药罐,使罐中药品和抛射剂充分混合。首次使用前或上次使用超过1周时,先向空中试喷一次。使用鼻腔气雾剂时,应将喷嘴伸入鼻腔内,按下喷雾阀时,不可吸气,以免药物随气流进入肺内,产生不良反应。使用肺部气雾剂时,除去罩帽,瓶身倒置,将罩口含在口中,对准咽部,先呼气,在深深吸气的同时立即按压阀门,使药物充分吸入肺部,屏息10s。如需再次吸入,至少等1min。吸入结束后用清水漱口,以清除口腔残留的药物。若使用激素类药物应刷牙,避免药物对口腔黏膜和牙齿的损伤	气雾剂药物使用耐压容器、阀门系统,有一定的内压。抛射剂多为液化气体,在常压下沸点低于室温,常温下蒸气压高于大气压。气雾剂药物遇热或受到撞击时可能会爆炸,储存时应注意避光、避热、避冷冻、避摔碰,即使药品已用完的小罐也不可弄破、刺穿或燃烧
皮肤用药	皮肤用药前,应先清洗患处并擦干,不要用手涂药,用棉签涂擦,之后按摩患处1~2min,以保证药物充分吸收	
栓剂	用时将栓剂取出,以少量温水湿润后,戴上指套,轻轻塞入肛门内。对于起全身作用的栓剂,需塞入肛门内2cm处,达到直肠部位,以保证药物吸收。对于起局部作用(如治疗外痔和肛裂)的栓剂,仅塞入肛门口即可。给药后,丢掉指套,清洗双手	
片剂	先要明确药片必须整片服用(如肠溶片、缓释片、控释片等)还是嚼碎服用(如咀嚼片、口腔速崩片等)。再弄清服药时间,是餐前还是餐后,是两餐之间还是和饭一起服用,是清晨还是睡觉前服用。最后,服药前洗净双手,准备一杯200mL左右的温开水,先喝一口水湿润一下口腔和食管,再把药片放入舌面上,喝一口水,把药片和水同时咽下,接着将剩下的水喝完,站立或走动1~2min	①忌干吞药片,不可喝水过少,不可吃完药就躺下,否则刚刚服下的药片会粘在食管上,导致食管炎症、溃疡甚至穿孔等不良反应;②抗生素类药溶解后不可长时间放置,因为在高温有水的条件下容易分解产生致敏物质,不仅降低疗效,还会产生过敏反应;③维生素药和助消化药不宜热水送服,助消化药受热后立即凝固变性而失去作用,维生素C、维生素B_1、维生素B_2受热后易被还原破坏,有些药品服用后应多喝水,如平喘药、利胆药、抗痛风药、抗尿结石药、部分抗感染药(磺胺类),只有多喝水,才能减少副作用;④大多数药品是每日服3次,即每间隔6~8h服1次,以使血药浓度保持平稳,在体内吸收快的药品,服药次数应略增加,如某些抗生素需每日服4次,有些长效或缓释剂每天服1~2次,有些药品毒性大,必须限制给药;⑤药品服用时间一般为清晨空腹、饭前、用餐时、饭后、睡前等几类,清晨空腹服用的药有激素类、强心药(地高辛等)、盐类泻药(硫酸镁、硫酸钠等)、长效抗高血压药、抗抑郁药等,需饭前0.5~1h服用的药品有止泻药、胃黏膜保护药(胃舒平等)、促进胃动力药(吗丁啉等)、胃肠解痉药、降血糖药(格列本脲等)、抗骨质

剂型	用药方法	注意事项
片剂	先要明确药片必须整片服用(如肠溶片、缓释片、控释片等)还是嚼碎服用(如咀嚼片、口腔速崩片等)。再弄清服药时间,是餐前还是餐后,是两餐之间还是和饭一起服用,是清晨还是睡觉前服用。最后,服药前洗净双手,准备一杯 200mL 左右的温开水,先喝一口水湿润一下口腔和食道,再把药片放入舌面上,喝一口水,把药片和水同时咽下,接着将剩下的水喝完,站立或走动 1~2min	疏松药、异烟肼、利福平、开胃药、利胆药(小剂量硫酸镁)、肠溶片或丸剂、人参、维生素、部分抗生素(头孢拉定、阿莫西林、磺胺脒、呋喃唑酮、氨苄西林等)、对肠无刺激的补药等,用餐时服用的药物有助消化、降血糖药(二甲双胍等)、抗真菌药、非甾体抗炎药(吡罗昔康等)、治疗胆结石和胆囊炎药等,需饭后(15~30min)服用的药品种类最多,如刺激性药品(红霉素、阿司匹林、水杨酸钠、保泰松、硫酸奎宁、小檗碱等)、呋喃妥因、普萘洛尔、苯妥英钠、氢氯噻嗪、维生素 B_2 等,需睡前(10~30min)服用的药品有泻药(大黄、酚酞等)、催眠药(水合氯醛临睡时服,巴比妥睡前 0.5~1h 等)、驱虫药(使君子、阿苯达唑等)、抗肿瘤药(甲氧芳芥等)、保护胃黏膜抑制胃酸分泌药(雷尼替丁、奥美拉唑等)、平喘药、降血脂药、抗过敏药等
颗粒剂	西药颗粒剂,特别是抗生素类药物颗粒剂,只可用凉开水冲化后,立即服用。中药颗粒剂,需要温水冲化,保证有效成分快速有效地溶解,待放冷后服用	
胶囊	服药时,饮一口水,放入胶囊后微微低下头。利用胶囊的密度比水轻能上浮的特点,轻轻一咽,胶囊很易咽下。这种方法对于懂事的儿童也非常适用,有些药因为很苦或有异味,儿童不愿吃,这时可以把药压碎,装入空心胶囊,按上法服用,效果很好	切忌像服用片剂一样,喝水后,扬起头往下咽,结果胶囊粘在口腔中,不但未咽下,且胶囊易溶化
糖浆	糖浆液一般都配备附有剂量的滴管或小杯,使用方便,但用后每次都必须清洗干净、晾干放好。有些人常把糖浆瓶口直接与嘴接触,一方面容易因瓶口上细菌而使糖浆液污染变质;另一方面不能准确控制摄入的药量,要么达不到药效,要么服用过量而增大副作用	①禁止用水冲服,否则会稀释糖浆,不能在消化道形成一种保护性的"薄膜",影响疗效,同时喝完糖浆后 5min 内最好不要喝水;②一般糖浆的最佳保存温度在 10~30℃,开瓶后应尽快用完,短时间内用不完,可用保鲜膜包裹好,放进冰箱冷藏保存;③特别要注意,每次服用前要充分摇晃瓶子,以看不到絮状沉积物为准。这样可以避免因药物分布不均匀导致取量不准;④如果摇晃瓶子,发现沉淀物不会消除,药物可能已经变质,最好不要服用

七、抗菌药物的应用

原则	注意事项
①诊断为细菌性感染者,方有指征应用抗菌药物	根据患者的症状、体征及血、尿常规等实验室检查结果,初步诊断为细菌性感染者以及经病原检查确诊为细菌性感染者方有指征应用抗菌药物;由真菌、结核分枝杆菌、非结核分枝杆菌、支原体、衣原体、螺旋体、立克次体及部分原虫等病原微生物所致的感染,亦有指征应用抗菌药物。缺乏细菌及上述病原微生物感染的证据,诊断不能成立者,以及病毒性感染者,均无指征应用抗菌药物
②尽早查明感染病原,根据病原种类及细菌药物敏感试验结果选用抗菌药物	抗菌药物品种选用原则上应根据病原菌种类及病原菌对抗菌药物敏感或耐药,即细菌药物敏感(以下简称药敏)试验的结果而定。因此,在有条件的医疗机构,住院患者必须在开始抗菌治疗前,先留取相应标本,立即送细菌培养,以尽早明确病原菌和药敏试验结果;门诊患者可以根据病情需要开展药敏试验工作。对于危重患者在未获知病原菌及药敏试验结果前,可根据患者的发病情况、发病场所、原发病灶、基础疾病等推断最可能的病原菌,并结合当地细菌耐药状况先给予抗菌药物经验治疗,获知细菌培养及药敏试验结果后,对疗效不佳的患者调整给药方案
③按照药物抗菌作用特点及其体内过程特点选择用药	各种抗菌药物的药效学(抗菌谱和抗菌活性)和人体药代动力学(吸收、分布、代谢和排出过程)特点不同,各有不同的临床适应证。临床医师应根据各种抗菌药物的上述特点,按临床适应证正确选用抗菌药物
④抗菌药物治疗方案应综合患者病情、病原菌种类及抗菌药物特点制订	根据病原菌、感染部位、感染严重程度和患者的生理、病理情况制订抗菌药物治疗方案,包括抗菌药物选用品种、剂量、给药次数、给药途径、疗程及联合用药等。在制订治疗方案时应遵循下列原则: ①品种选择:根据病原菌种类及药敏试验结果选用抗菌药物 ②给药剂量:按各种抗菌药物的治疗剂量范围给药。治疗重症感染(如败血症、感染性心内膜炎等)和抗菌药物不易达到的部位的感染(如中枢神经系统感染等),抗菌药物剂量宜较大(治疗剂量范围高限);而治疗单纯性下尿路感染时,由于多数药物尿药浓度远高于血药浓度,则可应用较小剂量(治疗剂量范围低限) ③给药途径: a. 轻症感染可接受口服给药者,应选用口服吸收完全的抗菌药物,不必采用静脉或肌内注射给药。重症感染、全身性感染患者初始治疗应予静脉给药,以确保药效;病情好转能口服时应及早转为口服给药 b. 抗菌药物的局部应用宜尽量避免:皮肤黏膜局部应用抗菌药物后,很少被吸收,在感染部位不能达到有效浓度,反易引起过敏反应或导致耐药菌产生,治疗全身性感染或脏器感染时应避免局部应用抗菌药物。抗菌药物的局部应用只限于少数情况,如全身给药后在感染部位难以达到治疗浓度时可加用局部给药作为辅助治疗。此情况见于治疗中枢神经系统感染时某些药物可同时鞘内给药;包裹性厚壁脓肿脓腔内注入抗菌药物以及眼科感染的局部用药等。某些皮肤表层及口腔、阴道等黏膜表面的感染可采用抗菌药物局部应用或外用,但应避免将主要供全身应用的品种作局部用药。局部用药宜采用刺激性小、不易吸收、不易导致耐药性和不易致过敏反应的杀菌剂,青霉素类、头孢菌素类等易产生过敏反应的药物不可局部应用。氨基糖苷类等耳毒性药不可局部滴耳

续表

原则	注意事项
④抗菌药物治疗方案应综合患者病情、病原菌种类及抗菌药物特点制订	④给药次数：为保证药物在体内最大限度地发挥药效，杀灭感染灶病原菌，应根据药代动力学和药效学相结合的原则给药。青霉素类、头孢菌素类和其他β内酰胺类、红霉素、克林霉素等消除半衰期短者，应1日多次给药。氟喹诺酮类、氨基糖苷类等药物可1日给药1次（重症感染者例外） ⑤疗程：抗菌药物疗程因感染不同而异，一般宜用至体温正常、症状消退后72～96h，特殊情况，妥善处理。但是，败血症、感染性心内膜炎、化脓性脑膜炎、伤寒、布鲁菌病、骨髓炎、溶血性链球菌咽炎和扁桃体炎、深部真菌病、结核病等需较长的疗程方能彻底治愈，并应防止复发 ⑥抗菌药物的联合应用要有明确指征：单一药物可有效治疗的感染，不需联合用药，仅在下列情况时有指征联合用药 a. 原菌尚未查明的严重感染，包括免疫缺陷者的严重感染 b. 单一抗菌药物不能控制的需氧菌及厌氧菌混合感染，2种或2种以上病原菌感染 c. 单一抗菌药物不能有效控制的感染性心内膜炎或败血症等重症感染 d. 需长程治疗，但病原菌易对某些抗菌药物产生耐药性的感染，如结核病、深部真菌病 e. 由于药物的协同抗菌作用，联合用药时应将毒性大的抗菌药物剂量减少，如两性霉素B与氟胞嘧啶联合治疗隐球菌脑膜炎时，前者的剂量可适当减少，从而减少其毒性反应。联合用药时宜选用具有协同或相加抗菌作用的药物联用，如青霉素类、头孢菌素类或其他β内酰胺类与氨基糖苷类联合，两性霉素B与氟胞嘧啶联合。联合用药通常采用2种药物联合，3种及3种以上药物联合仅适用于个别情况，如结核病的治疗。必须注意联合用药后药物不良反应将增多
⑤严格掌握适应证	抗菌药物的应用效果与适应证密切相关。对感染性发热患者，应区别是病毒性感染还是细菌性感染。对病毒感染性疾病，除了为预防一些重症（像乙型脑炎、重症肝炎、流行性出血热、麻疹等）继发细菌感染而适当应用抗生素外，一般不用抗生素。对重症细菌性感染患者，应尽早寻找病原菌。在未获得细菌培养及药敏试验结果前，可根据患者情况和临床经验选用抗菌药物；在获得实验室结果后，则要选用对相应致病菌有直接效果的抗生素。在治疗过程中，要进行血药浓度监测，以确保维持有效的血药浓度。抗生素大多在肝脏代谢，经肾脏排出，对肝、肾功能减退患者要注意调整抗生素的用量，以避免毒性作用出现
⑥科学联合用药	抗生素联合应用的目的在于获得协同作用，提高抗菌效果，减少药物用量及毒性反应，防止或延迟耐药菌株产生。联合用药可以产生"无关、累加、协同、拮抗"4种结果。在多种抗生素联用时，应了解所用药物的抗菌原理、药代动力学及副作用，以便科学配伍。抗生素可分为4类：A，繁殖期杀菌剂，如青霉素类、头孢菌素、万古霉素；B，静止期杀菌剂，如氨基糖苷类；C，快速抑菌剂，如氯霉素、大环内酯类、林可霉素、四环素类；D，慢效抑菌剂，如磺胺类及环丝氨酸类。A+B常起累加及协同作用；A+D多为无关作用；D+D可起累加及协同作用；A+C理论上有拮抗作用，应在给予大量A类药后再给C类药，以避免产生拮抗作用。有相同副作用的抗生素应避免联合应用

续表

原则	注意事项
⑦严格控制预防用药	有些人在无细菌感染的情况下预防性地使用抗菌药物是有害无益的。药物具有双重性,既可治病也可致病。预防性使用抗菌药物要严格掌握其适应证,一般限于下列情况:①风湿病患者(特别是儿童)可长期应用青霉素 G,以预防溶血性链球菌感染,进而防止或减少风湿热的复发;②风湿性或先天性心脏病患者在行导管术、口腔手术前后应用适当的抗菌药物,以防止感染性心内膜炎的发生;③因感染性肺部病变做切除术时,可根据致病菌药敏试验结果选用适当的抗菌药物;④战伤或复杂外伤发生后用青霉素 G,以防止气性坏疽的发生;⑤在流行性脑脊髓膜炎发病季节,应用磺胺类药进行预防;⑥在施行结肠手术前应用氨基糖苷类抗生素,以减少肠道内各种细菌的生长繁殖

（王佃亮）

附录 B 常用实验室检查正常参考值

一、血象检查

检验项目	英文缩写	正常参考值范围	临床意义
红细胞	RBC	男$(4.4\sim5.7)\times10^{12}/L$ 女$(3.8\sim5.1)\times10^{12}/L$ 新生儿$(6\sim7)\times10^{12}/L$ 儿童$(4.0\sim5.2)\times10^{12}/L$	增多见于真性红细胞增多症,严重脱水、烧伤、休克、肺源性心脏病、先天性心脏病、一氧化碳中毒、剧烈运动、高血压等 减少见于各种贫血、白血病,大出血或持续性出血,重症寄生虫病,妊娠等
血红蛋白	Hb	男120~165g/L 女110~150g/L	血红蛋白增减的临床意义与红细胞计数基本相同
血细胞比容(红细胞压积)	PCV 或 HCT	男0.39~0.51 女0.33~0.46	增大见于脱水浓缩,大面积烧伤,严重呕吐、腹泻、尿崩症等 减少见于各种贫血,水中毒,妊娠
红细胞平均体积	MCV	80~100fL	
平均红细胞血红蛋白含量	MCH	27~32pg	MCV、MCH、MCHC 是三项诊断贫血的筛选指标
平均红细胞血红蛋白浓度	MCHC	320~360g/L	
网织红细胞计数	Ret·c	成人0.5%~1.5%	增多见于各种增生性贫血 减少见于肾脏疾病、内分泌疾病、溶血性贫血再生危象、再生障碍性贫血等
血小板计数	PLT	$(100\sim300)\times10^{9}/L$	增多:急性失血、溶血、真性红细胞增多症、原发性血小板增多等 减少:①遗传性疾病;②获得性疾病,免疫性血小板减少性紫癜、各种贫血以及脾、肾、肝、心脏疾患及药物过敏等
白细胞计数	WBC	成人$(4\sim10)\times10^{9}/L$ 儿童$(5\sim12)\times10^{9}/L$ 新生儿$(15\sim20)\times10^{9}/L$	增多:若干种细菌感染所引起的炎症,以及大面积烧伤、尿毒症、传染性单核细胞增多症等 减少:感冒、麻疹、伤寒、副伤寒、疟疾、斑疹伤寒、回归热等

续表

检验项目	英文缩写	正常参考值范围	临床意义
白细胞分类计数		中性粒细胞： 杆状核 1%～5% 分叶核 50%～70%	增多：急性和化脓性感染（疖痈、脓肿、肺炎、丹毒、败血症、猩红热等），各种中毒 减少：见于伤寒、副伤寒、麻疹、流感等传染病、化疗、放疗
		嗜酸性粒细胞 0.5%～5.0%	增多：见于过敏性疾病、皮肤病、寄生虫病、某些血液病、射线照射后、脾切除术后、传染病恢复期等 减少：见于伤寒、副伤寒，应用糖皮质激素、促肾上腺皮质激素等
		嗜碱性粒细胞 0～1%	增多：见于慢性粒细胞性白血病、嗜碱粒细胞白血病、霍奇金病、脾切除术后等
		淋巴细胞 20%～40%	增多：见于某些传染病（百日咳、传染性单核细胞增多症等） 减少：见于多种传染病的急性期、放射病、免疫缺陷病等
		单核细胞 3%～8%	增多：见于结核病、伤寒、感染性心内膜炎、疟疾、单核细胞白血病、黑热病及传染病的恢复期等

二、尿液检查

检验项目	英文缩写	正常参考值范围	临床意义
比重	SG	1.002～1.030	升高见于心力衰竭、高热、脱水及急性肾炎等 降低见于过量饮水、慢性肾炎及尿崩症等
酸碱度	pH	4.6～8.0	升高见于进食大量植物性食品，尤其柑橘类水果及无缺钾的代谢性碱中毒等。降低见于饮食大量动物性食品，缺钾性代谢性碱中毒等
尿蛋白质定性	PRO	阴性（-）	病理性蛋白尿是肾脏疾病的一个早期而易被忽视的指标。许多药物因素也可使尿蛋白出现阳性
尿糖定性	GLU	阴性（-）	尿糖阳性可分暂时性和病理性，暂时性糖尿见于应激反应，一过性肾上腺素或胰高血糖素分泌过多所致。病理性尿糖见于胰岛素分泌量相对绝对不足，继发性高血糖性糖尿
尿酮体定性	KET	阴性（-）	阳性见于糖尿病、酮酸症、丙醇或乙醇中毒、饥饿、禁食、脱水等

检验项目	英文缩写	正常参考值范围	临床意义
尿潜血试验	BLO	阴性(－)	阳性提示血尿、血红蛋白尿,见于肾炎、肾结核、肾结石、肾肿瘤、尿路损伤及溶血等
尿胆素	URB	阴性或弱阳性	增加:肝细胞性黄疸、阻塞性黄疸,肝炎时尿胆红素阳性可早于黄疸出现
尿胆原	URO UBG	阴性或弱阳性	增加:见于血管内溶血性贫血,组织内出血、肝细胞损伤、胆管部分阻塞并伴发胆管感染、缺氧、铅中毒、恶性贫血 减少:见于胆管阻塞、广泛肝细胞损伤、肾功能不全、酸性尿
尿亚硝酸盐	NIT	阴性(－)	阳性:提示尿路细菌性感染
白细胞酯酶	LEU	阴性(－)	阳性:提示尿路感染

尿沉渣镜检:

检验项目	英文缩写	正常参考值范围	临床意义
红细胞	RBC	0～3/HPF	增多常见于泌尿系统结石、结核、肿瘤、肾炎及外伤,亦见于邻近器官的疾病,如前列腺炎症或肿瘤,直肠、子宫的肿瘤累及泌尿道时。此外,感染性疾病如流行性出血热、感染性心内膜炎、血液病如过敏性紫癜、白血病、血友病等,亦可在尿中出现较多的红细胞
白细胞	WBC	0～5/HPF	白细胞增多常见于肾盂肾炎、膀胱炎、尿道炎、肾结核、肾肿瘤等。妇女可因白带混入尿液而致白细胞增多
上皮细胞	EC	0～3/HPF	少量出现无临床意义
管型	CAST	0～偶见/LPF	出现管型结合临床症状分析

三、粪便检查

检验项目	英文缩写	正常参考值范围	临床意义
颜色与性状		新鲜粪便:正常人棕黄色、成形便;婴幼儿金黄色	水样便见于腹泻;绿色稀便见于消化不良;黏液脓血便见于痢疾、结肠炎;柏油便见于上消化道出血;白陶土样便见于阻塞性黄疸和钡餐造影;米汤样便见于霍乱、副霍乱;细条便见于直肠癌、直肠或肛门狭窄;球形硬便见于便秘
气味		粪臭味	恶臭味见于慢性胰腺炎、肠道吸收不良、直肠癌溃烂等
寄生虫		无	见于蛔虫病、蛲虫病等寄生虫病
粪便潜血试验	OBT	阴性	阳性见于:①消化性溃疡,呈间歇性;②消化道肿瘤,呈持续性或间歇性;③其他导致消化道出血的原因或疾病,如药物、肠结核等

四、体液检查

检验项目	英文缩写	正常参考值范围	临床意义
脑脊液常规	CSFRT	无色透明液体,不含红细胞,白细胞数极少,黏蛋白定性试验(－),pH 7.3～7.6	中性粒细胞增多:各种感染性增多见于多种脑膜炎,非感染性增多见于中枢神经系统出血后,多次腰穿后,脑室造影,白血病,肿瘤转移以及脑血管栓塞。淋巴细胞增多:感染性增多见于多种脑膜炎;非感染性增多见于药物性脑病,急性播散性脑脊髓炎,脑膜结节病,动脉周围炎
胸腹水常规		淡黄色,清晰透明,无凝块,黏蛋白定性实验阴性,无红细胞,漏出液中白细胞<0.1×10^9/L,渗出液中白细胞>0.5×10^9/L	红色:见于穿刺损伤,结核,肿瘤,出血性疾病等。白色:见于化脓性感染,真性乳糜积液,假性乳糜积液等。黄色或淡黄色:见于各种原因的黄疸。漏出液黏蛋白定性实验为阴性,渗出液黏蛋白定性实验为阳性
精液常规		正常精液为乳白色黏性液体,一次排出量为2.0～4.0mL,30min 至 1h 自行液化。pH 7.5～8.5,活动率>70%,活力优＋良>50%,WBC＜5 个/HPF,RBC<5 个/HPF	精子密度低或无精子,可见于生殖系结核,非特异性炎症,流行性腮腺炎并发睾丸炎及某些先天性疾病,如睾丸发育不良,隐睾症等。此外大剂量射线,工业污染,多种药物亦可引起精子密度减低,前列腺炎症,精囊炎可影响精液量及精液凝固,液化性状。精液中大量白细胞并见红细胞者多见于生殖系统炎症,结核,大量红细胞者可见于外伤或肿瘤,如查见癌细胞则对诊断生殖系统癌极有意义
前列腺液常规		乳白色液体,可见卵磷脂小体,WBC 低于 10 个/HPF,RBC 低于 5 个/HPF,可见精子。老年患者可检出前列腺颗粒细胞和淀粉样体	炎症时可见成堆脓细胞,如白细胞每高倍视野多于10～15个即可诊断为前列腺炎

五、生物化学检查

检验项目	英文缩写	正常参考值范围	临床意义
同型半胱氨酸	HCY	<15μmol/L	高同型半胱氨酸血症是心血管疾病,动脉粥样硬化,心肌梗死,脑卒中和阿尔茨海默病(老年性痴呆)等多种疾病的重要危险因素,同型半胱氨酸与心血管病显著相关
超敏 C 反应蛋白	HS-CRP	<5mg/L(全血)	感染,创伤,手术等情况快速上升,6～10h 改变明显,48h 达到高峰,升高的幅度和感染的程度成正比,炎症治愈后迅速下降。用于心血管疾病诊断和预测

检验项目	英文缩写	正常参考值范围	临床意义
透明质酸酶	HAase	<120ng/mL	①与肝纤维化程度密切相关。②在急性肝炎和慢性迁延性肝炎中轻度升高。③肾功能损害时也可升高
层粘连蛋白	LN	<102μg/L	①与肝纤维化程度有良好的相关性。②在肝纤维化进程中逐步升高。③水平与门静脉压力梯度相关。④升高还与肿瘤转移和浸润有关
谷丙转氨酶/ 丙氨酸转氨酶	GPT/ALT	0~40U/L	①显著增高见于各种肝炎急性期,药物引起的肝病、肝细胞坏死。②中度增高见于肝癌、肝硬化、慢性肝炎及心肌梗死。③轻度增高见于胆道阻塞性疾病
谷草转氨酶/ 天冬氨酸转氨酶	GOT/AST	0~40U/L	①显著增高:各种急性肝炎、大手术后。②中度增高:肝癌、肝硬化、慢性肝炎、胆道阻塞性疾病。③轻度增高:进行性肌肉损害,胸膜炎、肾炎、肝炎等
乳酸脱氢酶	LDH	L法 109~245U/L P法 280~460U/L	增高:见于心肌梗死、肝炎、肺梗死、恶性肿瘤、白血病等
α-羟丁酸脱氢酶	α-HBDH	80~200U/L	心肌梗死患者 α-HBDH 增高
肌酸激酶	CK	25~200U/L	增高:①急性心肌梗死时显著增高,病毒性心肌炎可增高。②进行性肌萎缩。③其他脑血管意外,脑膜炎,甲状腺功能低下,剧烈运动,各种插管手术
肌酸激酶同工酶	CK-MB	0~25U/L	对急性心肌梗死可提高诊断特异性
总胆红素	T-BIL	0~18.8μmol/L	升高:见于肝细胞损害、肝内和肝外胆道阻塞、溶血病、新生儿溶血性黄疸
直接胆红素	D-BIL	0~6.84μmol/L	升高:见于肝损害及胆道阻塞
总蛋白	TP	60~80g/L	增加:①脱水、糖尿病酸中毒、肠梗阻或穿孔、灼伤、外伤性休克、急性传染病等。②多发性骨髓瘤单核细胞性白血病。③结核、梅毒、血液原虫病等 降低:①出血、溃疡、蛋白尿等。②营养失调、低蛋白质饮食、维生素缺乏症、恶性肿瘤、恶性贫血、糖尿病、妊娠高血压综合征等
白蛋白	ALB	35~55g/L	降低:见于营养不良、肝脏合成功能障碍,尿中大量丢失,如肾病综合征等

检验项目	英文缩写	正常参考值范围	临床意义
球蛋白	GLO	20～29g/L	升高：见于结缔组织疾病，肝脏纤维化，骨髓瘤等
白蛋白与球蛋白比值	A/G	(1.5～2.5)：1	降低：见于肝脏纤维化等
血尿素氮	BUN	2.9～7.14mmol/L (8～21mg/mL)	升高：见于肾血流不足、急性和慢性肾炎、肾衰竭及高蛋白质饮食等
血肌酐	CRE	53.0～132.6μmol/L (0.6～1.5mg/mL)	升高：见于慢性肾炎、肾衰竭等
血尿酸	UA	142.0～416.0μmol/L (2.3～6.9mg/mL)	升高：见于肾衰竭、痛风、肿瘤及肿瘤化疗后等
碱性磷酸酶	ALP	成人 20～110U/L 儿童 20～220U/L	增高：见于骨髓疾患、肝胆疾患、甲状腺功能亢进症(甲亢)、甲状腺肿瘤、甲状旁腺功能亢进症(甲旁亢)
γ-谷氨酰基转移酶	GGT	<50U/L	明显增高：肝癌、阻塞性黄疸、晚期性肝硬化、胰头癌。轻中度增高：传染性肝炎、肝硬化、胰腺炎
胆固醇	CHOL	2.3～5.69mmol/L	①用于高脂蛋白血症与异常脂蛋白血症的诊断、分析。②用于脑血管疾病危险因素的判断
甘油三酯	TG	0.6～1.69mmol/L	增高见于遗传因素、饮食因素、糖尿病、肾病综合征及甲状腺功能减退、妊娠、口服避孕药、酗酒等 降低无重要临床意义。过低：见于消化吸收不良、慢性消耗性疾病等
高密度脂蛋白胆固醇	HDL-C	1.00～1.60mmol/L	与动脉粥样硬化的发病呈负相关，是冠心病的保护因子。病理性降低见于：冠心病、脑血管病、肝炎、肝硬化、糖尿病、肥胖症、吸烟等
低密度脂蛋白胆固醇	LDL-C	1.3～4.0mmol/L	增多是动脉粥样硬化的主要危险因素
淀粉酶	AMY	血清 0～220U/L 尿<1000U/L	增多见于急性胰腺炎、流行性腮腺炎 减低：见于严重肝病(血清尿淀粉酶同时降低)
血清葡萄糖	Glu	3.60～6.10mmol/L (64～108mg/mL)	升高：见于糖尿病、摄入高糖食物、应激状态 降低：见于低血糖
糖化血红蛋白	HbA1c	3.90～6.10mmol/L	反映患者过去4～8周之内的血糖平均水平，为糖尿病患者诊断和长期控制血糖水平提供参考

检验项目	英文缩写	正常参考值范围	临床意义
钠	Na	135～145mmol/L	升高由脱水及肾上腺皮质功能亢进引起，降低由摄入不足、呕吐、腹泻及大汗引起
钾	K	3.5～5.3mmol/L	升高由高钾饮食、肾衰竭、溶血及严重挤压伤引起，降低由摄入不足及服用利尿药引起
氯	Cl	96～108mmol/L	升高由肾衰竭及尿路梗阻引起，降低由使用利尿药(如呋塞米)等引起
二氧化碳结合力	TCO_2	22～29mmol/L	升高表示有代谢性碱中毒或代偿性呼吸性酸中毒，降低表示代谢性酸中毒或代偿性呼吸性碱中毒
钙	Ca	2.00～2.60mmol/L (8～10.4mg/mL)	升高见于甲状旁腺功能亢进、溶骨性损害等。降低见于甲状旁腺功能低下、严重肝肾疾病及维生素D缺乏等
磷	P	0.86～1.78mmol/L (2.6～5.5mg/mL)	升高见于甲状旁腺功能低下、肾衰竭等。降低见于甲状旁腺功能亢进、维生素D缺乏、软骨病等
镁	Mg	儿童 0.5～0.9mmol/L 成人 0.67～1.03mmol/L	增高：见于急慢性肾功能衰竭、甲状腺功能减退、甲状旁腺功能减退、多发性骨髓瘤等。降低：见于摄入不足，丢失过多，内分泌疾病等

六、内分泌激素检查

检验项目	英文缩写	正常参考值范围	临床意义
三碘甲状腺原氨酸	$(T)T_3$	0.8～2.0ng/mL	TT_3 是 T_3 型甲亢的特异性诊断指标
(总)甲状腺素	$(T)T_4$	5.1～14.1μg/dL	TT_4 为甲状腺功能基本筛选实验，判断甲低的首选指标，增高亦提示治疗过量
游离三碘甲状腺原氨酸	FT_3	2.0～4.4pg/mL	游离三碘甲状腺原氨酸及游离四碘甲状腺原氨酸升高提示甲状腺功能亢进，降低提示甲状腺功能低下；促甲状腺激素主要用于诊断和鉴别甲状腺功能低下，原发性甲状腺功能低下时其升高，继发性甲状腺功能低下时其降低
游离四碘甲状腺原氨酸(游离甲状腺素)	FT_4	0.93～1.7ng/dL	
促甲状腺激素	TSH	0.27～4.2μIU/mL	

续表

检验项目	英文缩写	正常参考值范围	临床意义
卵泡刺激素	FSH	女性血 FSH 的浓度,在排卵前期为 1.5～10U/L,排卵期 8～20U/L,排卵后期 2～10U/L	FSH 值低见于雌、孕激素治疗期间、席汉综合征等。FSH 值高见于卵巢早衰、卵巢不敏感综合征、原发性闭经等
促黄体生成素	LH	女性血 LH 浓度,在排卵前期 2～15U/L,排卵期 20～100U/L,排卵后期 4～10U/L	低于 5U/L 比较可靠地提示促性腺激素功能低下,见于席汉综合征。高 FSH 如再加高 LH,则卵巢功能衰竭已十分肯定。LH/FSH≥3,则是诊断多囊卵巢综合征的依据之一
催乳素	PRL	在非哺乳期,血 PRL 正常值为 0.08～0.92nmol/L	高于 1.0nmol/L 即为高催乳素血症
雌二醇	E_2	血 E_2 的浓度在排卵前期为 48～521pmol/L,排卵期 370～1835pmol/L,排卵后期 272～793pmol/L	低值见于卵巢功能低下、卵巢功能早衰、席汉综合征
孕酮	P	血 P 浓度在排卵前期为 0～4.8nmol/L,排卵后期 7.6～97.6nmol/L	排卵后期血 P 值低,见于黄体功能不全、排卵型子宫功能失调性出血
睾酮	T	女性血浆睾酮水平在 0.7～2.1nmol/L	T 值高,称高睾酮血症,可引起女性不孕

七、免疫学检查

检验项目	英文缩写	正常参考值范围	临床意义
甲型肝炎病毒 IgM 抗体	HAV-IgM	阴性	阳性提示急性 HAV 感染早期
丙型肝炎病毒抗体	抗-HCV	阴性	抗-HCV 出现在临床发病后 2～6 个月,对丙型肝炎、肝硬化及肝癌的诊断具有一定价值
戊型肝炎病毒抗体	HEV	阴性	IgM 检出:急性 HEV 感染早期 IgG 检出:既往感染或恢复后期 同时检出:现症感染期和恢复期早期
立克次体凝集试验(外斐反应)	WFR	OX19<80	增高见于斑疹伤寒
肥达氏反应		O:<80　A:<80 H:<160　B:<80 C:<80	O、H 凝集价增高见于伤寒;O 及 A、B、C 中任何一项增高见于副伤寒甲、乙或丙型

续表

检验项目	英文缩写	正常参考值范围	临床意义
抗链球菌溶血素O试验	ASO	阴性	阳性:见于溶血性链球菌感染,如:扁桃体炎、猩红热、丹毒等
类风湿因子试验	RF	阴性	阳性:见于类风湿关节炎、干燥综合征、系统性红斑狼疮等
结核菌素试验	OT	阴性	阳性表示曾感染过结核;强阳性表示正患结核,可能为活动性感染
免疫球蛋白G	IgG	7~16g/L	增高:见于各种自身免疫性疾病和各种感染性疾病 降低:见于某些白血病、继发性免疫缺陷病等
免疫球蛋白A	IgA	0.7~4g/L	增高:见于黏膜炎症和皮肤病变 降低:见于继发性免疫缺陷病、自身免疫性疾病等
免疫球蛋白M	IgM	0.4~3g/L	增高:见于毒血症和感染性疾病早期 降低:见于原发性无丙种球蛋白血症
肺炎支原体抗体IgM		阴性	IgM抗体阳性可作为急性期感染的诊断指标。如IgM抗体阴性,也不能否定肺炎支原体感染,还需检测IgG抗体
梅毒抗体	TP	阴性	梅毒抗体产生后极少转阴故用于确证试验,但不适于疗效监测
人类免疫缺陷病毒(艾滋病病毒抗体)	HIV-Ab	阴性	艾滋病病毒感染筛查试验。阳性为可疑HIV感染,需做确认检测
补体3	C3	1.2~2.29g/L	是一种急性时相蛋白,炎症反应时其值升高。低值见于肾小球肾炎和免疫复合物疾病
补体4	C4	0.2~0.4g/L	比C3敏感,炎症时C4增高,低值表明补体激活发生抗原抗体反应

乙型肝炎表面抗原	乙型肝炎表面抗体	乙型肝炎e抗原	乙型肝炎e抗体	乙型肝炎核心抗体	乙肝病毒前S1抗原	乙型肝炎核心抗体-免疫球蛋白M型抗体	临床意义
HBsAg	HBsAb	HBeAg	HBeAb	HBcAb	Pre-S1Ag	HBcAb-IgM	HBsAg是乙肝病毒标志物,表示患有乙肝;HBeAg、Pre-S1Ag、HBcAb、HBcAb-IgM表示乙型肝炎病毒复制活跃,传染性强;HBsAb、HBeAb表示机体产生免疫力抵抗病毒,趋于恢复

续表

乙型肝炎表面抗原	乙型肝炎表面抗体	乙型肝炎e抗原	乙型肝炎e抗体	乙型肝炎核心抗体	乙肝病毒前S1抗原	乙型肝炎核心抗体-免疫球蛋白M型抗体	临床意义
+	−	−	−	−	−	−	慢性表面抗原携带;急性乙型肝炎病毒感染潜伏期后期
+	−	+	−	−	+	−	急性乙型肝炎早期,传染性强
+	−	+	−	+	+	+	急慢性乙型肝炎,传染性强
+	−	−	−	+	+	+	急慢性乙型肝炎,具有传染性
+	−	−	+	+	−	−	急慢性乙型肝炎,传染性弱
+	−	−	+	+	+	−	急慢性乙型肝炎,传染性强,乙型肝炎e抗原变异
−	−	−	−	+	−	−	乙型肝炎核心抗体隐性携带,既往有感染史
−	−	−	+	+	−	−	急性乙型肝炎恢复期或既往有感染史
−	+	−	+	+	−	−	乙型肝炎恢复期,具备免疫力
−	+	−	−	−	−	−	接种疫苗,乙型肝炎恢复,具备免疫力
+	−	−	−	−	−	−	慢性乙型肝炎表面抗原携带者,易转阴
+	−	+	+	+	+	−	急性乙型肝炎趋于恢复;慢性表面抗原携带
+	−	−	−	−	−	−	乙型肝炎感染后已恢复

八、肿瘤标志物检查

检验项目	英文缩写	正常参考值范围	临床意义
甲胎蛋白	AFP	0～7ng/mL	用于原发性肝癌以及生殖系统肿瘤的鉴别诊断。原发性肝癌有80％患者血清中AFP升高。其他消化道肿瘤,如胃癌、胰腺癌、结肠癌和胆道细胞癌等,也可造成AFP升高,但肝转移癌时却很少增高。妊娠妇女12～14周血中AFP开始上升,32～34周达高峰,以后下降

检验项目	英文缩写	正常参考值范围	临床意义
癌胚抗原	CEA	0～6.5ng/mL	CEA 是一种肿瘤相关抗原，CEA 明显升高时常见于结肠癌、胃癌、肺癌、胆道癌等。CEA 检测对于监测治疗后伴有血液循环 CEA 持续升高的患者有非常重要的价值，可提示有潜伏的转移和残留病
糖类抗原19-9	CA 19-9	0～37U/mL	CA 19-9 作为胰腺癌、胆道癌的诊断和鉴别指标。80%～90%胰腺癌的患者血中 CA 19-9 明显升高。肝癌、胃癌、食管癌、部分胆道癌的患者亦可见增高，手术前 CA 19-9 水平与预后有关
细胞角质蛋白 19 片段抗原 21-1	CYFRA21-1	0.1～3.3ng/mL	CYFRA21-1 是肺癌诊断的重要指标，50%～70%肺癌患者血清中 CYFRA21-1 明显升高；其他器官肿瘤，如结肠癌、胃癌，CYFRA21-1 仅轻度增高。非肿瘤性疾病一般不升高
神经元特异性烯醇化酶	NSE	0～16.3ng/mL	NSE 是小细胞肺癌的特异性诊断标志物。对神经内分泌系统肿瘤、甲状腺髓样癌、成神经细胞瘤等也有特异性诊断价值
前列腺特异性抗原	PSA	0～4.0ng/mL	PSA 是前列腺癌的特异性标志物。随着前列腺癌的病程进展，血清中 PSA 值渐渐增高。PSA 在前列腺炎和前列腺增生时也可见增高
恶性肿瘤相关物质群	TSGF	33.88～70.57U/mL	TSGF 是不同于其他标志物的一种独立物质，可以对全身各系统、各脏器、各组织来源的肿瘤(包括鳞癌、腺癌、肉瘤、骨髓瘤、胶质瘤、淋巴瘤、内外分泌腺肿瘤及血液病)起到联合检测的效果，敏感性为 85.6%～86.9%，特异性为 91%～96%
糖类抗原72-4	CA 72-4	0～6.9U/mL	CA 72-4 是生殖系统、呼吸系统和消化系统等腺癌的主要诊断指标，患卵巢癌、乳腺癌、直肠癌、结肠癌、胃癌、胰腺癌时 CA 72-4 增高
糖类抗原125	CA 125	0～35U/mL	CA 125 常用于卵巢癌的诊断、鉴别诊断和治疗效果判定。60%～97%卵巢癌的患者血中 CA 125 明显升高。子宫内膜癌、胰腺癌、输卵管癌也有轻度升高
糖类抗原15-3	CA 15-3	0～25U/mL	CA 15-3 可用于乳腺癌患者的诊断，尤其对于转移性乳腺癌的早期诊断有非常重要的价值。肺癌、胰腺癌、肝癌等 CA 15-3 也可轻度升高
糖类抗原242	CA 242	<20U/L	用于消化道肿瘤的诊断，尤其对胰腺癌、胆道癌的诊断有较高的特异性
鳞癌相关抗原	SCC	0～2ng/mL	SCC 是扁平上皮癌的诊断指标。子宫颈部扁平上皮癌和肺扁平上皮癌时血清中 SCC 明显升高，也可见于食管癌、膀胱肿瘤

九、分子生物学检测

检验项目	英文缩写	正常参考值范围	临床意义
乙型肝炎病毒核脱氧糖核酸定量	HBV-DNA	<500IU/mL(高灵敏度法) <40IU/mL	用于乙肝辅助诊断及抗病毒疗效的判断
丙型肝炎病毒核糖核酸定量	HCV-RNA	$<10^3$ IU/mL	用于丙型肝炎的诊断和治疗
巨细胞病毒核酸定量	CMV-PCR	$<10^3$ copies/mL	监测病毒活跃程度,监测器官移植、免疫缺陷患者、抗肿瘤治疗中 CMV 的感染,预测 CMV 疾病的发生、发展和预后,观察抗病毒治疗的效果
人类乳头状病毒 HPV 检测	HPV-DNA	阴性	用于预测发生宫颈癌的风险
解脲支原体荧光定量 PCR 检测	UU-DNA	$<10^3$ copies/mL	可引起生殖系统炎症,是女性不孕不育的重要原因
梅毒螺旋体荧光定量 PCR 检测	TP-DNA	$<10^3$ copies/mL	对梅毒螺旋体进行定量测定,用于梅毒诊断和疗效观察
沙眼衣原体核酸扩增	CT-PCR	$<10^3$ copies/mL	反映沙眼衣原体感染数量和治疗恢复情况,用于沙眼衣原体诊断和疗效观察

十、电泳分析

检验项目	英文名称	正常参考值范围	临床意义
蛋白电泳	protein electrophoresis	白蛋白 60%~70% α1 球蛋白:1.7%~5% α2 球蛋白:6.7%~12.5% β 球蛋白:8.3%~16.3% γ 球蛋白:10.7%~20%	用于营养障碍、肾病综合征、肝病、骨髓瘤、炎症、自身免疫性疾病的诊断
免疫球蛋白固定电泳	immunofixation,IF	正常人无 M 蛋白	用于单克隆免疫球蛋白增殖病的诊断

十一、骨髓涂片检测

检验项目	英文名称	正常参考值范围	形态特征
原粒细胞	myeloblast	0~1.0%	圆形或椭圆形,直径 $10\sim18\mu m$。胞核大,呈圆形或椭圆形,可以有浅的凹陷。有 2 至 5 个较小而清楚的核仁,染色质呈淡紫红色,细致均匀。胞质少,无颗粒或少量嗜天青颗粒,胞质均匀透明,天蓝或深蓝色

续表

检验项目	英文名称	正常参考值范围	形态特征
早幼粒细胞	promyelocyte	0~2.5%	较原粒细胞大，直径 12~25μm。胞核较原粒细胞略小，圆形或椭圆形，随细胞发育逐渐出现凹陷，核内常染色质仍占优势，但异染色质在核周的凝集较原粒细胞明显，核仁常见。胞质内开始出现一些紫红色非特异性嗜苯胺蓝颗粒，大小、形态不一，分布不均，可盖于核上，染浅蓝色
中性中幼粒细胞	neutrophilic myelocyte	3.2%~13.2%	比早幼粒细胞小，直径 10~18μm。外形呈圆形或椭圆形，有时外形较不规则。胞核较早幼粒小，可有凹陷，核内常染色质相对减少，异染色质在核周凝集进一步增加，并逐渐向胞核中央发展，两种染色质的比例相近，核仁少见。胞质更丰富，胞质内常出现很多特异性颗粒，可分为中性、嗜酸性和嗜碱性颗粒。胞质呈浅红色或浅蓝色，常被特异性颗粒掩盖了颜色
嗜酸性中幼粒细胞	eosinophilic myelocyte	0~1.1%	
嗜碱性中幼粒细胞	basophilic myelocyte	0~0.1%	
中性晚幼粒细胞	neutrophilic metamyelocyte	5.2%~20.2%	略小于中幼粒细胞。直径 10~16μm。胞核较小，肾形或凹陷明显，凹陷程度<1/2假设直径。两端圆钝。核内异染色质占优势，仅有少量常染色质位于近中央部位。无核仁。胞质比中幼粒细胞多，有较多的特异性颗粒。胞质淡红色，常被增多的颗粒掩盖
嗜酸性晚幼粒细胞	eosinophilic metamyelocyte	0~2.0%	
嗜碱性晚幼粒细胞	basophilic metamyelocyte	0~0.1%	
中性杆状核粒细胞	neutrophilic granulocyte band form	8.5%~24.4%	略小于晚幼粒细胞。直径 10~15μm。胞核弯曲成杆状，核凹陷更深，超过假设核直径的一半，或核最窄径大于最宽径的1/3。可呈马蹄形或 S 形，粗细均匀，两端钝圆，尚未分叶。染色质粗糙，排列更紧密，呈细块状。胞质同晚幼粒细胞
嗜酸性杆状核粒细胞	eosinophilic granulocyte band form	0~1.1%	
嗜碱性杆状核粒细胞	basophilic granulocyte band form	0~0.1%	
中性分叶核粒细胞	neutrophilic granulocyte segmented form	6.1%~24.9%	平均直径 10~14μm。核一般分 3~4叶，各叶之间有异染色质丝相连，无核仁。胞质多，同杆状核粒细胞
嗜酸性分叶核粒细胞	eosinophilic granulocyte segmented form	0~3.4%	
嗜碱性分叶核粒细胞	basophilic granulocyte segmented form	0~0.3%	
原始红细胞	proerythroblast	0~0.5%	较原粒细胞大，直径 15~25μm，呈不规则的圆形或卵圆形。胞核大，占整个细胞的大部分，一般呈圆形或卵圆形，常见 1~2个较大核仁，染色质颗粒状。胞质量少，无颗粒，染深蓝色不透明，常有核周淡染区

检验项目	英文名称	正常参考值范围	形态特征
早幼红细胞	basophilic erythroblast	0～2.0%	较原始红细胞小，直径 10～18μm。外形不规则。胞核大，呈圆形或卵圆形，核仁模糊或无，染色质细颗粒状。胞质稍增多，无颗粒，染深蓝色不透明，可见核周淡染区
中幼红细胞	polychromatophilic erythroblast	3.8%～13.0%	较早幼红细胞小，直径 8～15μm，呈圆形、卵圆形。胞核较早幼红细胞小，呈圆形或卵圆形，无核仁，染色质呈大块状凝集。胞质较多，无颗粒，染灰蓝或灰红色
晚幼红细胞	normoblast	3.4%～10.0%	晚幼红细胞略大于成熟红细胞，直径 7～10μm。胞核缩小，无核仁，染色质固缩成团块状，胞质多，无颗粒，染浅红色或略带灰色
原淋巴细胞	lymphocyte	0	直径 10～18μm。胞体圆形或椭圆形。胞核较大，位于中央或稍偏一侧，占细胞的大部分，核仁 1～2 个，小而明显，染色质呈细颗粒状，分布不十分均匀，核边缘部位染色质排列较密，染色也较深。胞质量少，无颗粒，染透明蓝或天蓝色，可见核周淡染区
幼淋巴细胞	prolymphocyte	0～0.6%	直径 10～16μm。胞体圆形或椭圆形。胞核圆形，仍占细胞的大部分，染深紫红色，核仁模糊或消失，染色质较为紧密，有浓集趋势。胞质量稍增多，可有少许粗大分散排列的嗜苯胺蓝颗粒，染深紫红色，胞质天蓝色，透明
成熟淋巴细胞	mature lymphocyte	8.4%～32.4%	胞体圆形或椭圆形。胞核圆形，占细胞的绝大部分，圆形，偶有小切迹。可见未完全消失的核仁遗迹，染色质致密，常浓集成块。胞质量极少，常无颗粒，有时可含少量粗大的嗜苯胺蓝颗粒，胞质天蓝色，透明
原单核细胞	monoblast	0	直径 15～20μm。胞体圆形或椭圆形。胞核椭圆或不规则形，有时呈扭曲折叠状。核仁 1～3 个，大而清楚，浅蓝色，染色质很纤细，呈疏松、均匀的网状，染浅紫红色，较原粒细胞及原淋巴细胞为淡。胞质丰富，无颗粒，染灰蓝或浅蓝色，不透明，有时有伪足突出
幼单核细胞	promonocyte	0	直径 15～25μm。胞体圆形或椭圆形。胞核不规则，圆形，扭曲、折叠或分叶状，核仁可有可无，染色质较原单核细胞粗，呈网状。胞质增多，可见少数细小的嗜苯胺蓝颗粒，胞质染灰蓝色，不透明偶有伪足突出

检验项目	英文名称	正常参考值范围	形态特征
成熟单核细胞	mature monocyte	0～2.9%	直径 12～20μm。胞核不规则,有切迹、折叠、分叶等,如马蹄、肾形或 S 形,无核仁,染色质较粗,仍呈网状,稍有浓集趋势,呈淡紫红色。胞质多,可见少数细小的嗜苯胺蓝颗粒,胞质染浅灰蓝色,半透明
原巨核细胞	megakaryoblast	0	早期原巨核细胞与原粒细胞相似,呈圆形或椭圆形,随着细胞发育体积增大,直径达 15～30μm。胞核大,占整个细胞的大部分,呈圆形或椭圆形,表面多处可见凹陷。核仁 2～3 个。染色质为粒状,较其他原始细胞粗,排列呈疏松粗网状,染淡紫红色。胞质量少,无颗粒,染淡蓝色,不均匀,较透明,胞质边缘不整齐,色较深,有泡沫感
幼巨核细胞	promegakaryocyte	0～0.05%	随着细胞发育胞体逐渐增大,直径可达30～50μm,甚至更大,外形不规则。胞核大,不规则,有时分叶,核仁可有可无,染色质呈粗颗粒状或小块状,有部分浓集现象,染紫红色。胞质量增多,一般无颗粒,有时近核周有少数细小的嗜苯胺蓝颗粒,染蓝色,核周较淡。边缘染色较深蓝,常有舌状突出,带泡沫感
颗粒型巨核细胞	granular megakaryocyte	0.10%～0.27%	胞体大小不等,外形不规则,直径 40～70μm 或可达 100μm。胞核巨大而不规则,呈分叶状,可互相重叠,或分散为环状。无核仁,染色质粗糙,排列紧密,染暗紫红色。胞质量极丰富,充满大量较细小的紫红色颗粒而呈淡红色或夹杂有蓝色;早期细胞的边缘呈狭窄的嗜碱性透明区,形成外浆,而内浆中充满颗粒。在血膜厚的部位,颗粒非常密集而使核、浆难以辨认
产血小板型巨核细胞	thrombocytogenous megakaryocyte	0.44%～0.60%	胞体大小不等,外形不规则,直径40～70μm 或可达 100μm。胞核巨大而不规则状,可互相重叠。无核仁,染色质浓密,染暗紫红色。胞质量多,可见许多较粗、大小不等的紫红色颗粒,10 余个颗粒可聚集成小簇,隔以透明的胞质,颗粒聚集可出现在整个或部分胞质内。胞质染紫红色或粉红色
裸核型巨核细胞	naked nucleous	0.08%～0.30%	胞体不规则。胞核与产血小板型巨核细胞相似,染色质浓密,暗紫红色。胞质无或少许

检验项目	英文名称	正常参考值范围	形态特征
成浆细胞	plasmablast	0	直径14～20μm。胞体圆形或椭圆形。胞核圆形或椭圆形,约占细胞的2/3,居中或偏于一旁,核仁2～5个,染淡蓝色,染色质细致网状,染紫红色。胞质较少,胞质中无颗粒,有时可见空泡,染深蓝色不透明,较其他原始细胞的染色深而暗浊。近核处色稍浅,但不如原淋巴细胞清晰
幼浆细胞	proplasmacyte	0	直径12～16μm。胞体多呈椭圆形。胞核圆形或椭圆形,约占细胞的1/2,位于细胞中央或偏于一旁,核仁隐约可见或消失,染色质呈深紫红色,排列较成浆细胞粗糙,有浓集趋势,尚无显著车轮状结构。胞质量多,胞质中可含有空泡,少数可有细小的嗜苯胺蓝颗粒,胞质染暗浊不透明的深蓝色,核周稍浅
浆细胞	plasmacyte	0～1.2%	直径8～15μm。胞体椭圆形或彗星状。胞核小,约占细胞的1/3,常偏于一侧。有时可呈双核。核仁无,染色质浓集,粗而密,排成车轮状,呈紫色。胞质丰富,空泡多见。极少见到嗜苯胺蓝颗粒,胞质染暗浊不透明的深蓝色,且稍带紫红色,环核淡染带清晰
其他细胞 　网状细胞 　吞噬细胞 　脂肪细胞 　组织嗜酸 （碱）细胞 　分类不明 细胞			

十二、骨髓特殊染色检查

检验项目	英文缩写	临床意义
过氧化物酶染色	POX	用于白血病的诊断,阳性见于:急性粒细胞白血病(除早期原粒细胞呈阴性或弱阳性)、再生障碍性贫血、急性单核细胞白血病(除早期原粒细胞呈阴性或弱阳性)、慢性粒细胞白血病、淋巴细胞性白血病等
碱性磷酸酶染色	ALP	积分降低:病毒感染、恶性组织细胞增生症、急慢性粒细胞性白血病、急性单核细胞性白血病、慢性淋巴细胞白血病。积分增高:化脓性细菌感染、原发性血小板增多症、再障、急性淋巴细胞性白血病、恶性淋巴瘤、类白血病反应等
酸性磷酸酶染色	ACP	鉴别戈谢细胞(阳性反应)和尼曼-皮克细胞(阴性反应),红血病及红白血病时幼红细胞呈核旁单侧阳性反应,急性单核细胞性白血病、恶性组织细胞增生症细胞、T淋巴细胞性白血病、多毛细胞性白血病呈强阳性反应

检验项目	英文缩写	临床意义
铁染色	Fe	升高:见于铁粒幼细胞贫血、骨髓增生异常综合征、溶血性贫血、巨幼红细胞贫血、再生障碍性贫血和白血病等 降低:见于缺铁性贫血
糖原染色	PAS	阳性或强阳性反应见于急性淋巴细胞性白血病、淋巴组织恶性增生性疾病、红白血病、戈谢病的原始细胞、缺铁性贫血、珠蛋白生成障碍、骨髓增生异常综合征 阴性或弱阳性反应:见于急性粒细胞白血病、良性淋巴细胞增多症、尼曼-皮克细胞
脱氧核糖核酸染色	DNA	①鉴别细胞的成熟程度,小原粒细胞与淋巴细胞的区别,小原粒细胞染色浅、核仁明显;淋巴细胞染色深。②鉴别急性白血病的类型,原粒细胞核反应弱,呈细颗粒状;原单核细胞反应最弱,呈纤细网状。③鉴别巨幼红细胞与正常红细胞,巨幼红细胞核染色呈细网状,正常红细胞核染色呈粗颗粒状至块状
氯乙酸 AS-D 萘酚酯酶染色(特异性酯酶)	NAS-DCE	粒细胞特异性酯酶、单核细胞、淋巴细胞、浆细胞、巨核细胞为阴性;粒细胞为阳性,主要用于白血病类型鉴别诊断
醋酸 AS-D 萘酚酯酶染色(非特异性酯酶)	NAS-DAE	粒细胞特异性酯酶、单核细胞、淋巴细胞、浆细胞、巨核细胞为阴性;粒细胞为阳性,主要用于白血病类型鉴别诊断
氟化钠抑制实验	NaF	用于识别骨髓细胞中的单核细胞
α-丁酸萘酚酯酶染色	α-NBE	粒细胞特异性酯酶、单核细胞、淋巴细胞、浆细胞、巨核细胞为阴性;粒细胞为阳性,主要用于白血病类型鉴别诊断

（李庆丰　蔡文倩　李燕妮　陈卫丰）

参 考 文 献

[1]　王佃亮.全科医师临床处方［M］.北京：中国医药科技出版社，2021.

[2]　王佃亮，陈火明.肿瘤科医师处方［M］.北京：中国协和医科大学出版社，2018.

[3]　王佃亮.中医医师处方［M］.北京：中国协和医科大学出版社，2018.

[4]　王佃亮.当代急诊科医师处方［M］.北京：人民卫生出版社，2016.

[5]　王佃亮.当代全科医师处方［M］.北京：人民军医出版社，2015.

[6]　黄峻，黄祖瑚主编.临床药物手册［M］.5版.上海：上海科学技术出版社，2015.

[7]　北京协和医院药剂科.北京协和医院处方手册［M］.北京：中国医药科技出版社，2013.

[8]　韦镕澄，吉济华.全科医生处方手册［M］.南京：江苏科学技术出版社，2009.